我脑袋里的小狐狸

[法]露·吕碧 著　　魏珂昕 译

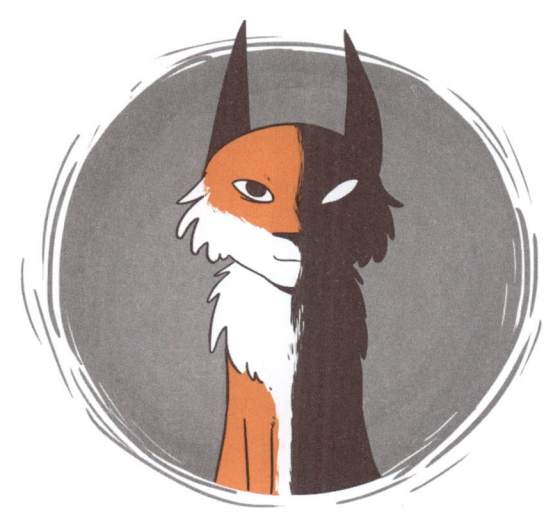

当一切开始的时候，我十六岁，正在读高三。

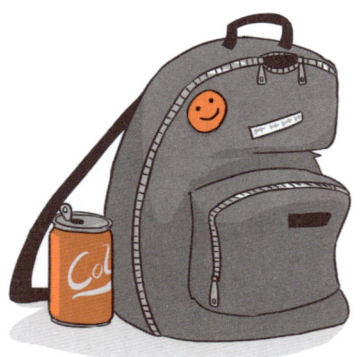

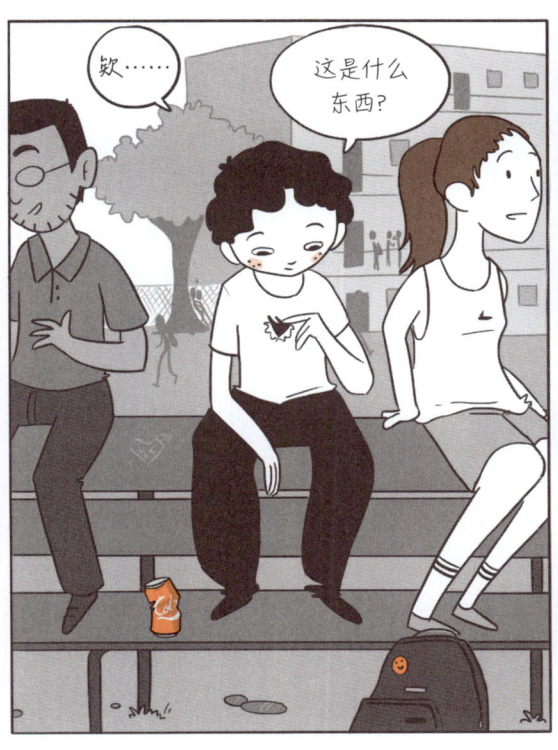
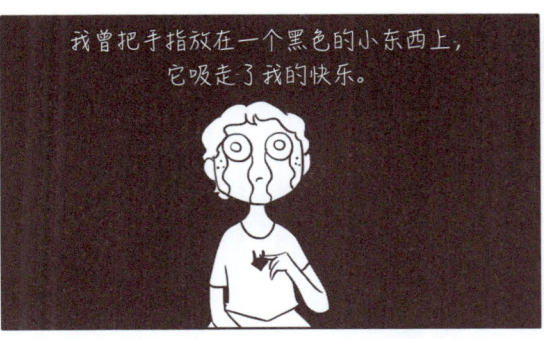
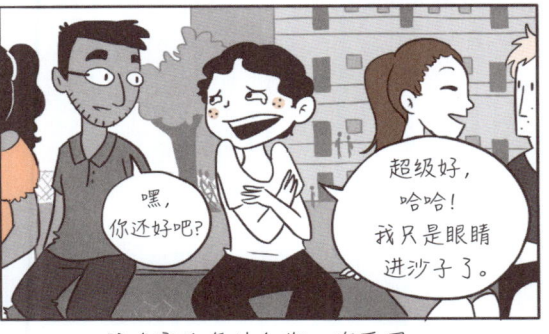

第二年，我开始学习艺术，那个黑色的东西消失了。
我恢复了无比轻松的感觉……

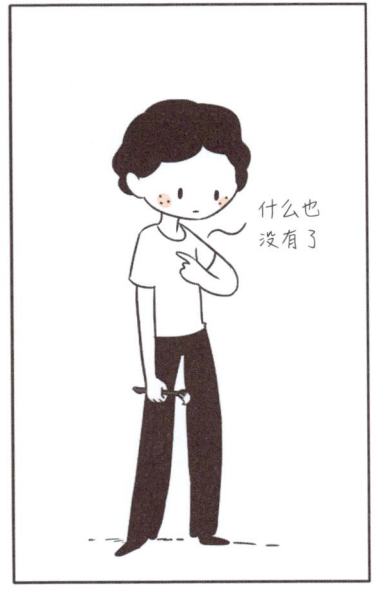
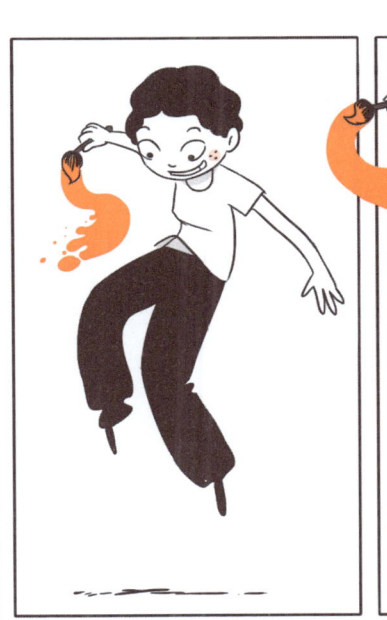
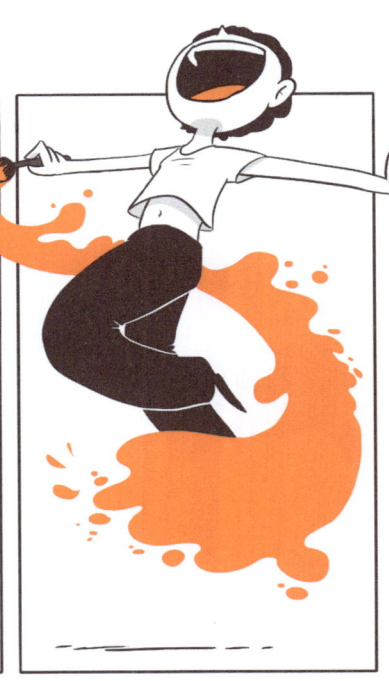

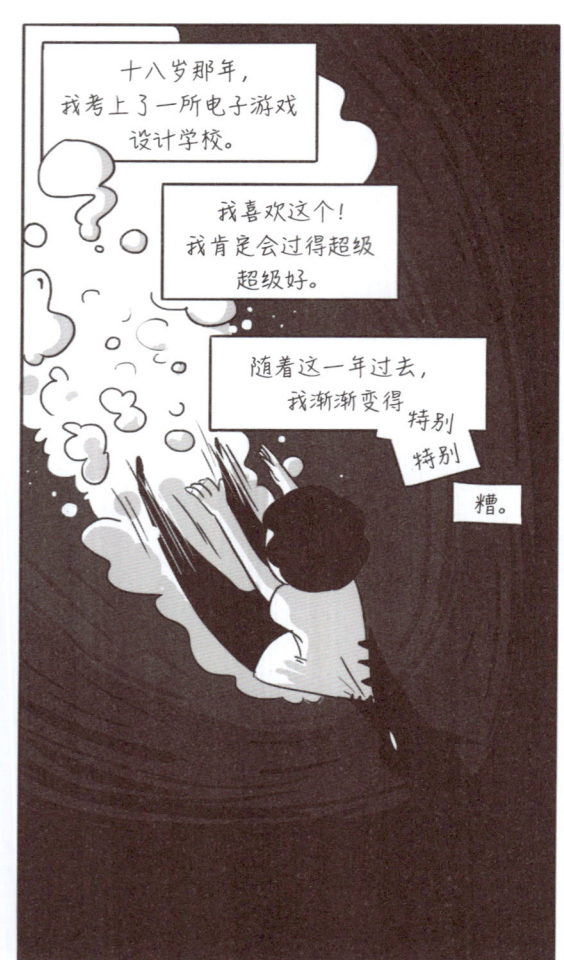
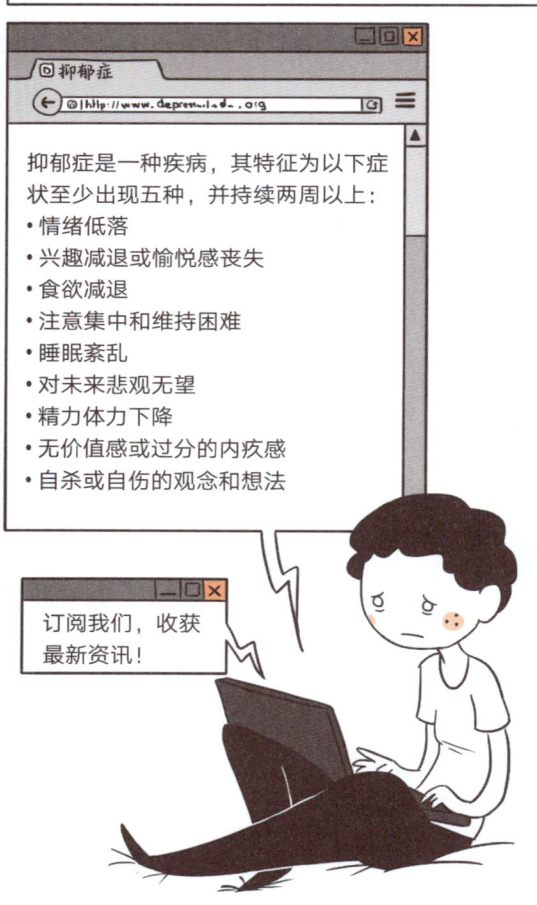
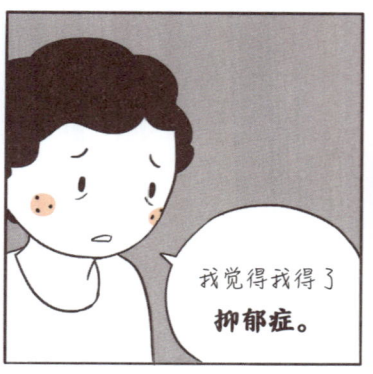
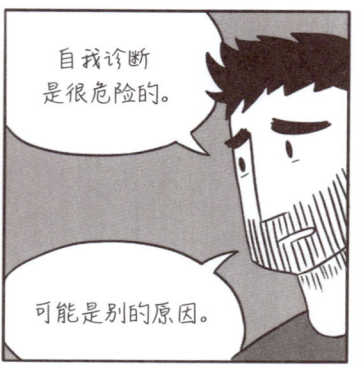
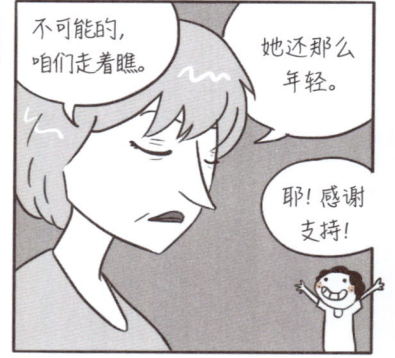

最后我把一切都告诉了我的主治医生。

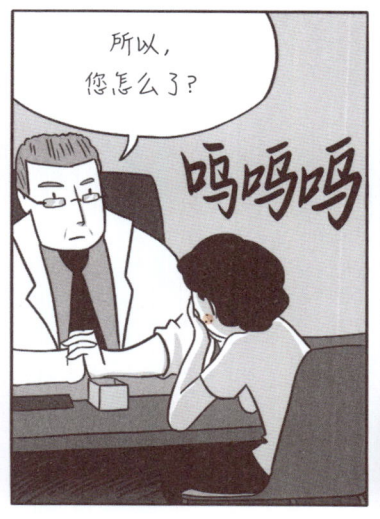
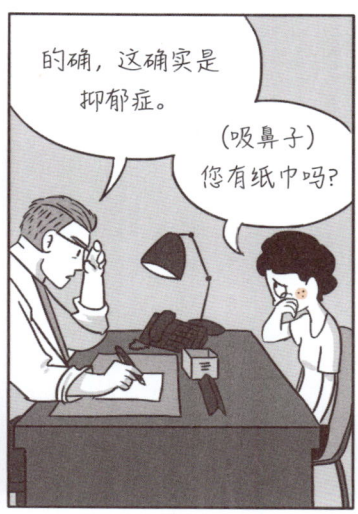
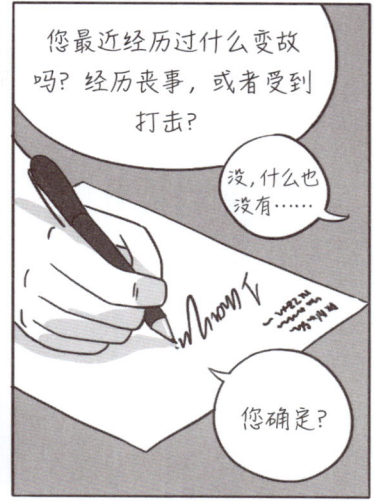

他给我开了抗抑郁药,用来削弱那个黑色的东西。

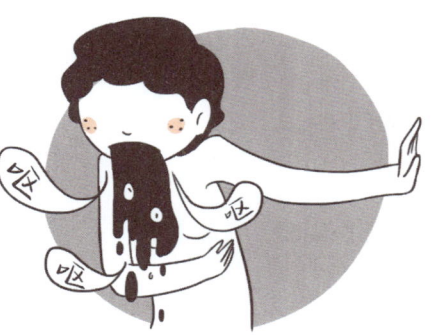

他还建议我找个心理医生帮忙赶走它。

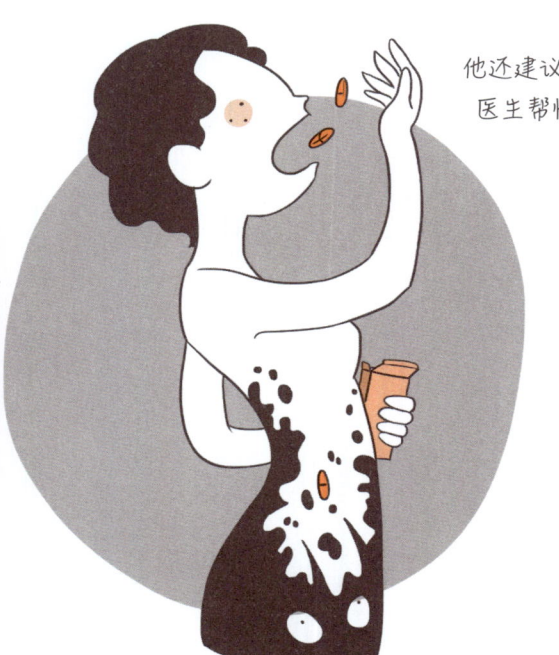

要想摆脱它,必须得斩草除根。

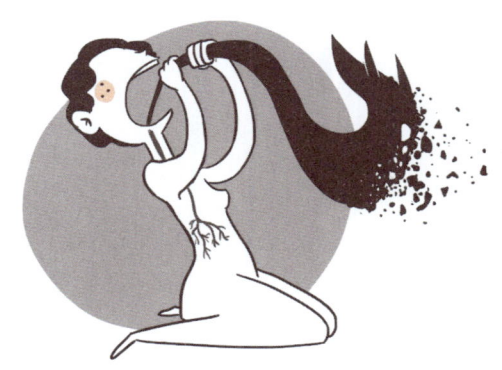

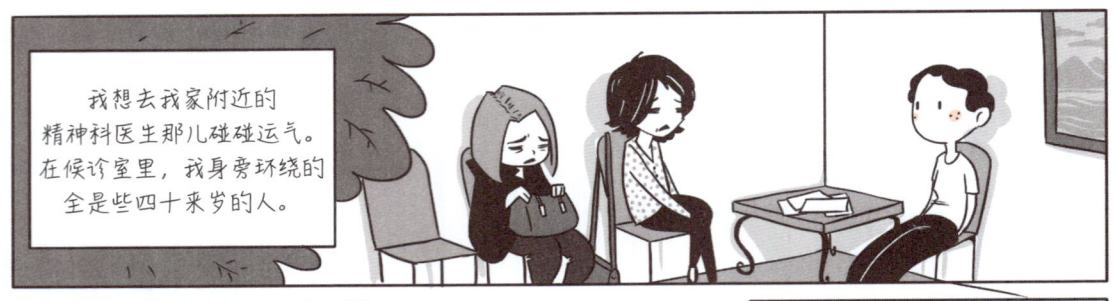

然后突然有一个大晴天，毫无缘由，毫无征兆……

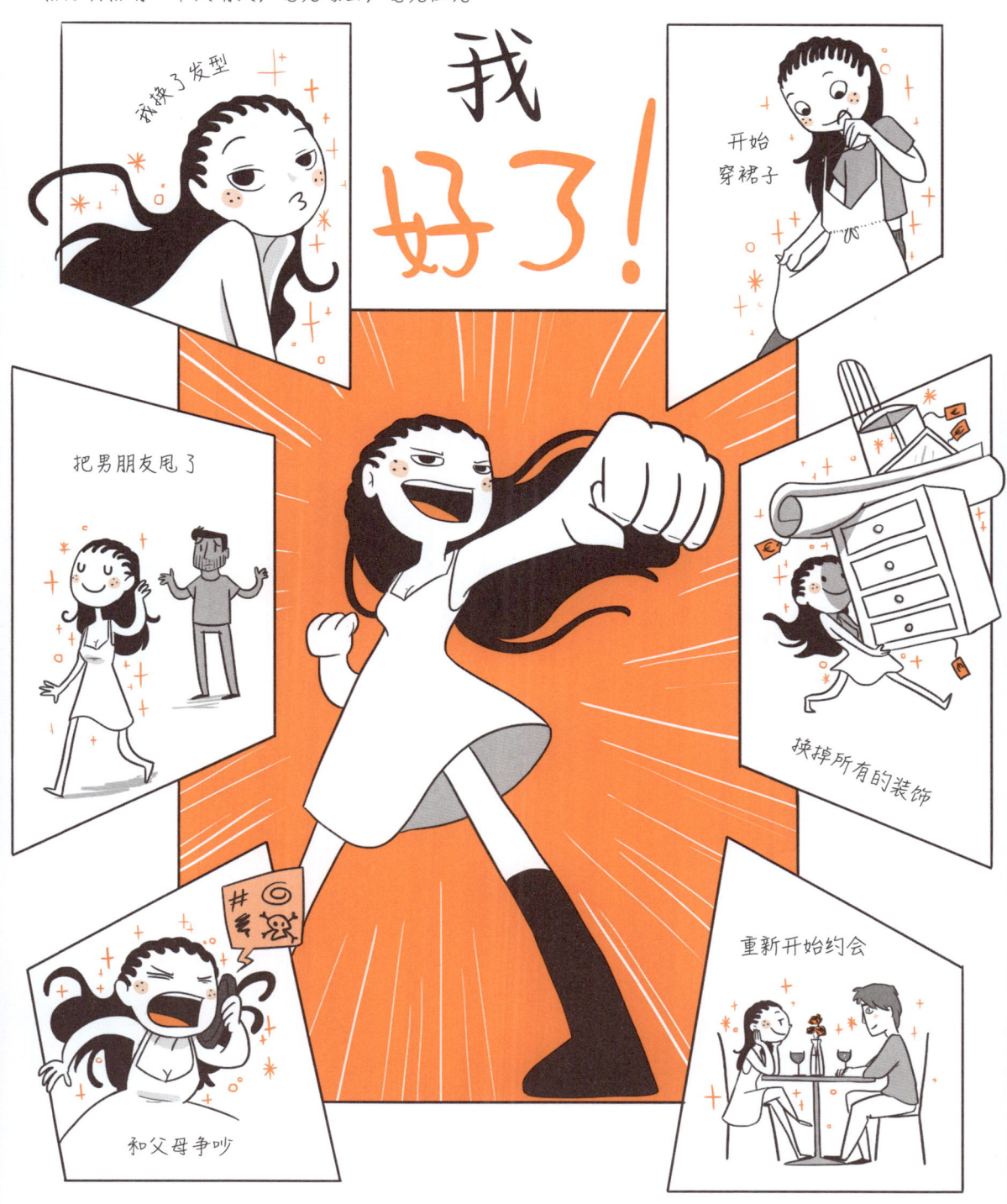

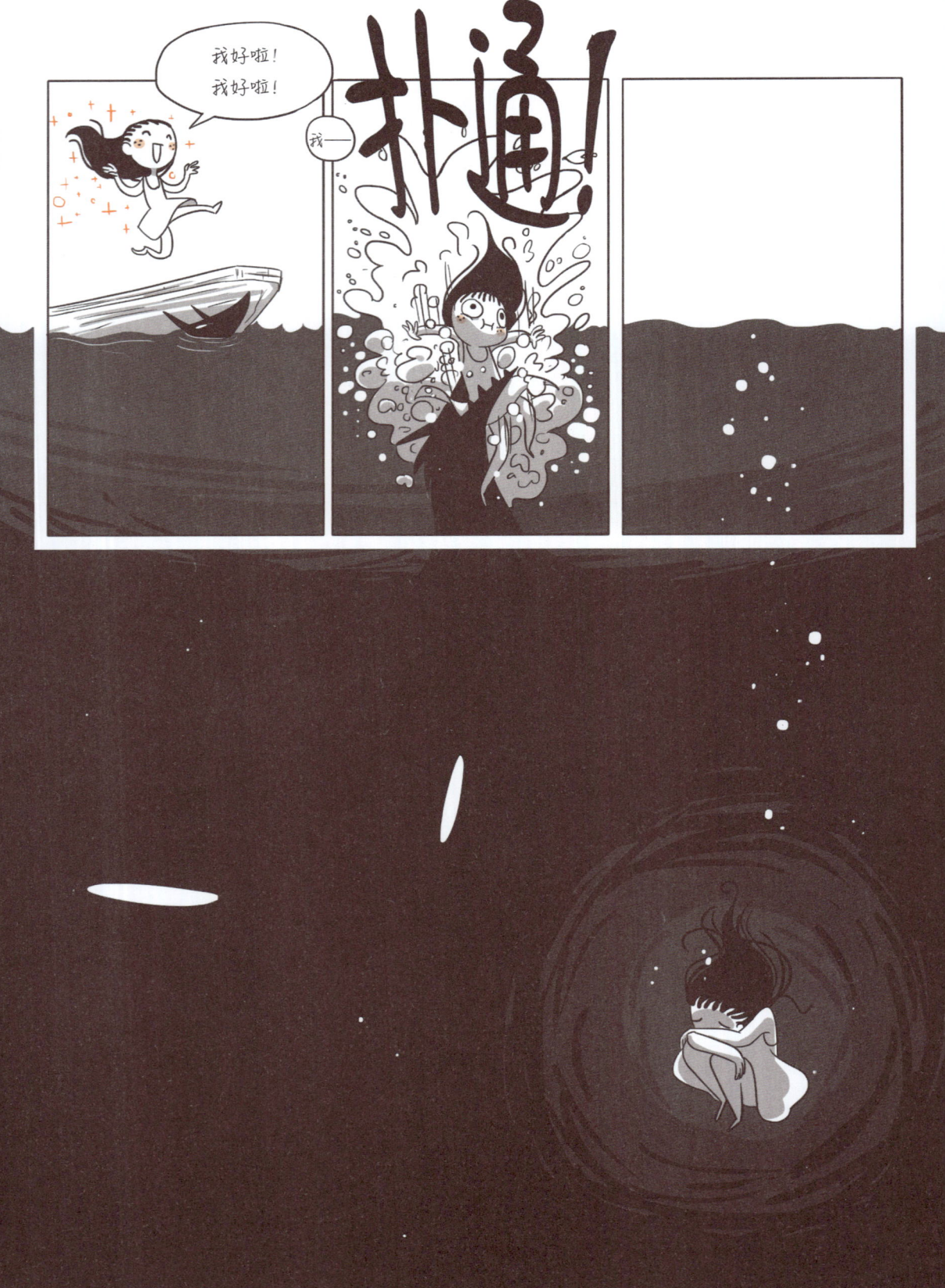

十九岁那一年简直是地狱。
有些时候,我难受得连课也上不了。

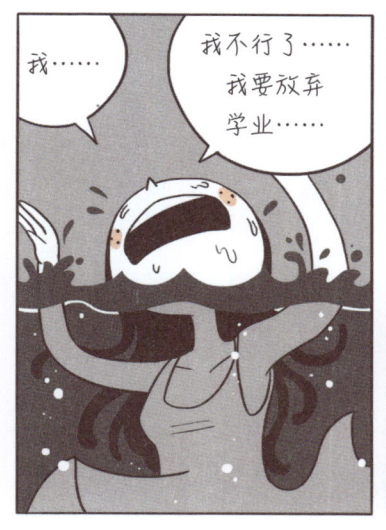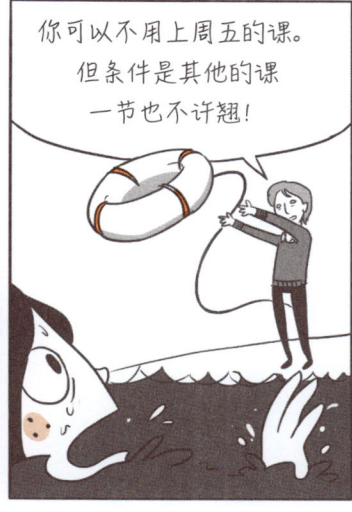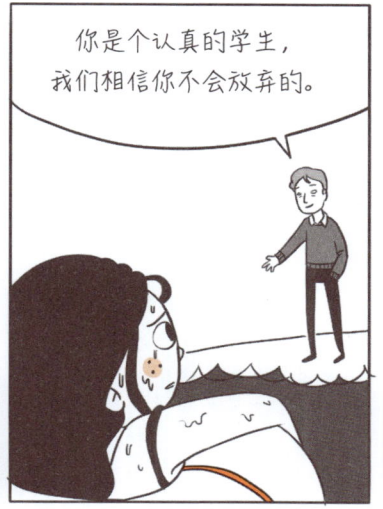

我花了很多时间、得到很多支持,终于重新站了起来。

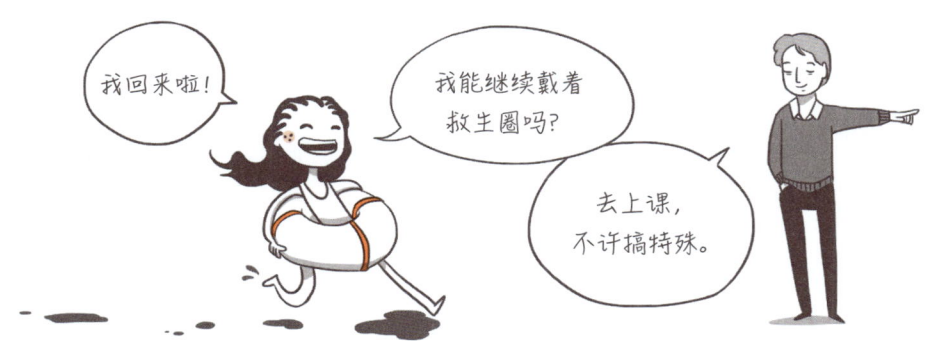

两年后,我拿到了文凭…… ……还和新男友搬进了新家。

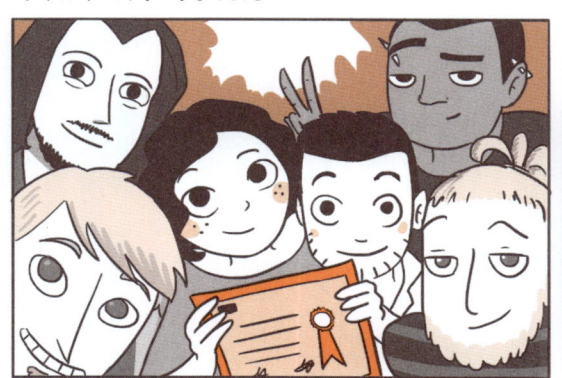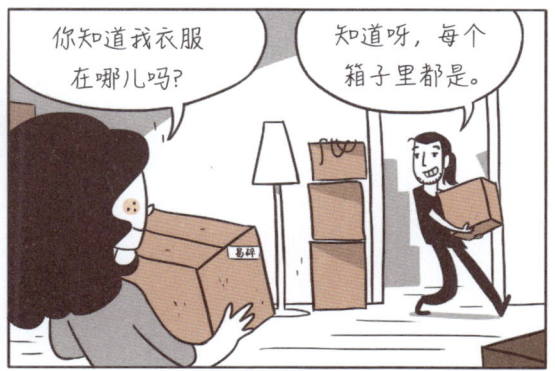

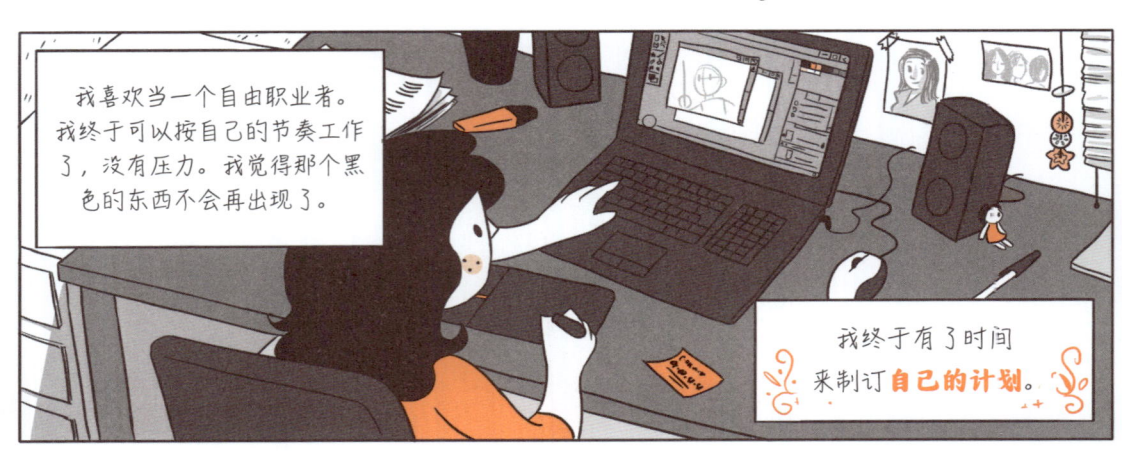

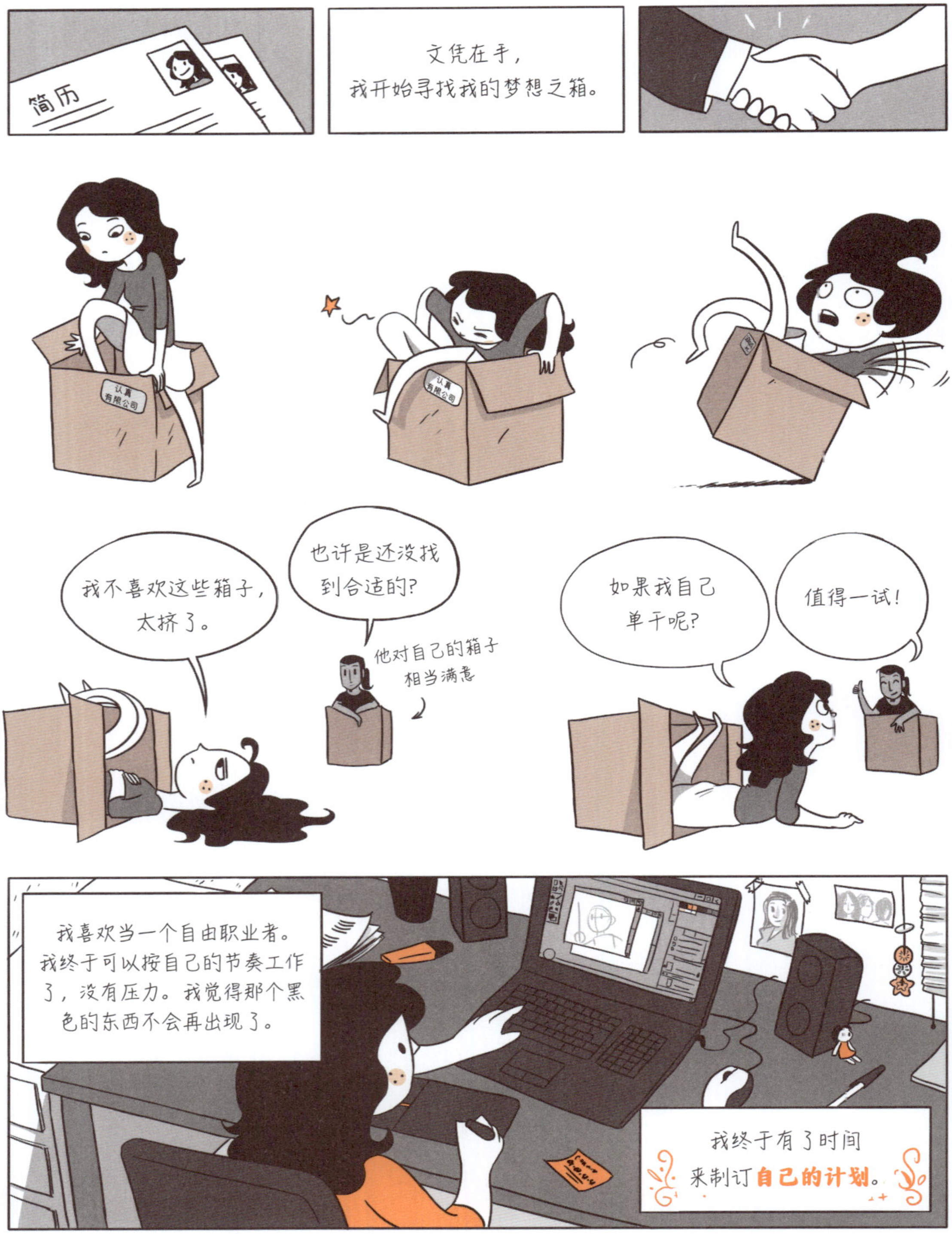

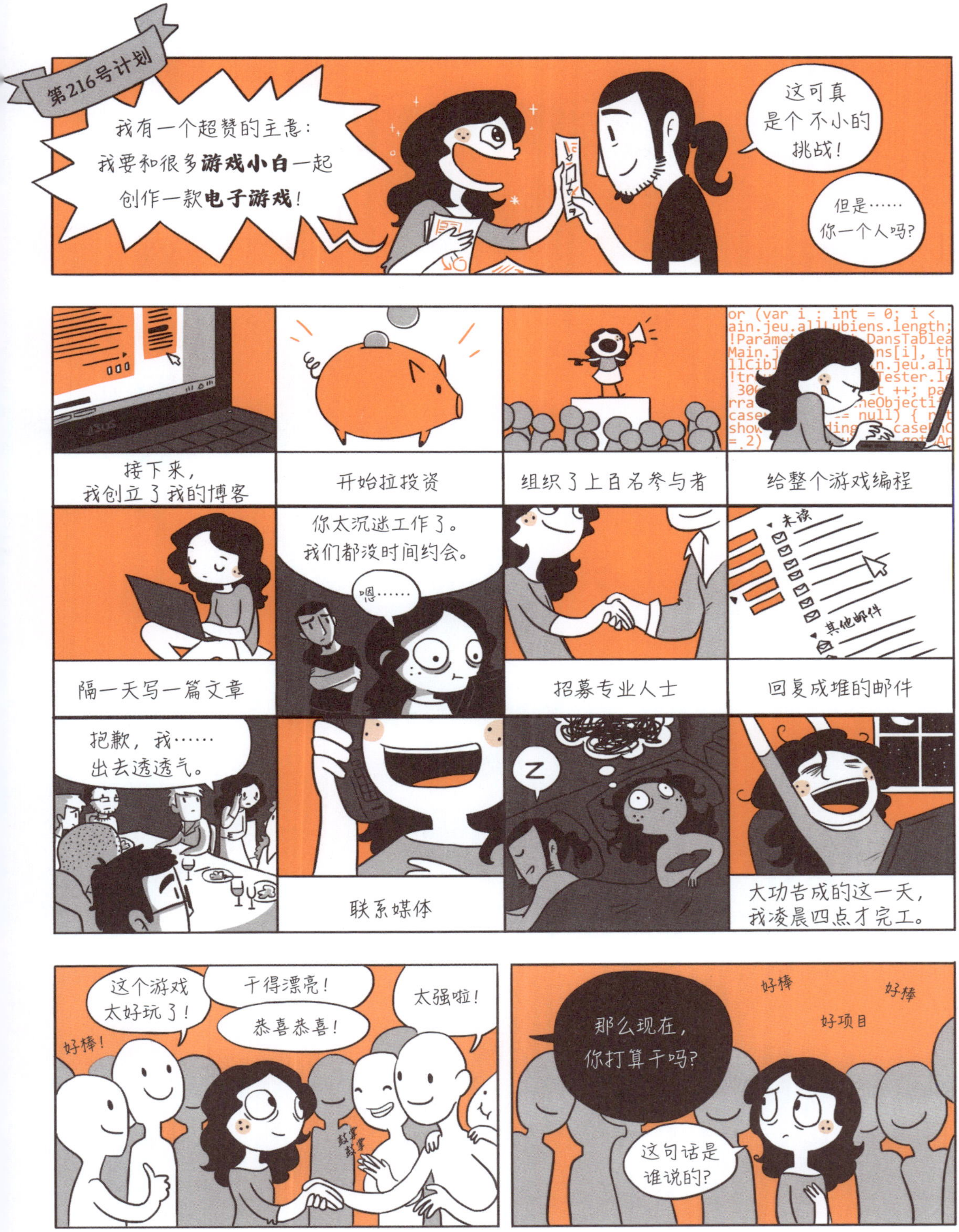

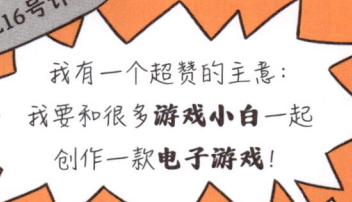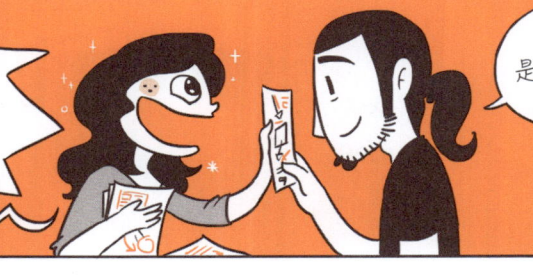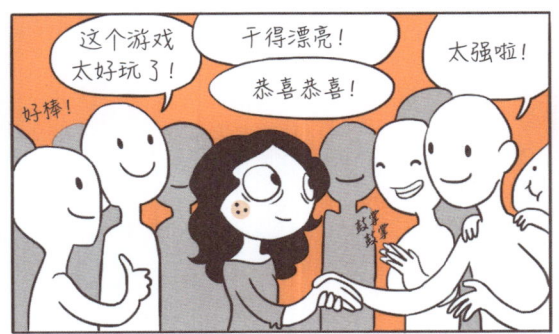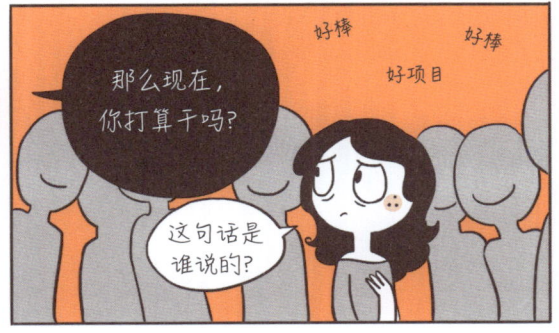

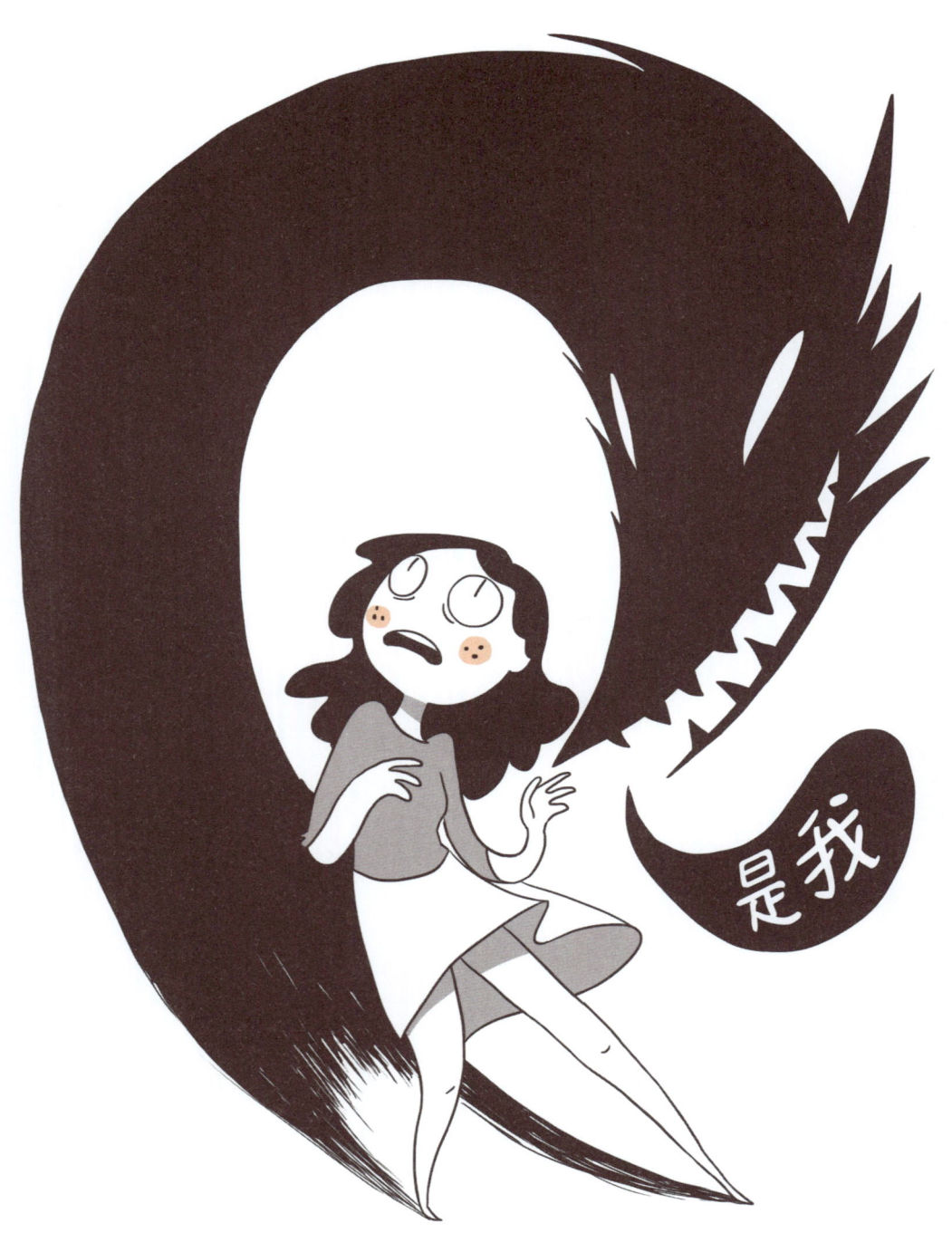

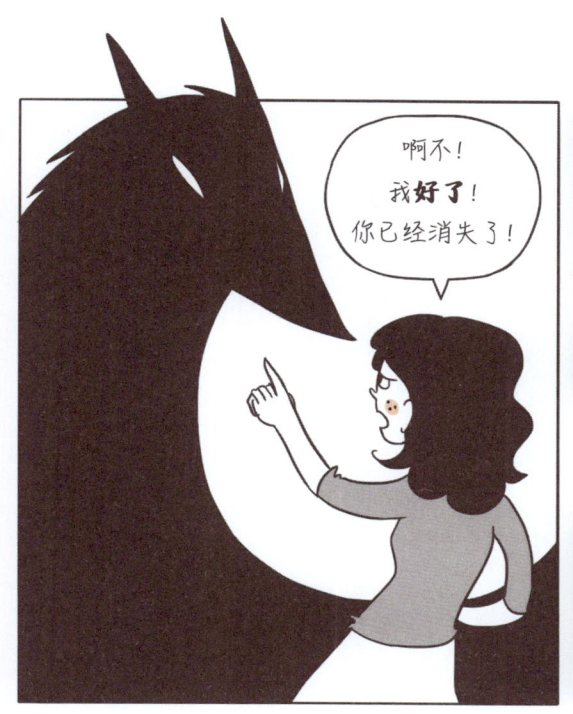
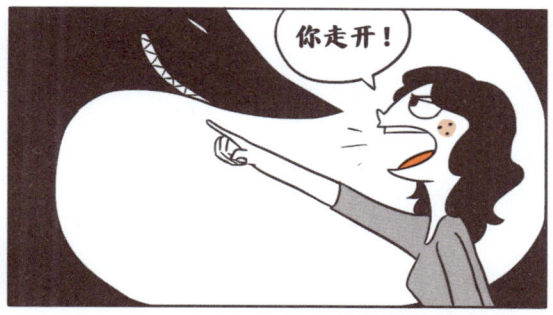
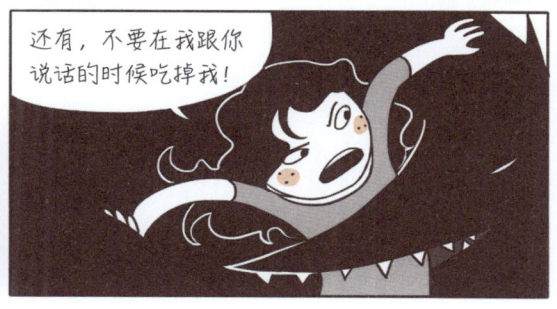

我拒绝承认它又来破坏我的生活。
这一切都在我的脑子里：我只要忽略它，它就会消失。

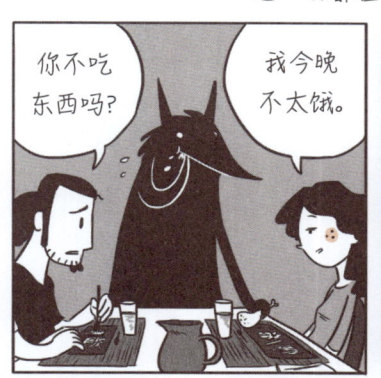
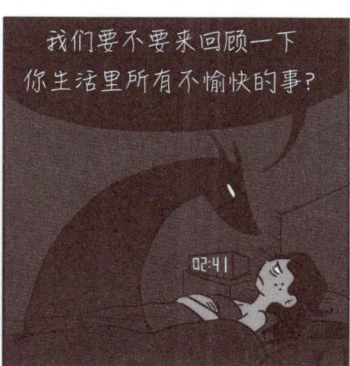
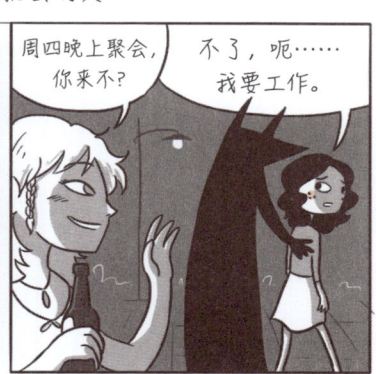
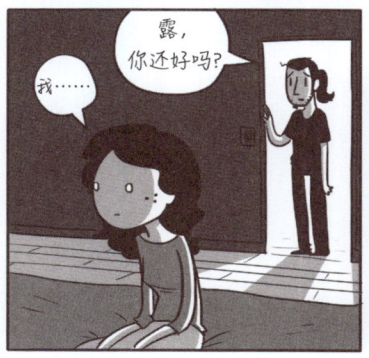
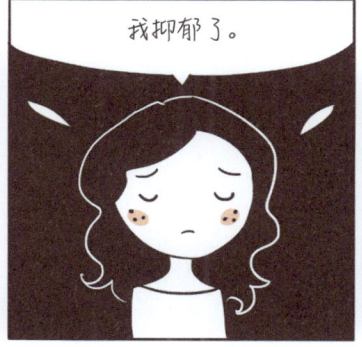
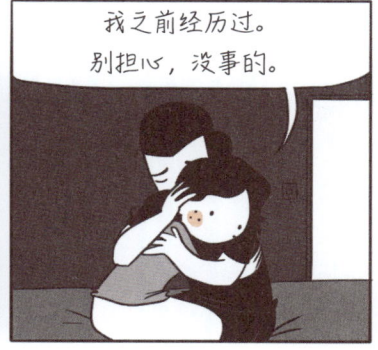

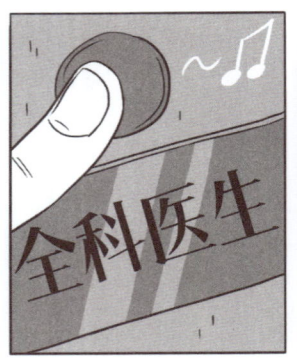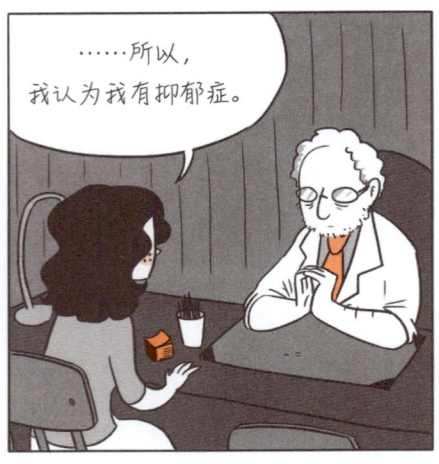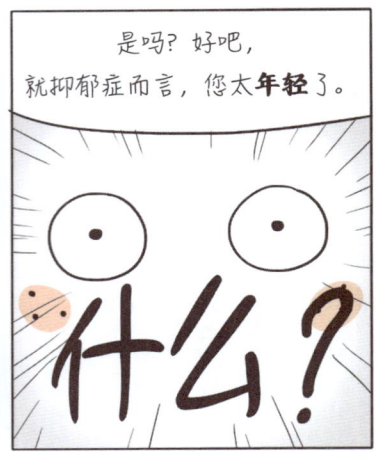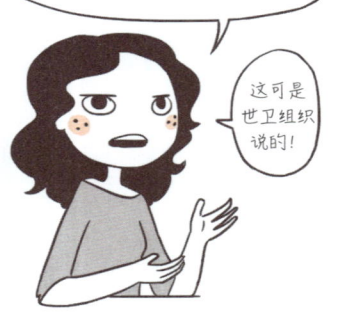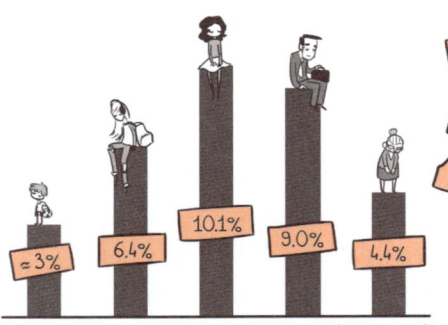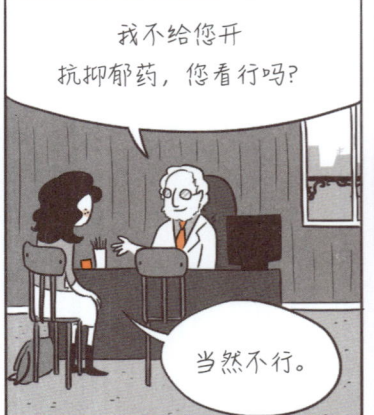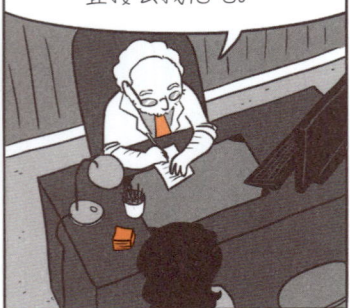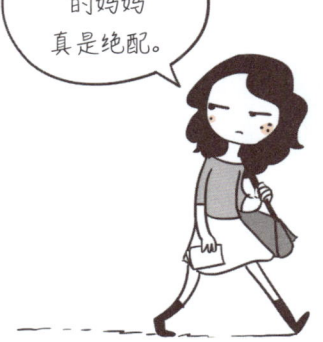

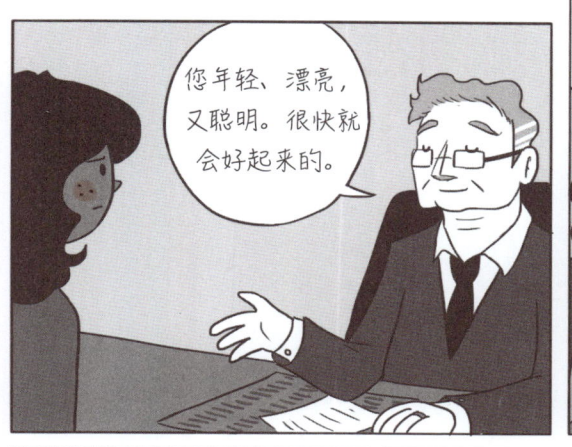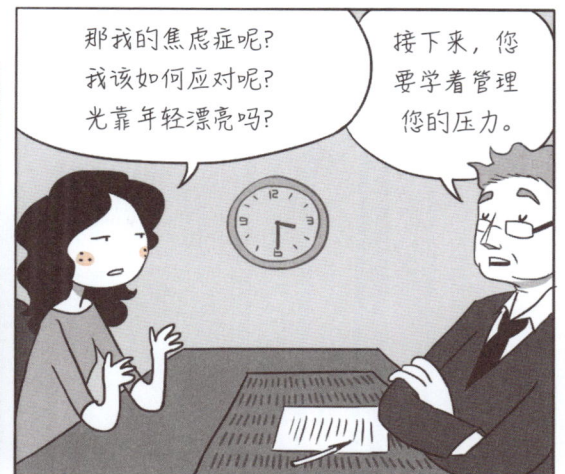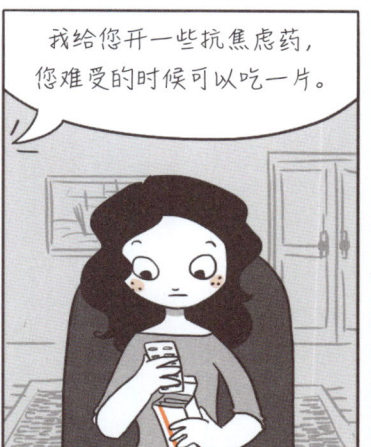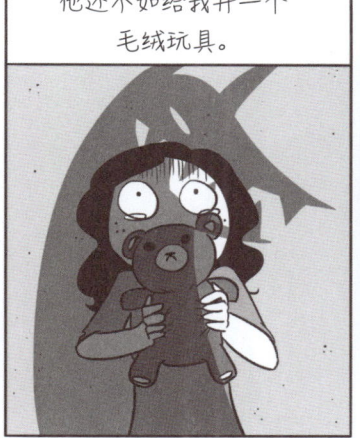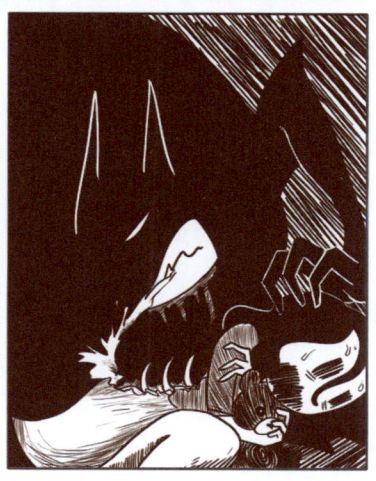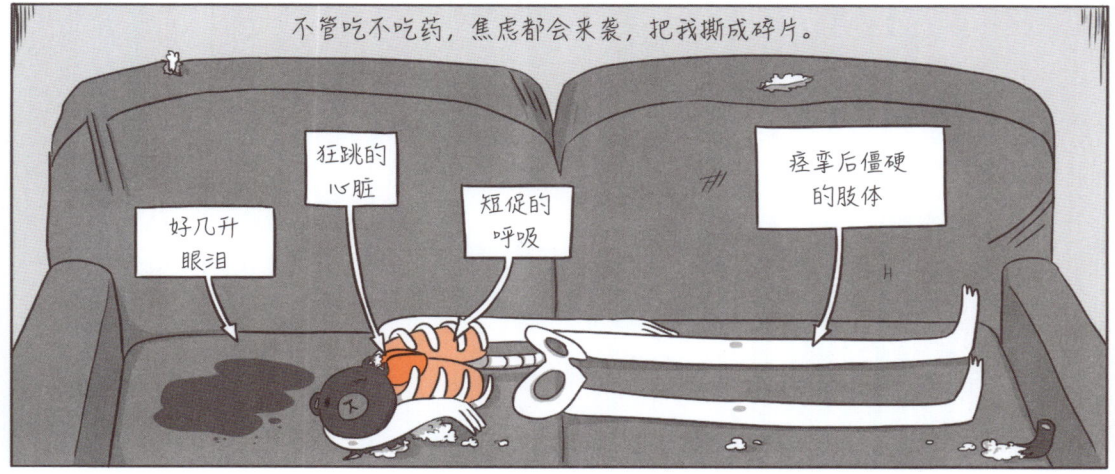

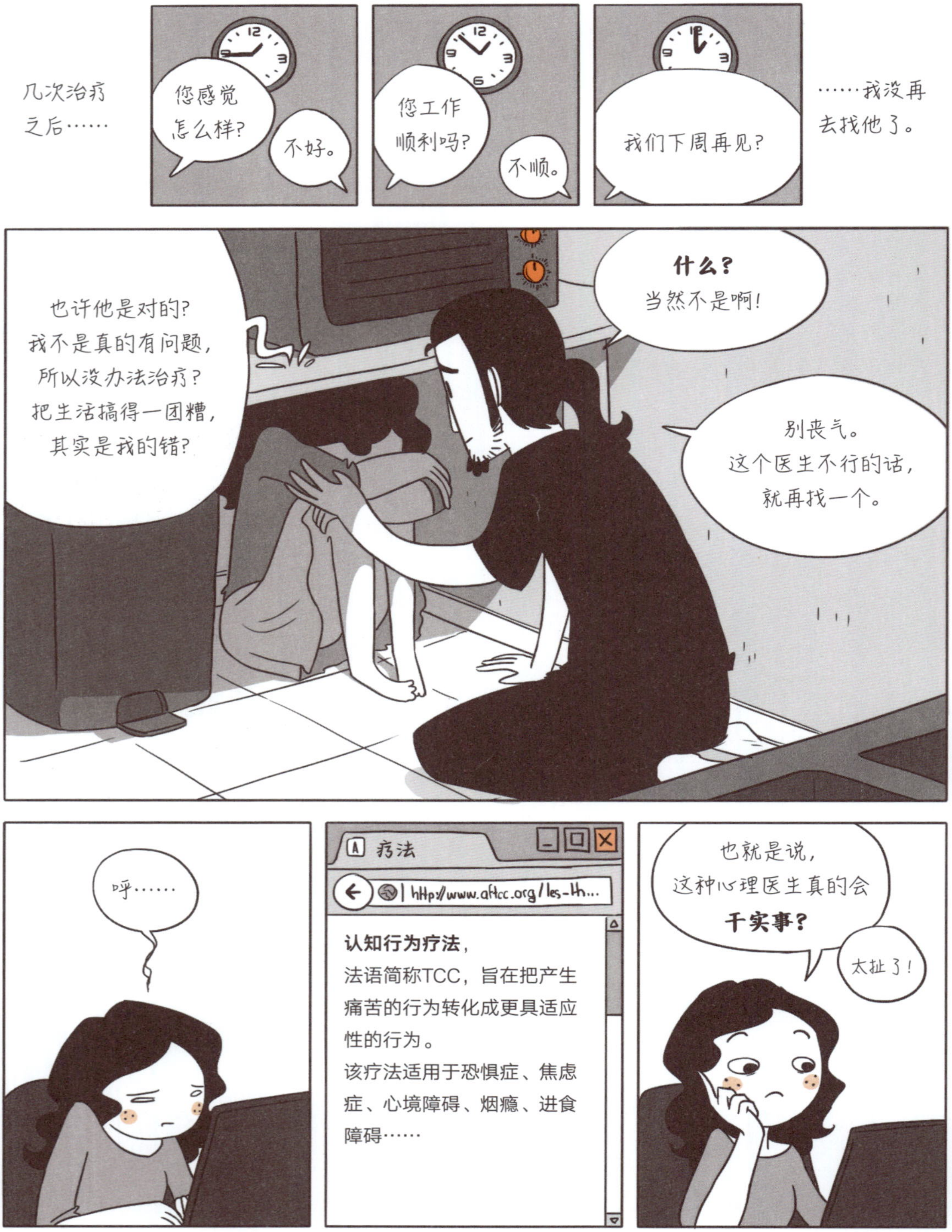

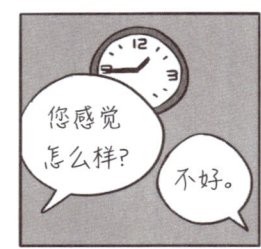
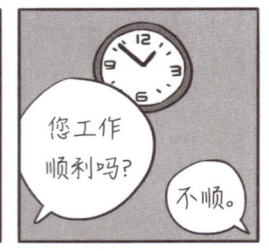
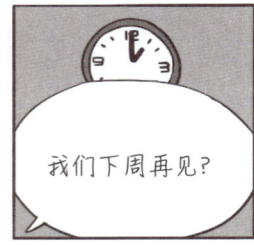

几次治疗之后……

您感觉怎么样? 不好。

您工作顺利吗? 不顺。

我们下周再见?

……我没再去找他了。

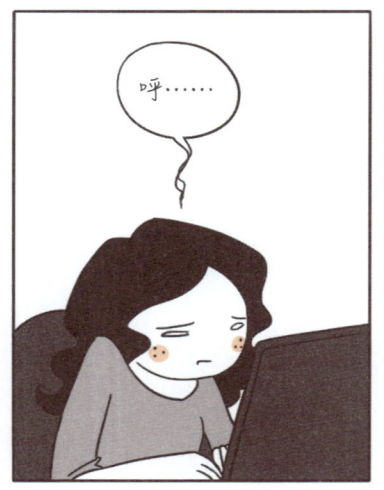

也许他是对的? 我不是真的有问题，所以没办法治疗? 把生活搞得一团糟，其实是我的错?

什么? 当然不是啊!

别丧气。这个医生不行的话，就再找一个。

呼……

疗法
http://www.aftcc.org/les-th...

认知行为疗法，
法语简称TCC，旨在把产生痛苦的行为转化成更具适应性的行为。
该疗法适用于恐惧症、焦虑症、心境障碍、烟瘾、进食障碍……

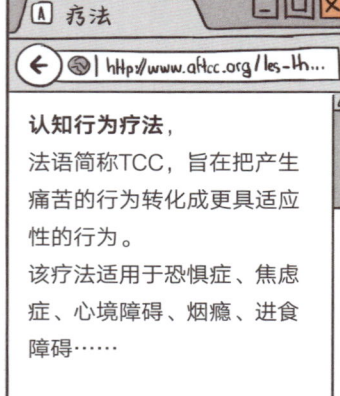
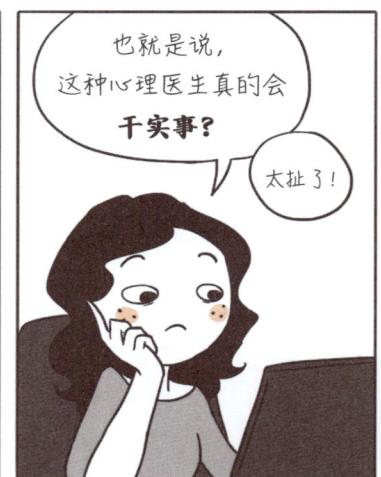

也就是说，这种心理医生真的会**干实事**? 太扯了!

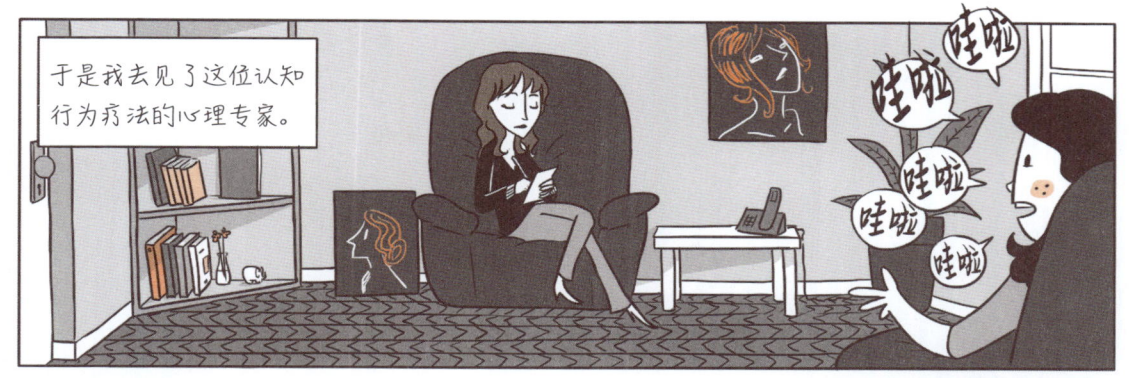

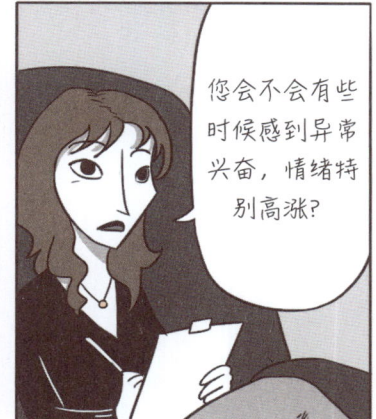
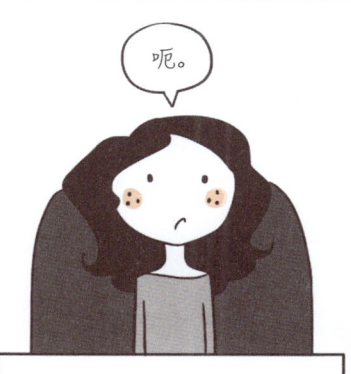
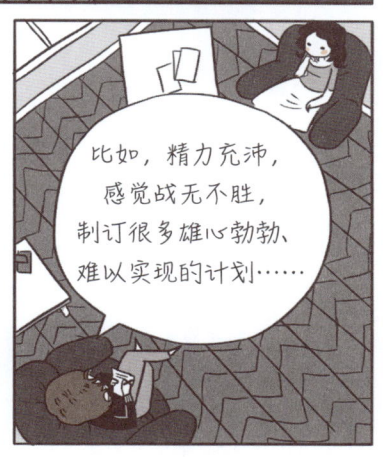

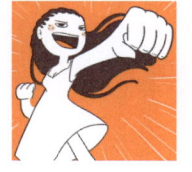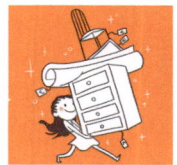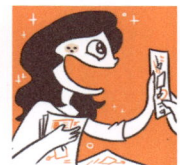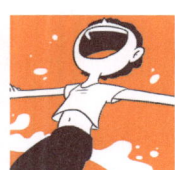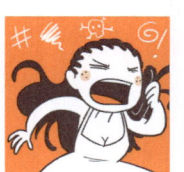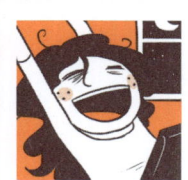

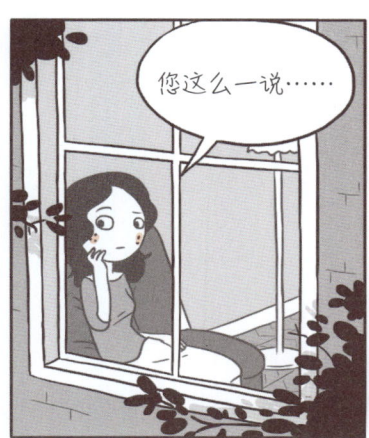
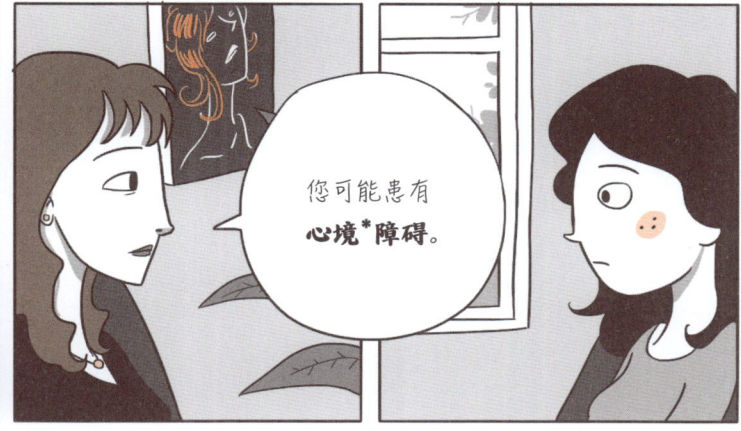

* 心境（mood）和情绪（emotion）在精神科是两个截然不同的专业术语。心境是一种微弱而持久的情绪状态，它带来的愉快或不愉快情绪会保持一个较长的时段，并且影响人的工作、学习和生活。情绪通常是短暂而强烈的，持续时间较短，大约维持几秒钟到几分钟，它们通常由某个具体事件或原因引起，并在短时间内迅速发作和消退。（编注）

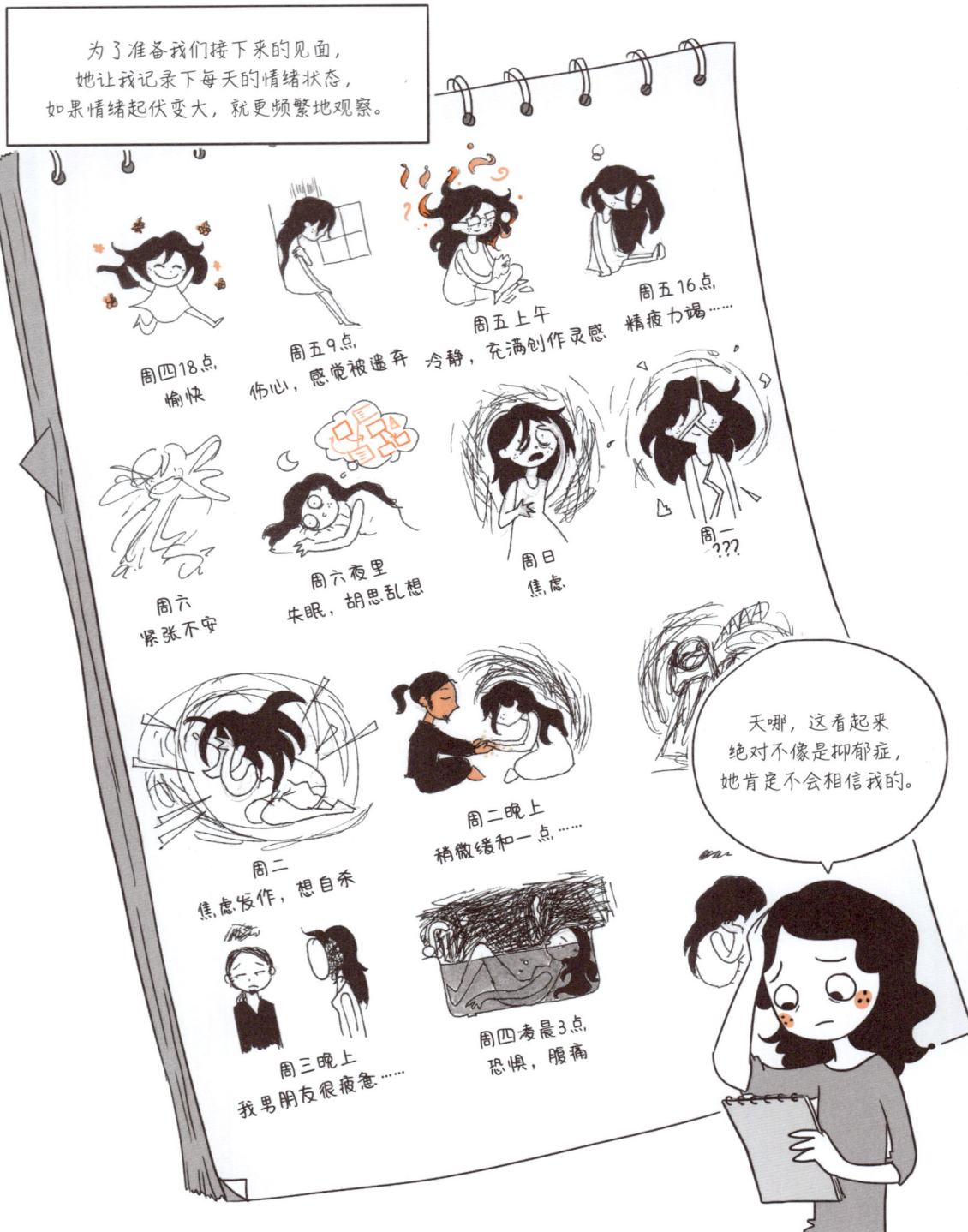

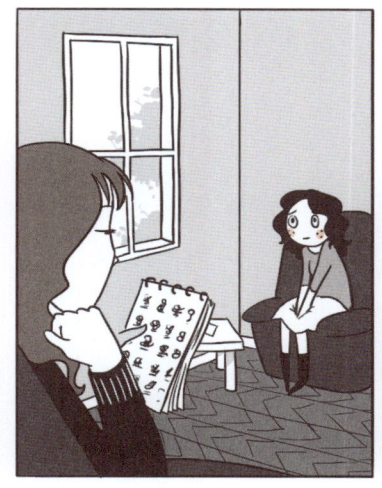
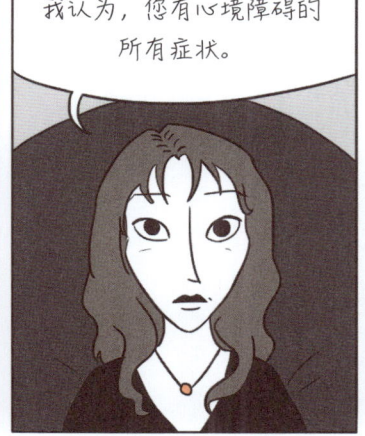
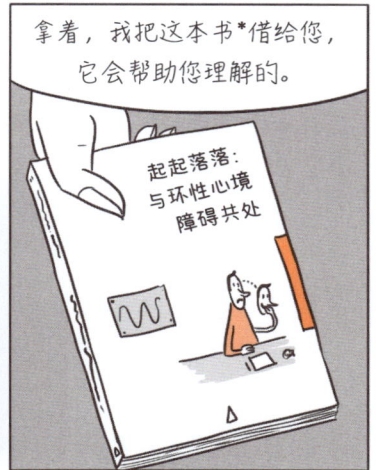

"环性心境障碍"？我还不太了解这是什么。
我以为是"躁郁症"的一种委婉说法，就像：

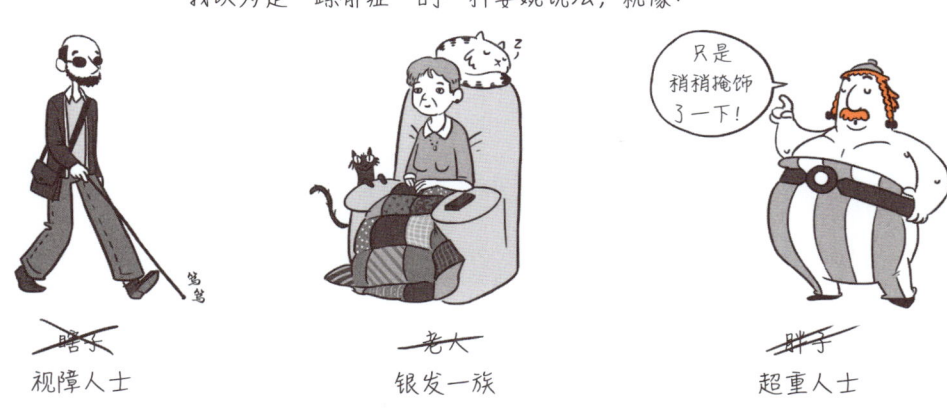

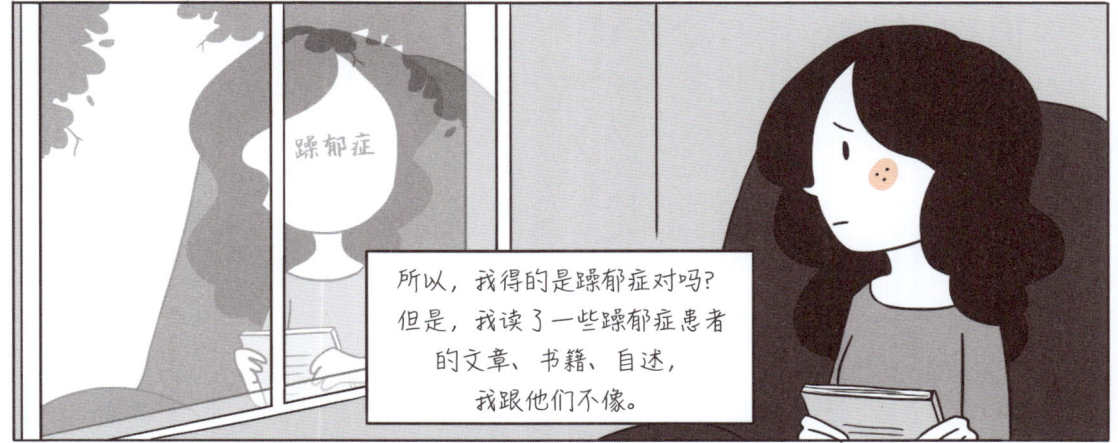

* 右上角图中的图书为 *Des hauts et des bas: Bien vivre sa cyclothymie*, du Dr Nicolas Duchesne, paru chez Odile Jacob

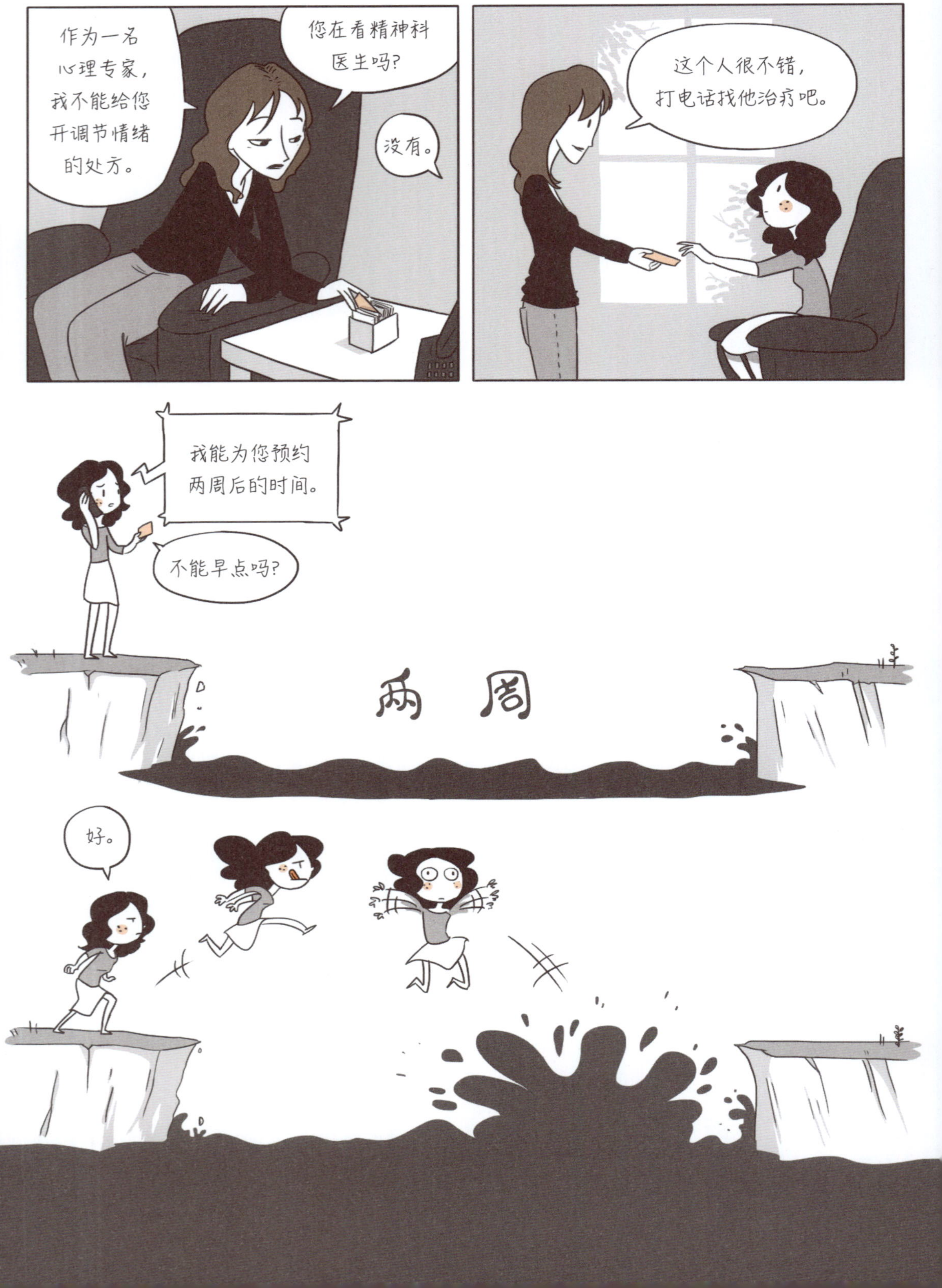

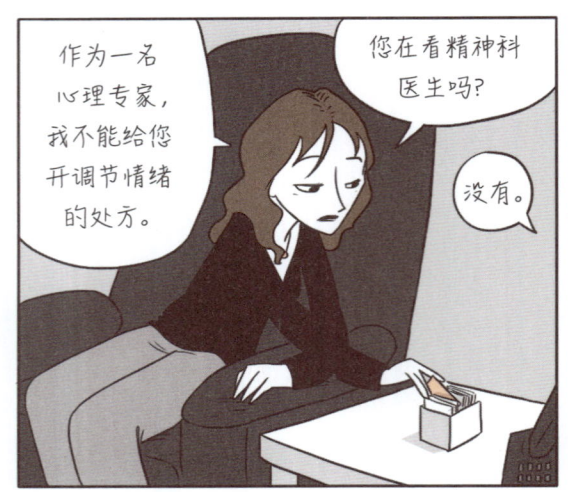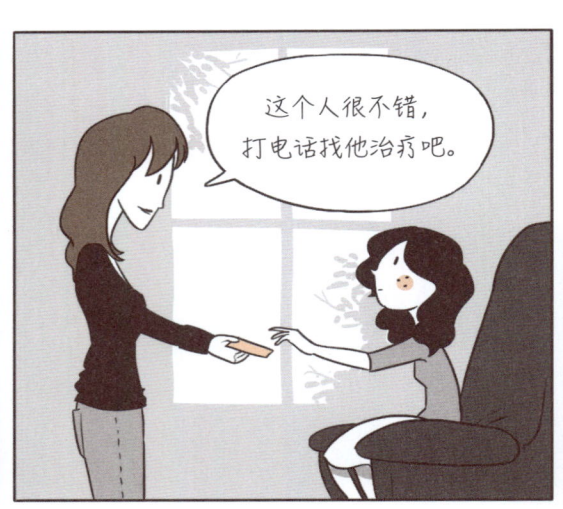

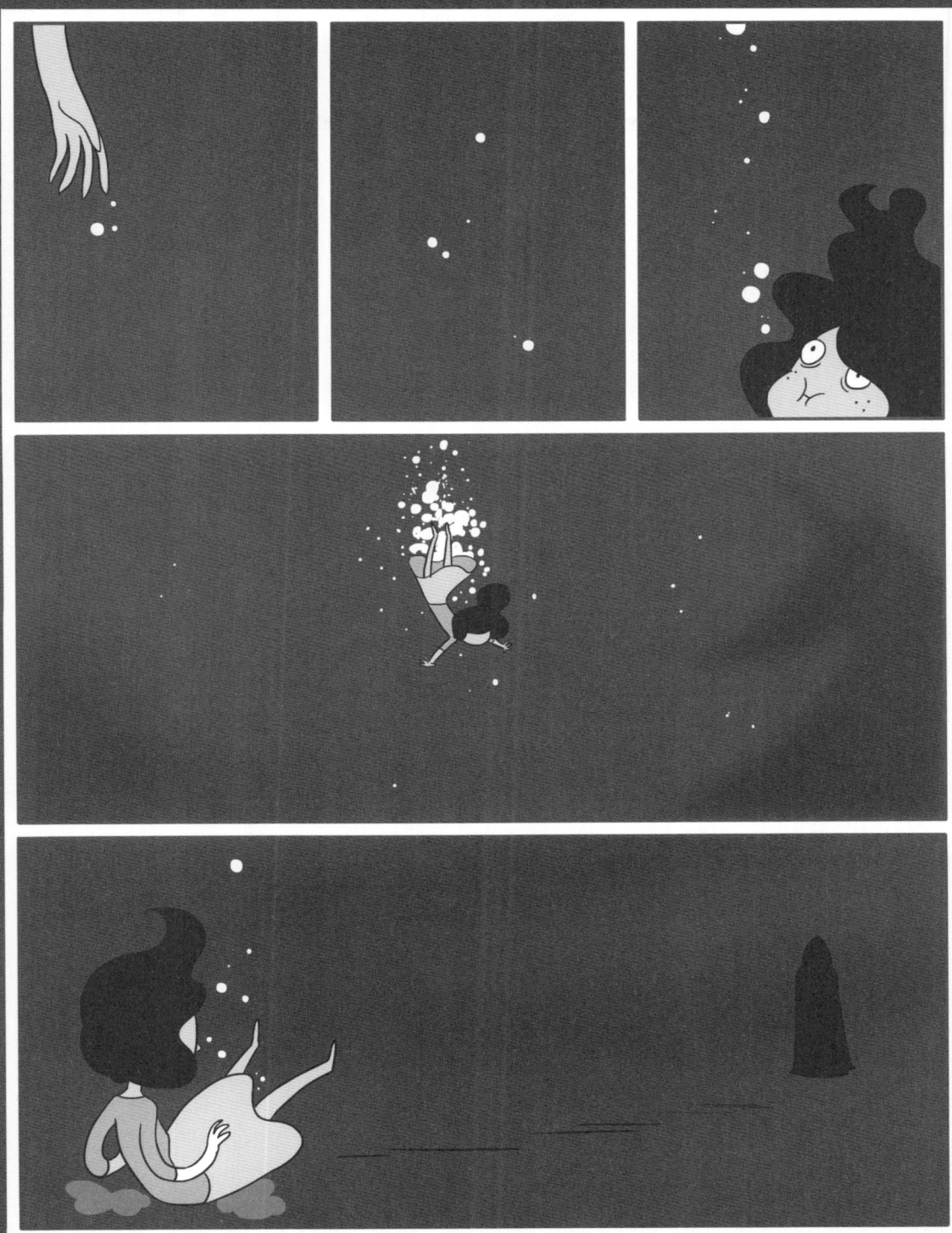

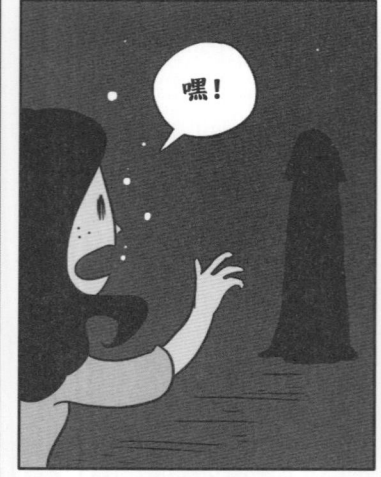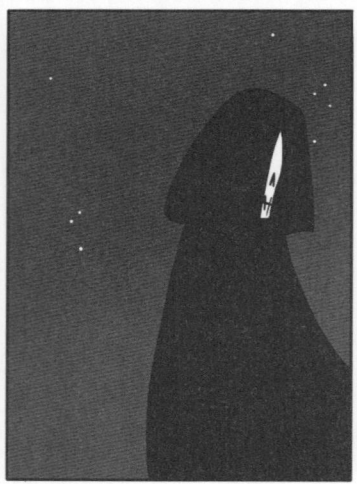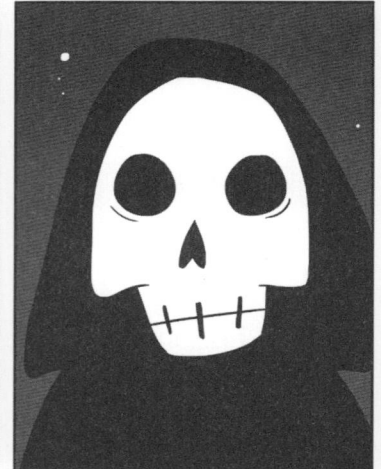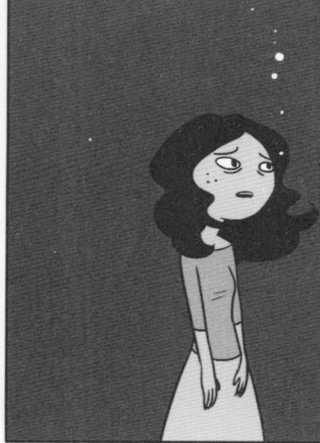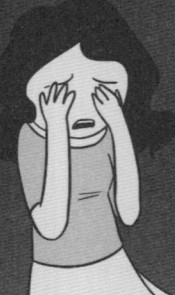

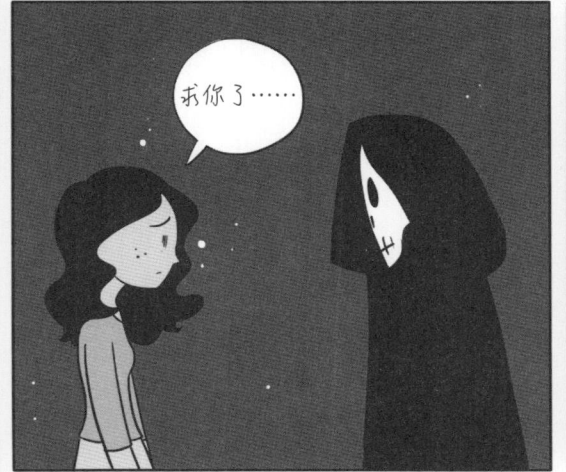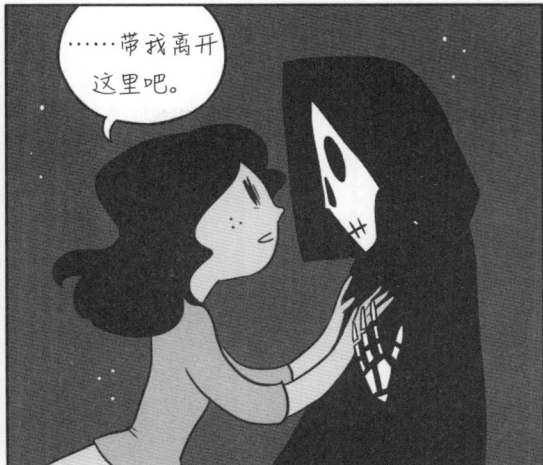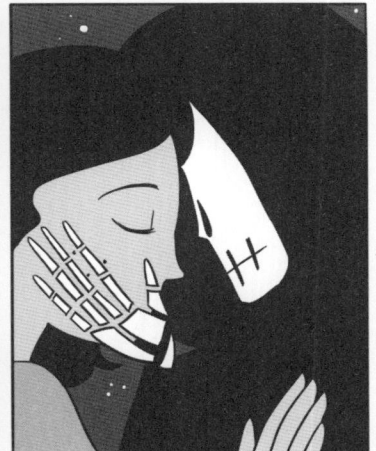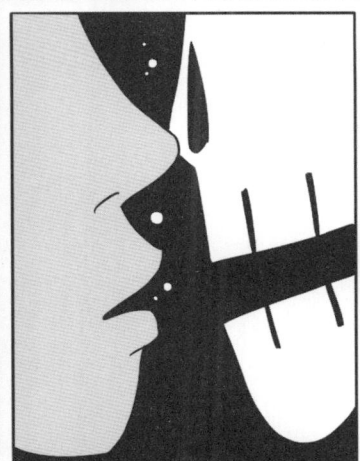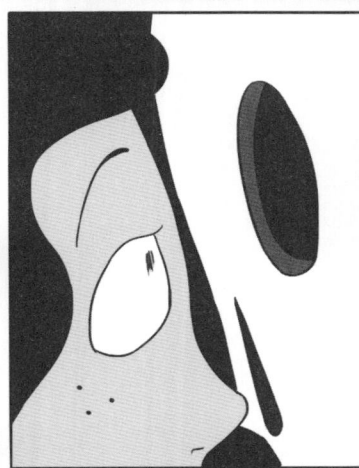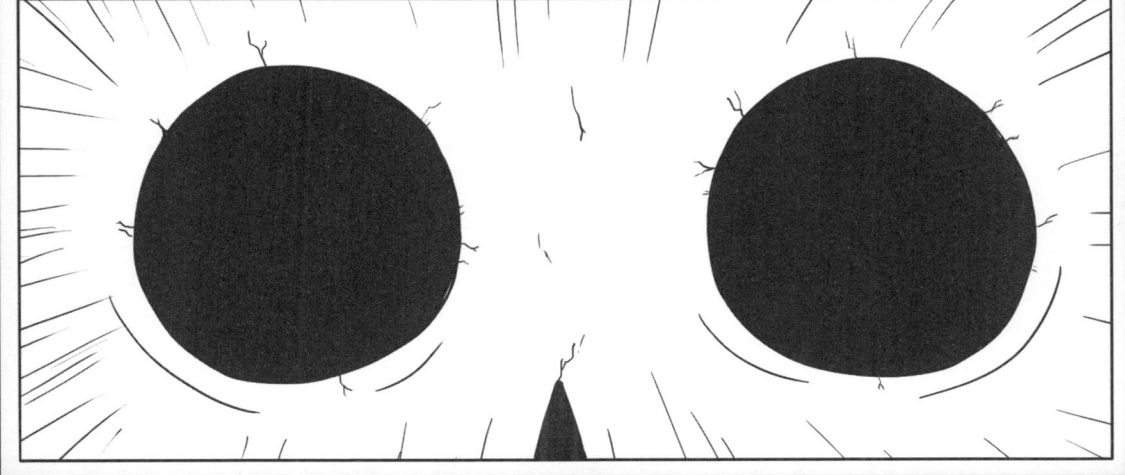

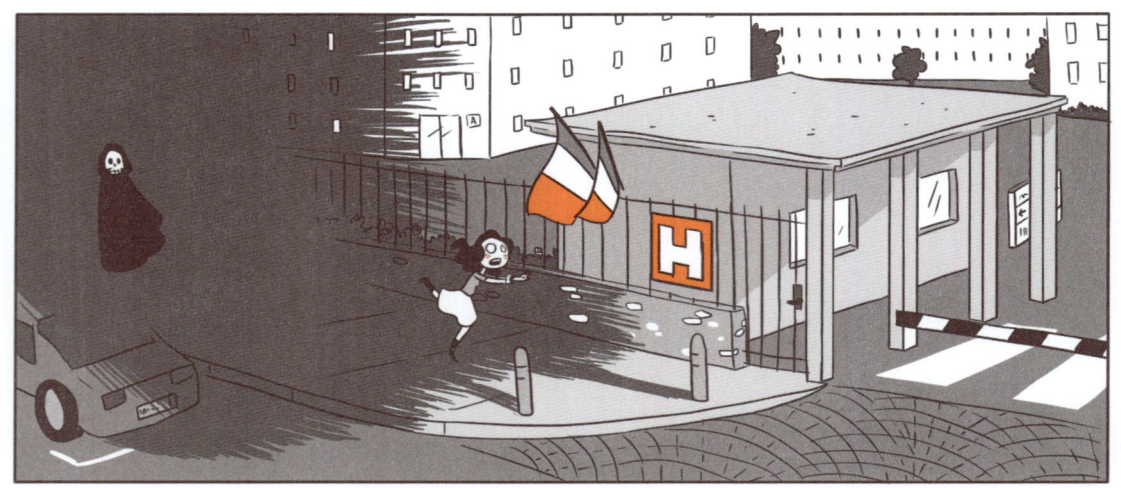
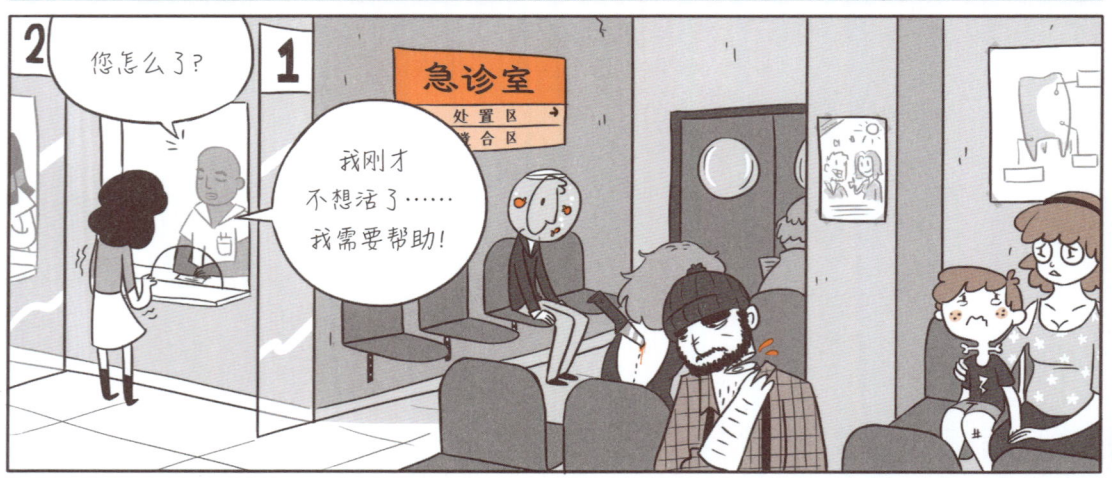
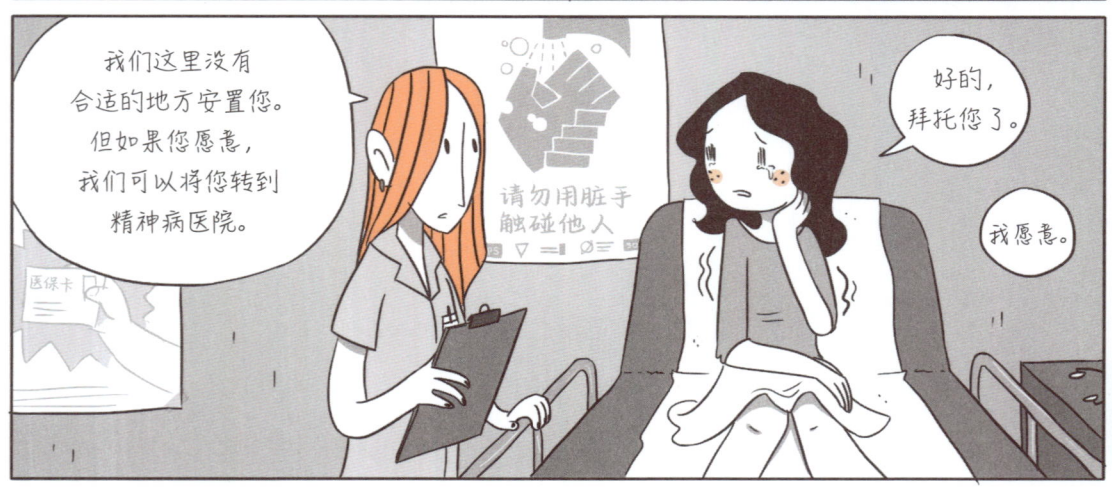

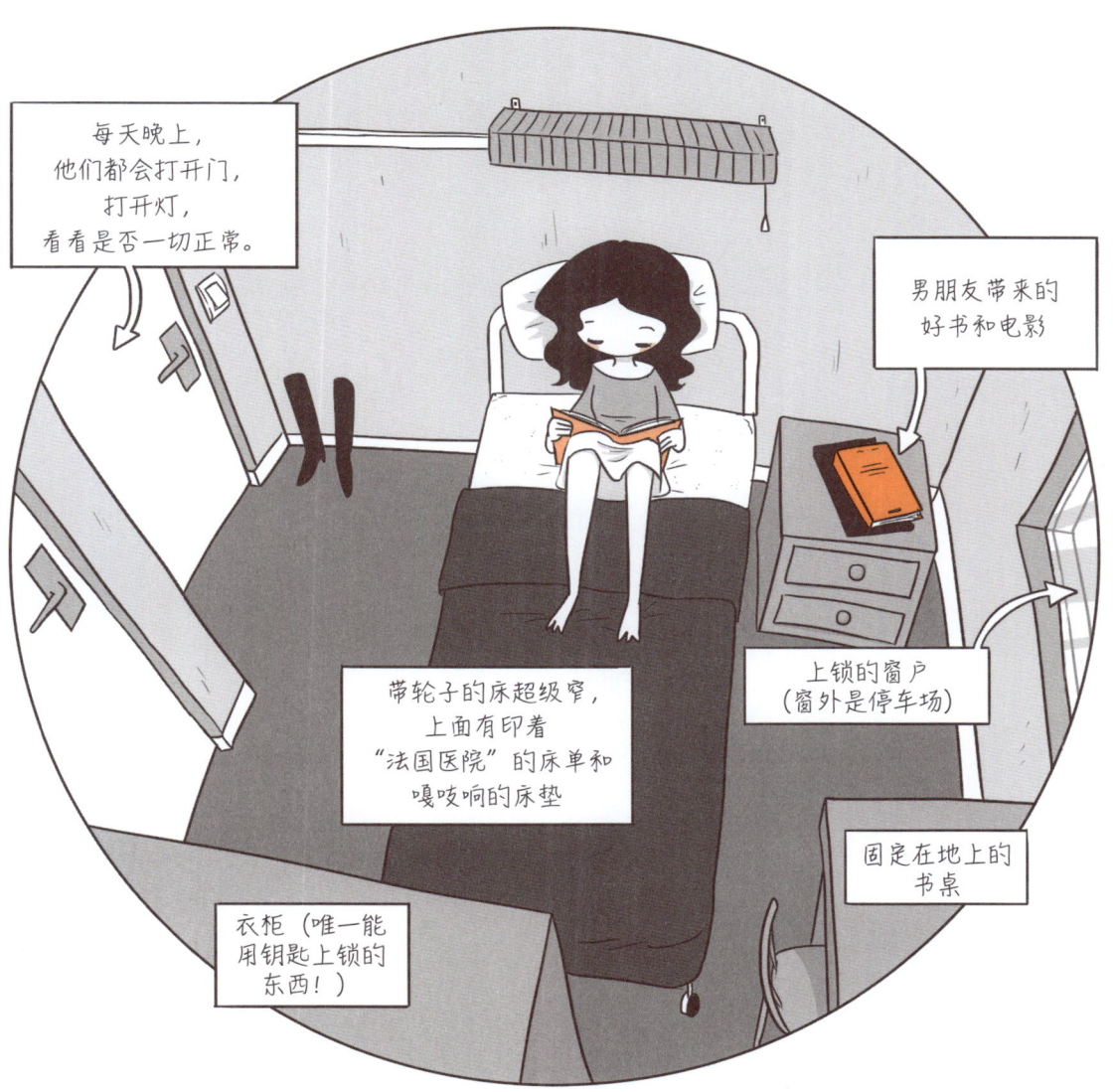

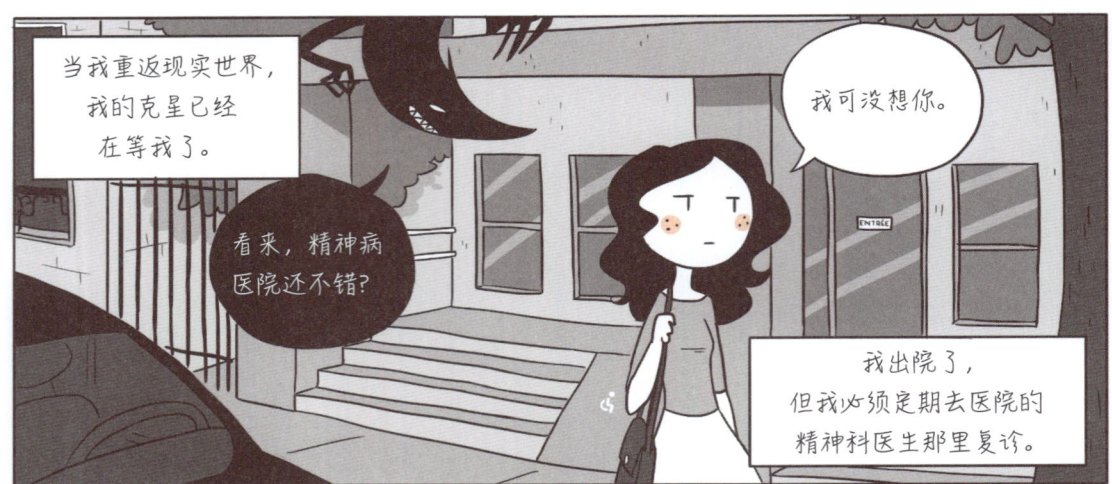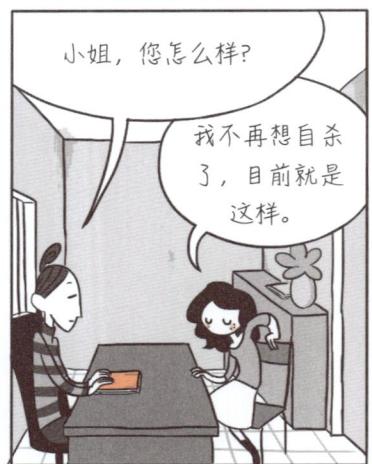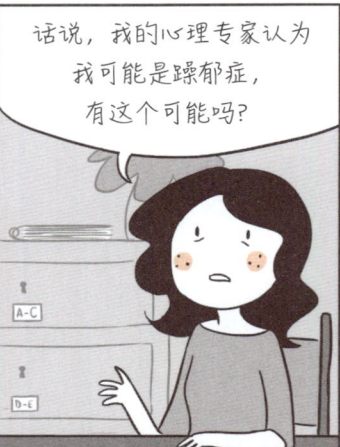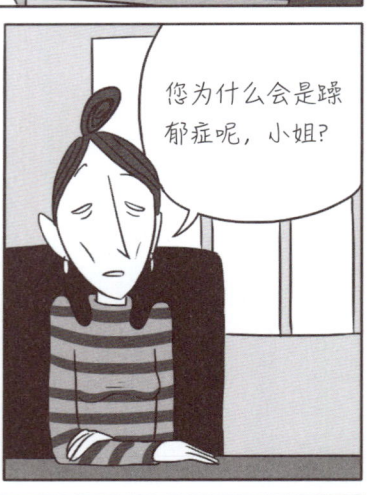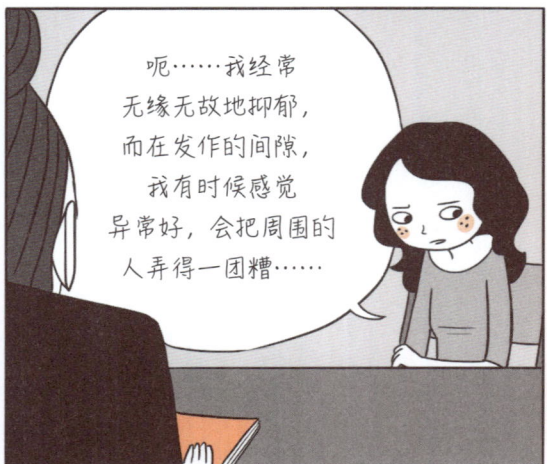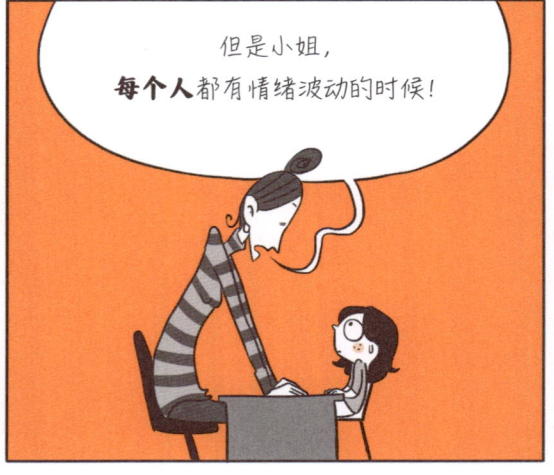

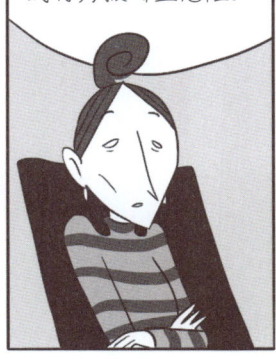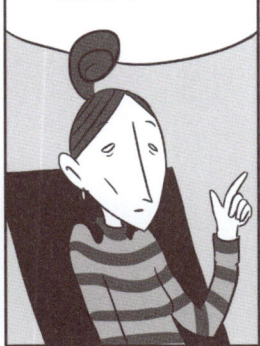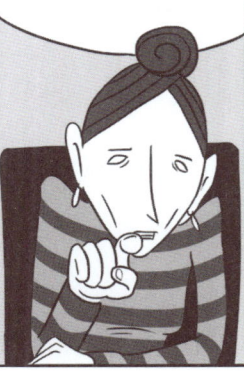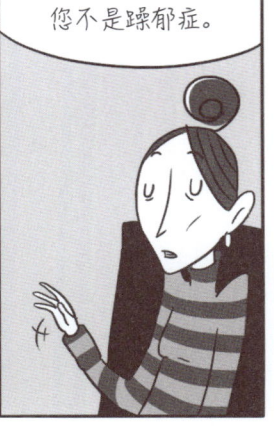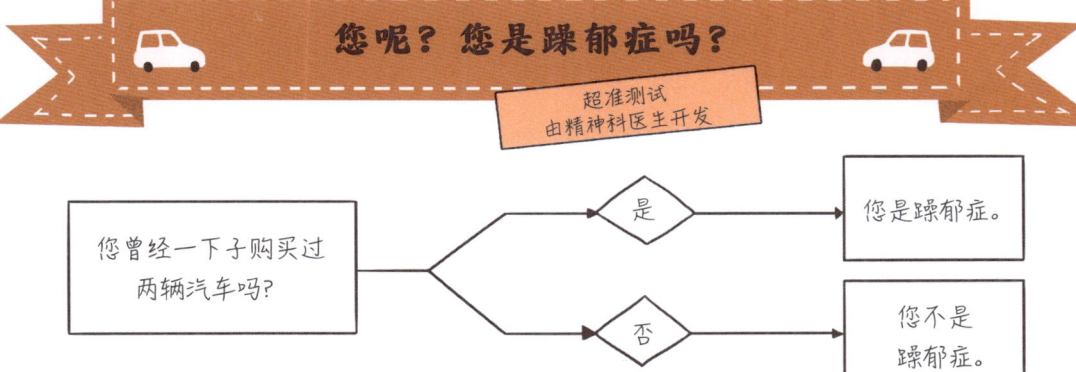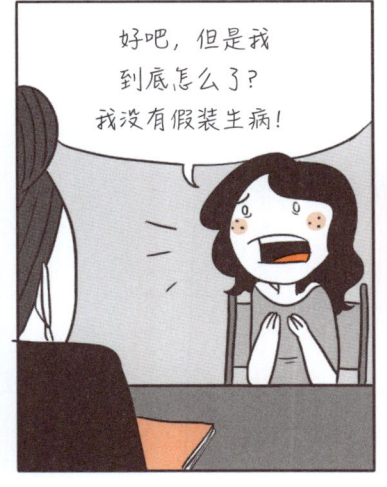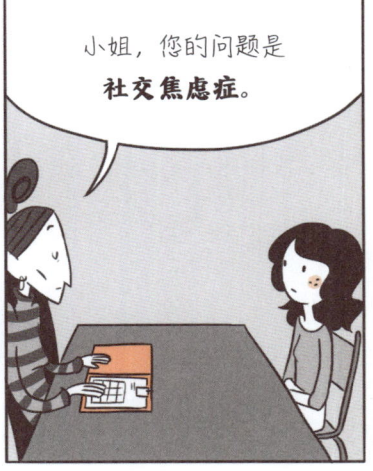

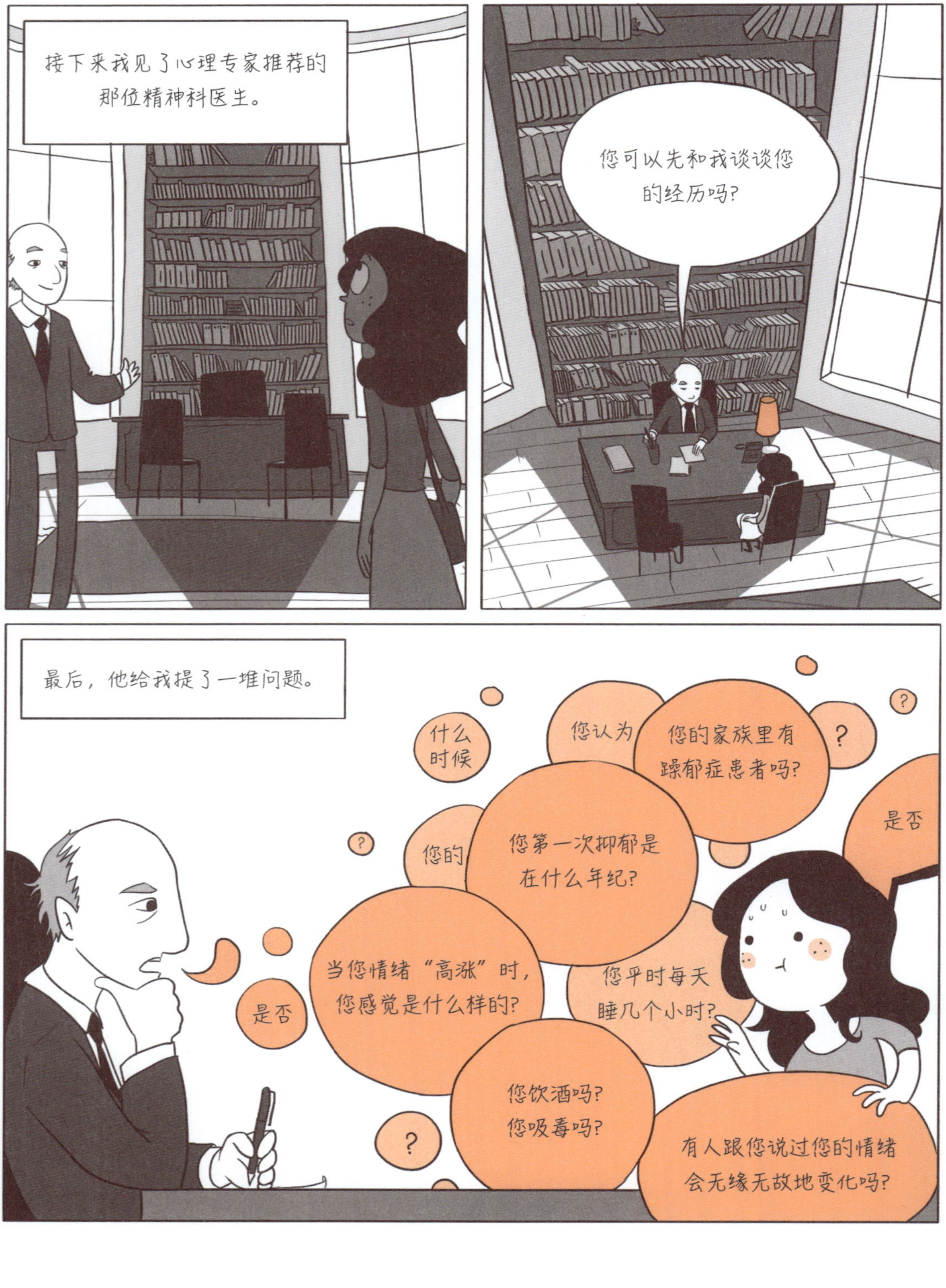

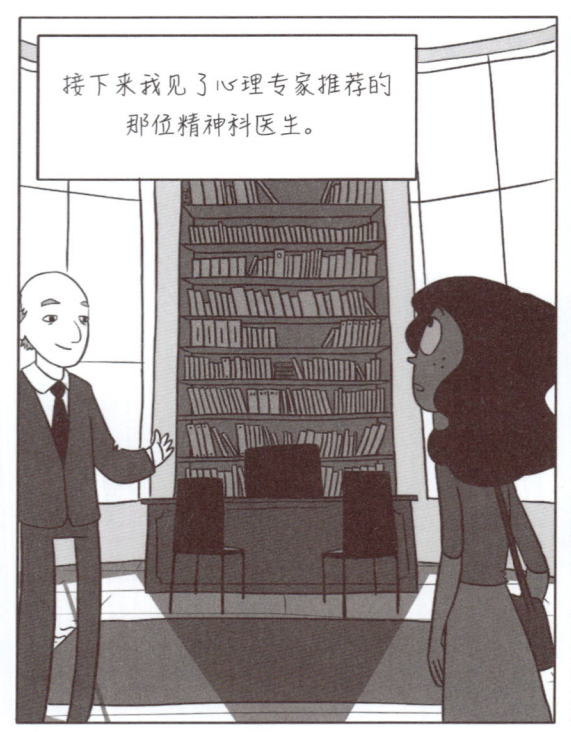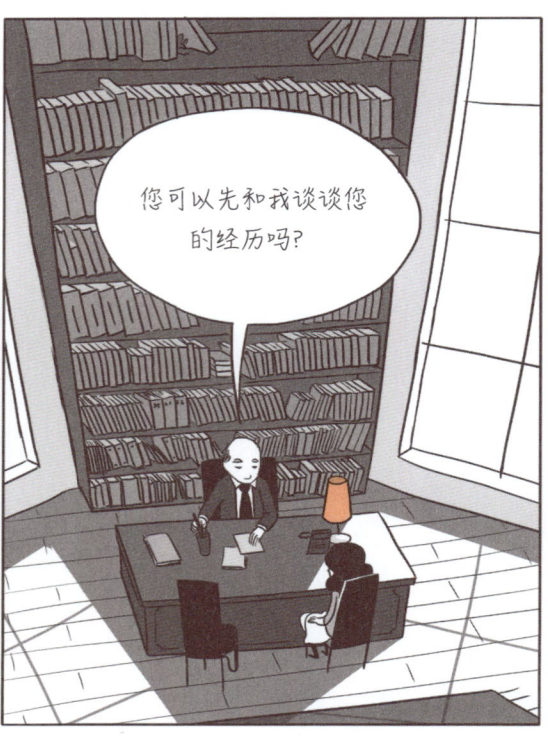

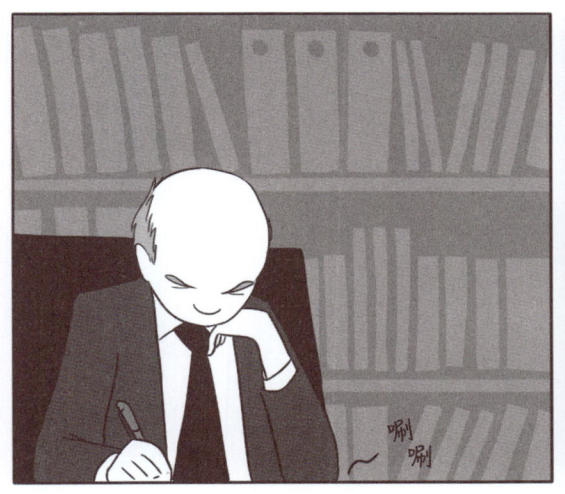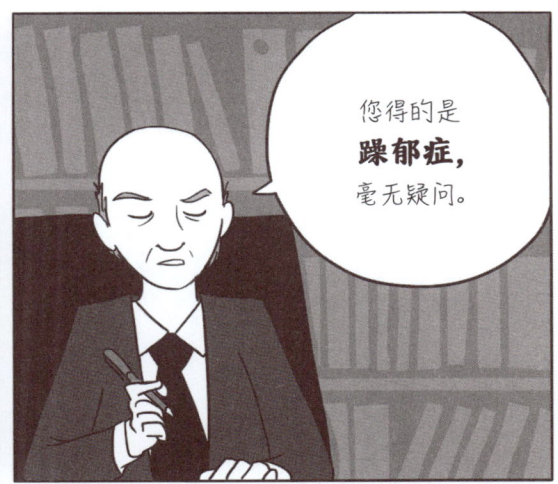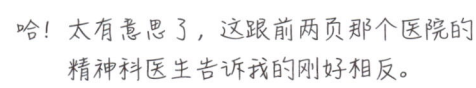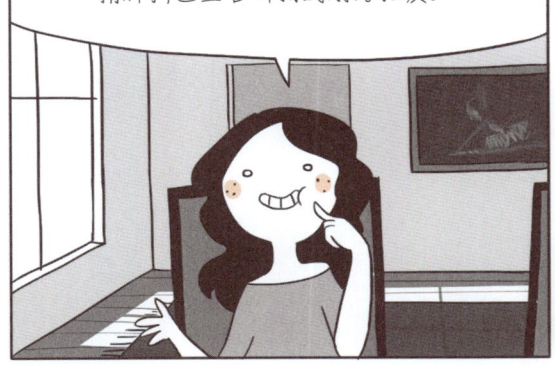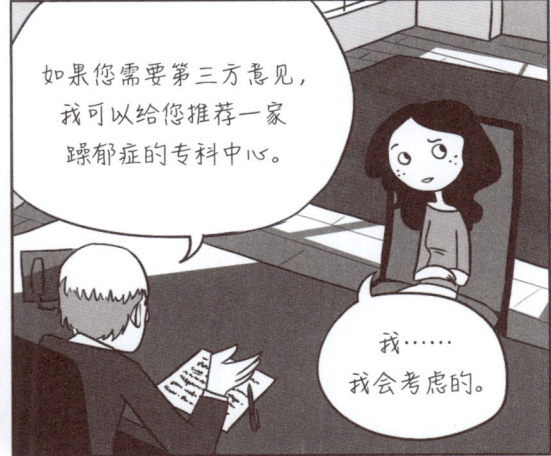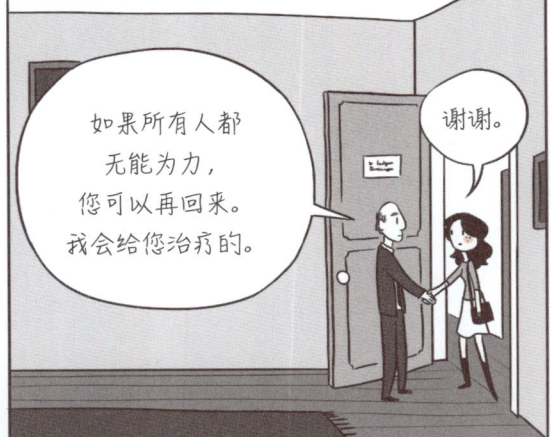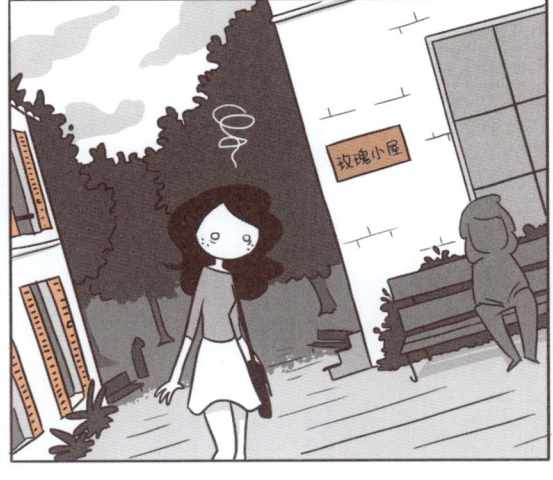

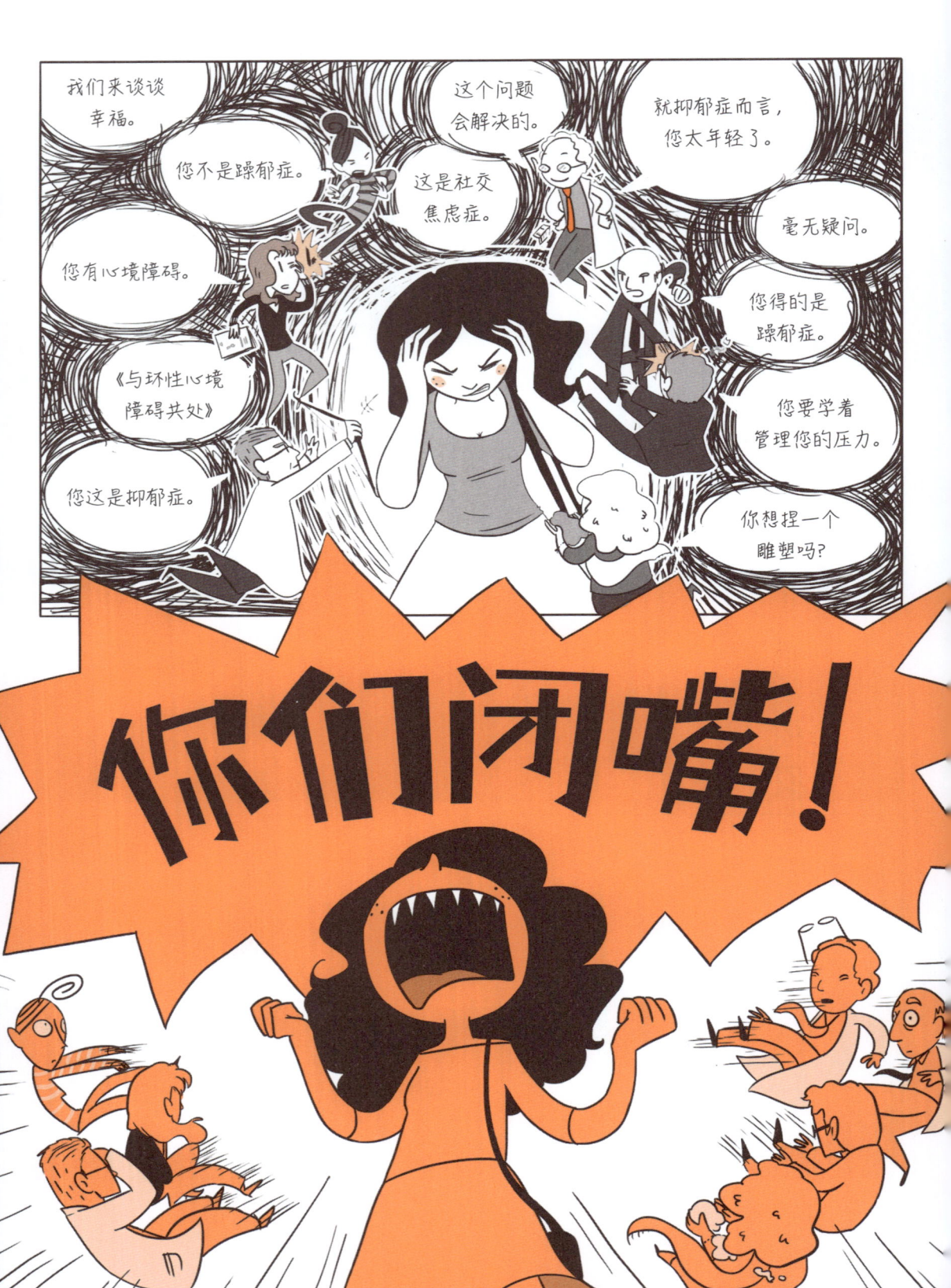

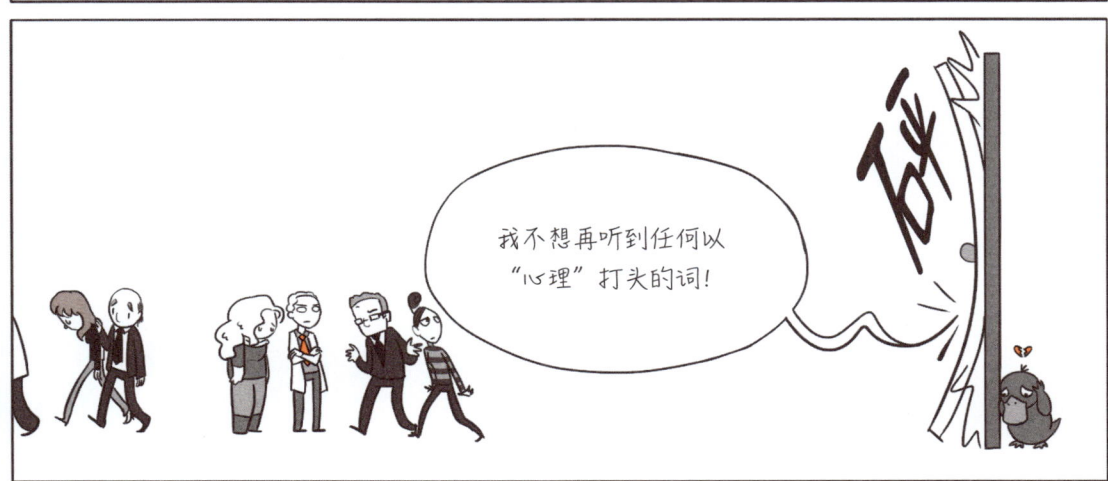

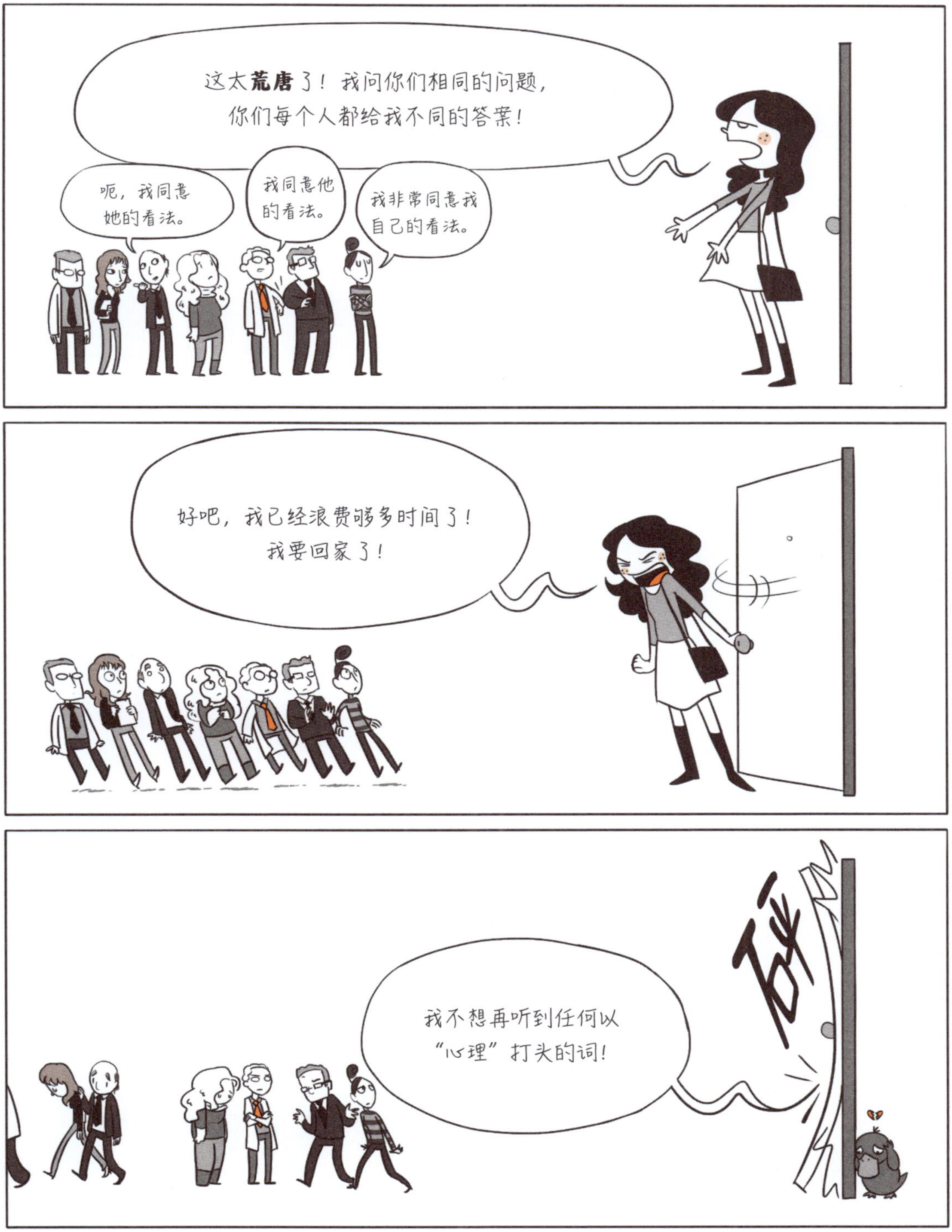

然后有一天，当我在网上浪费生命时……

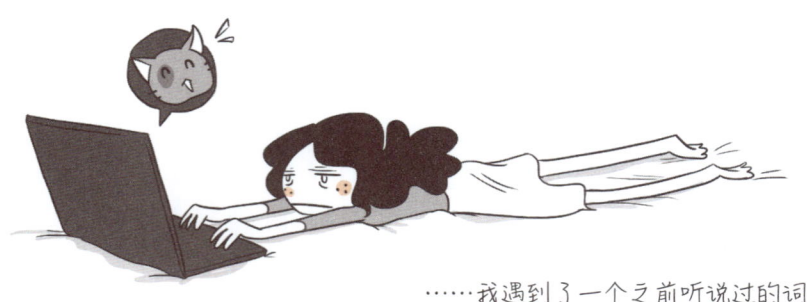

……我遇到了一个之前听说过的词。

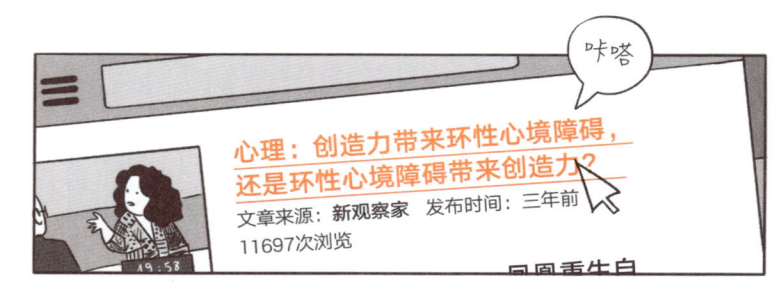

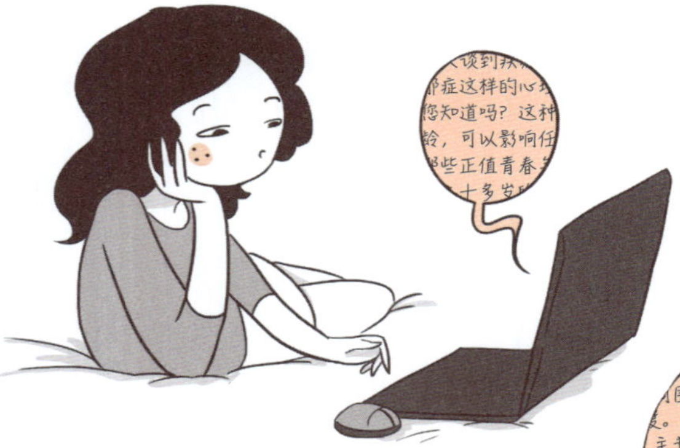

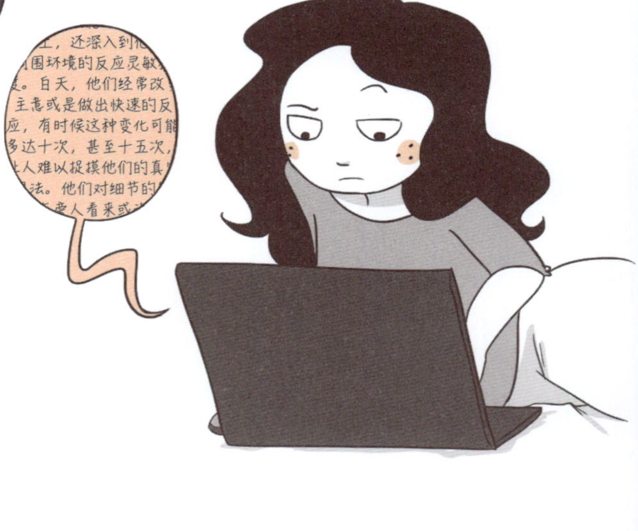

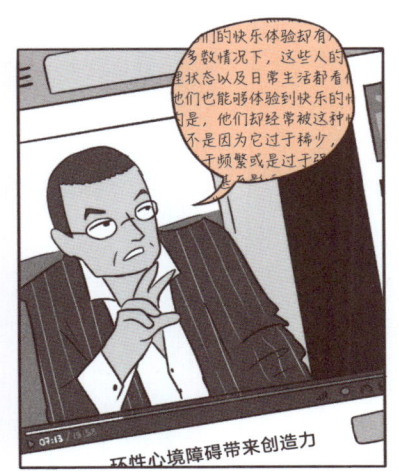
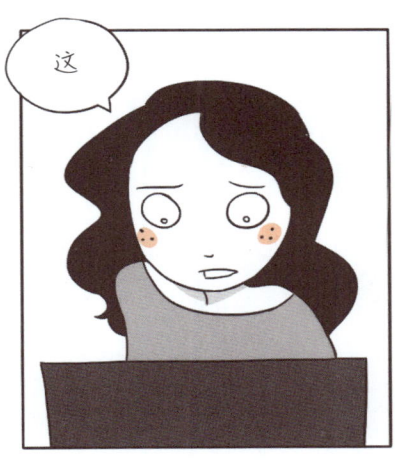
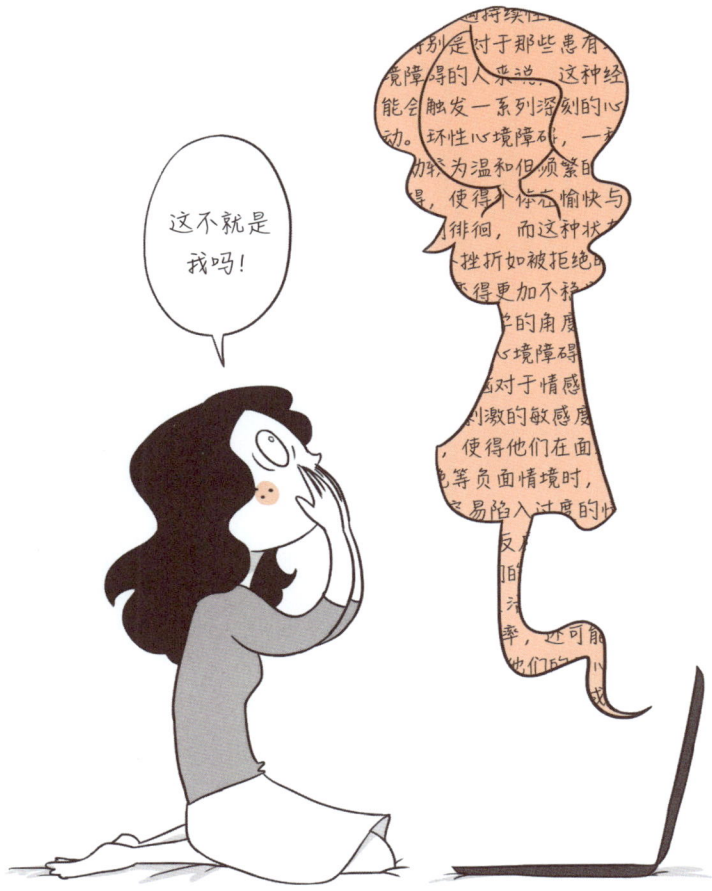

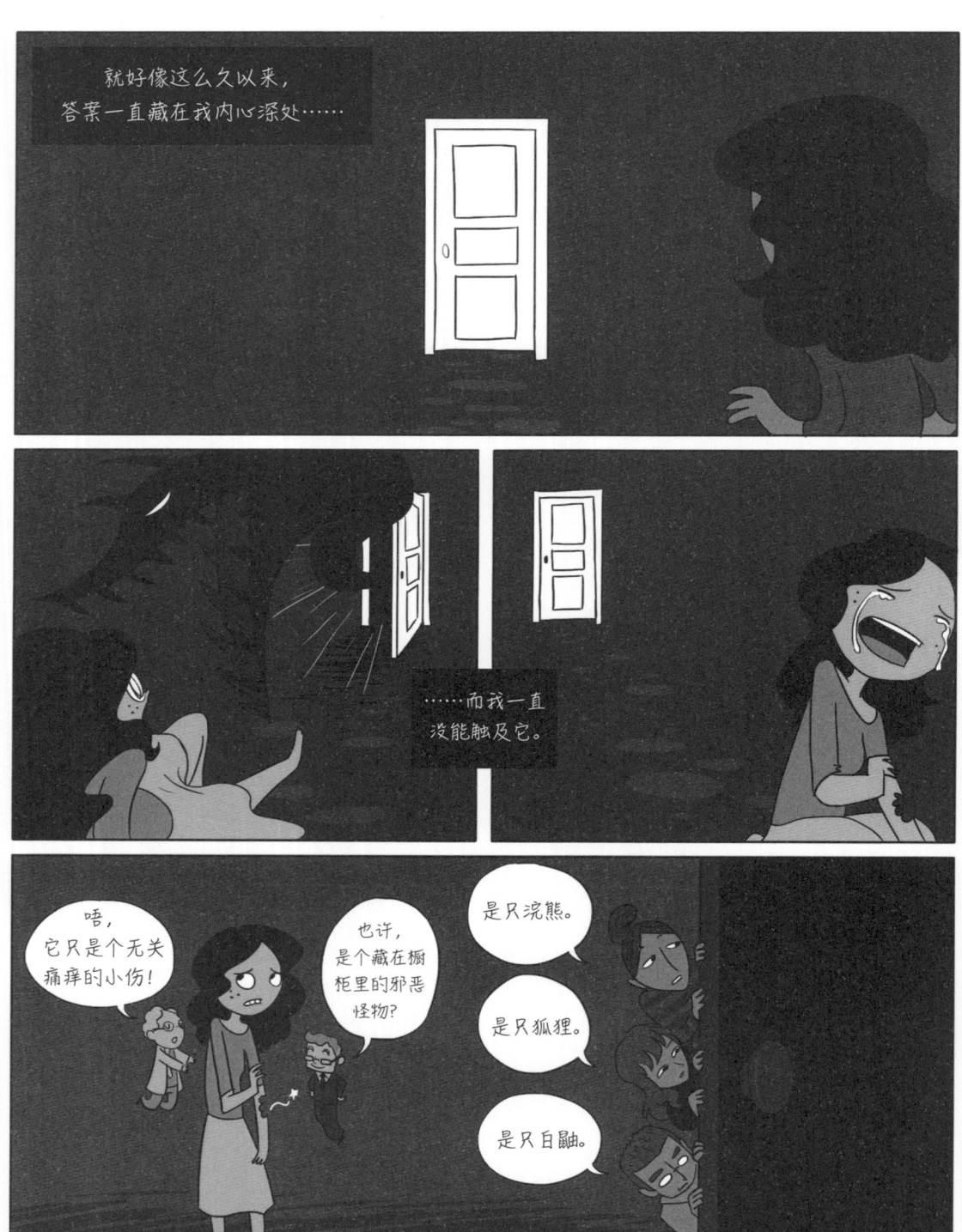

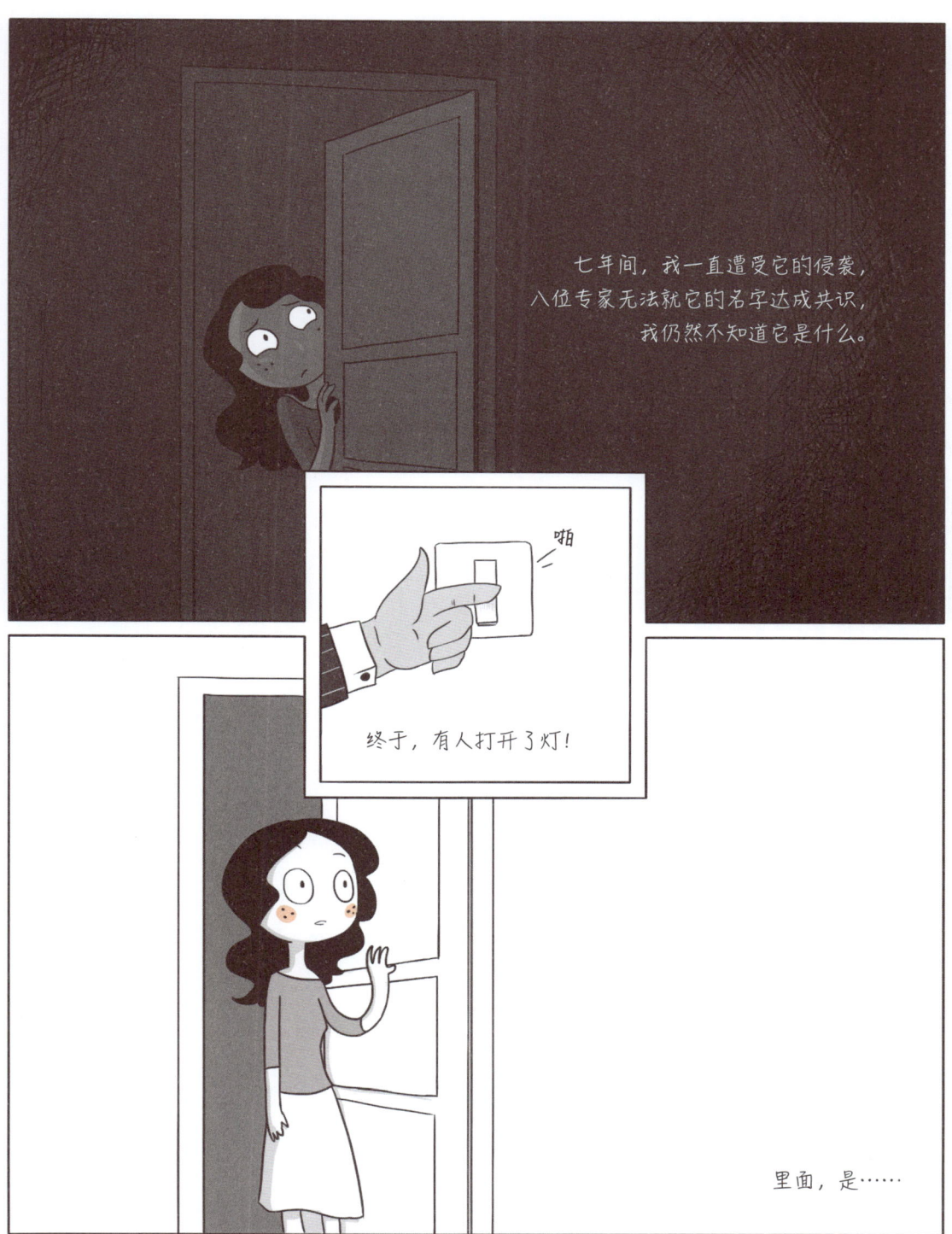

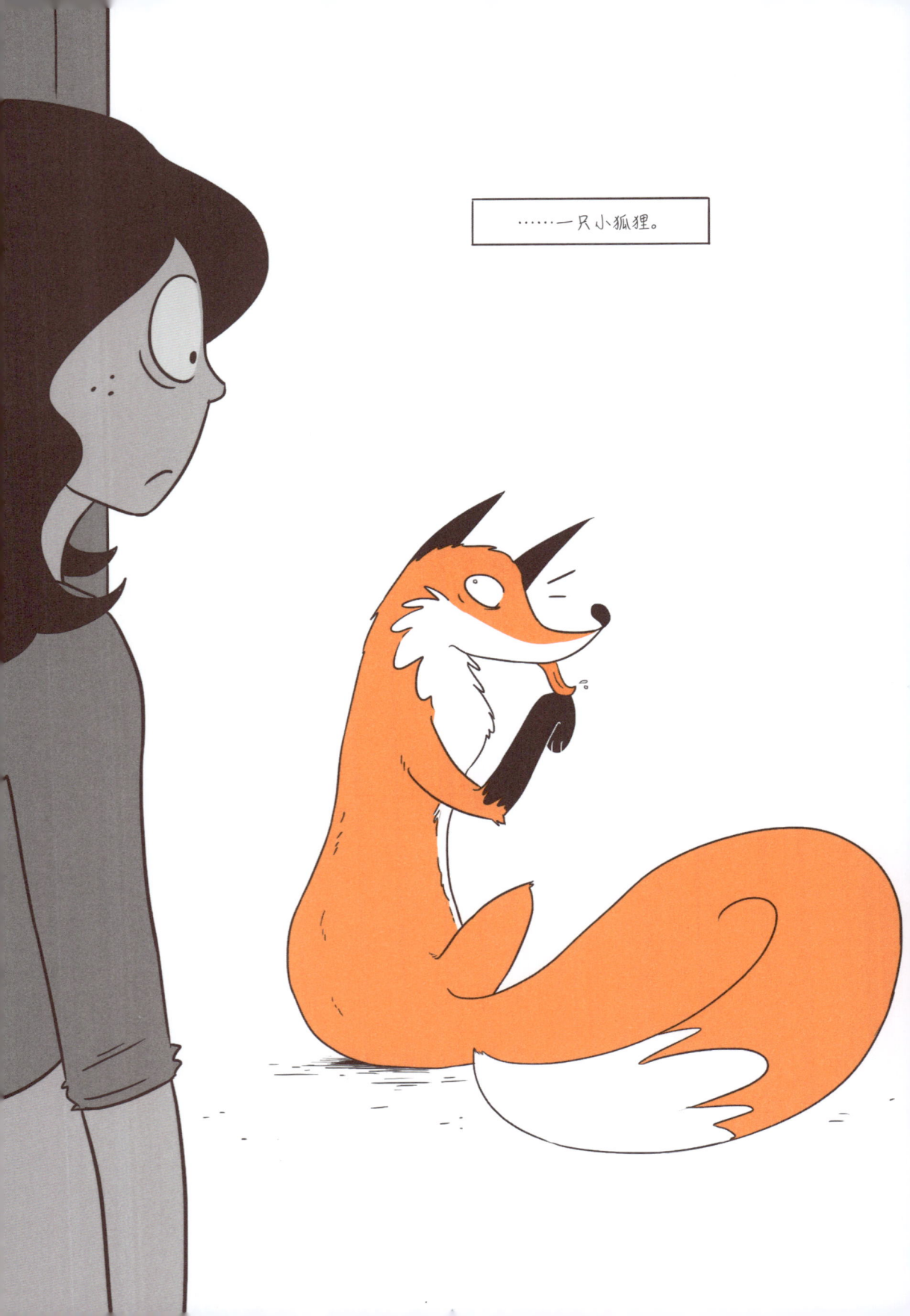

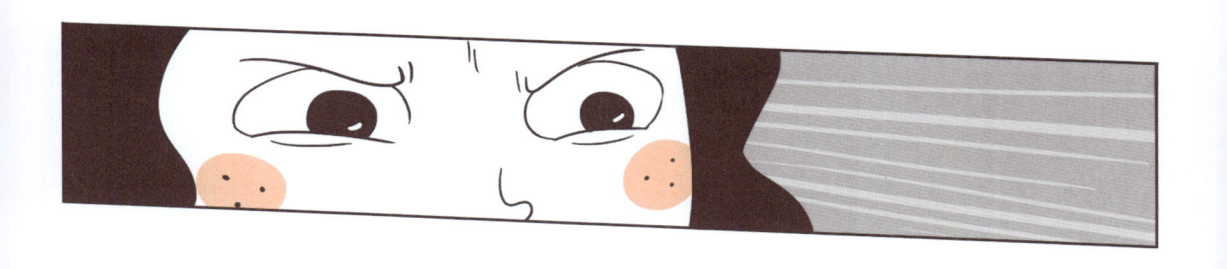

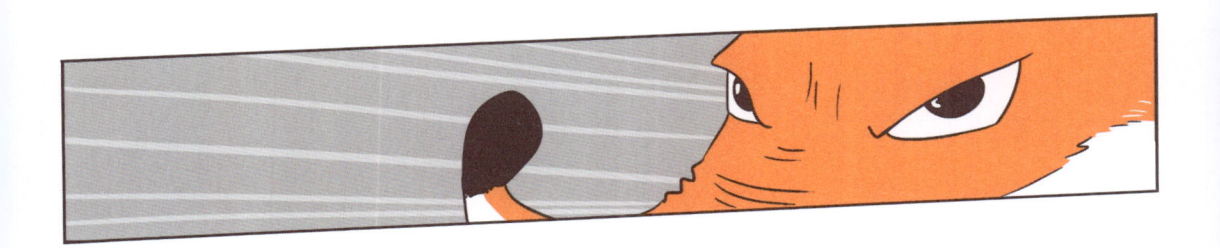

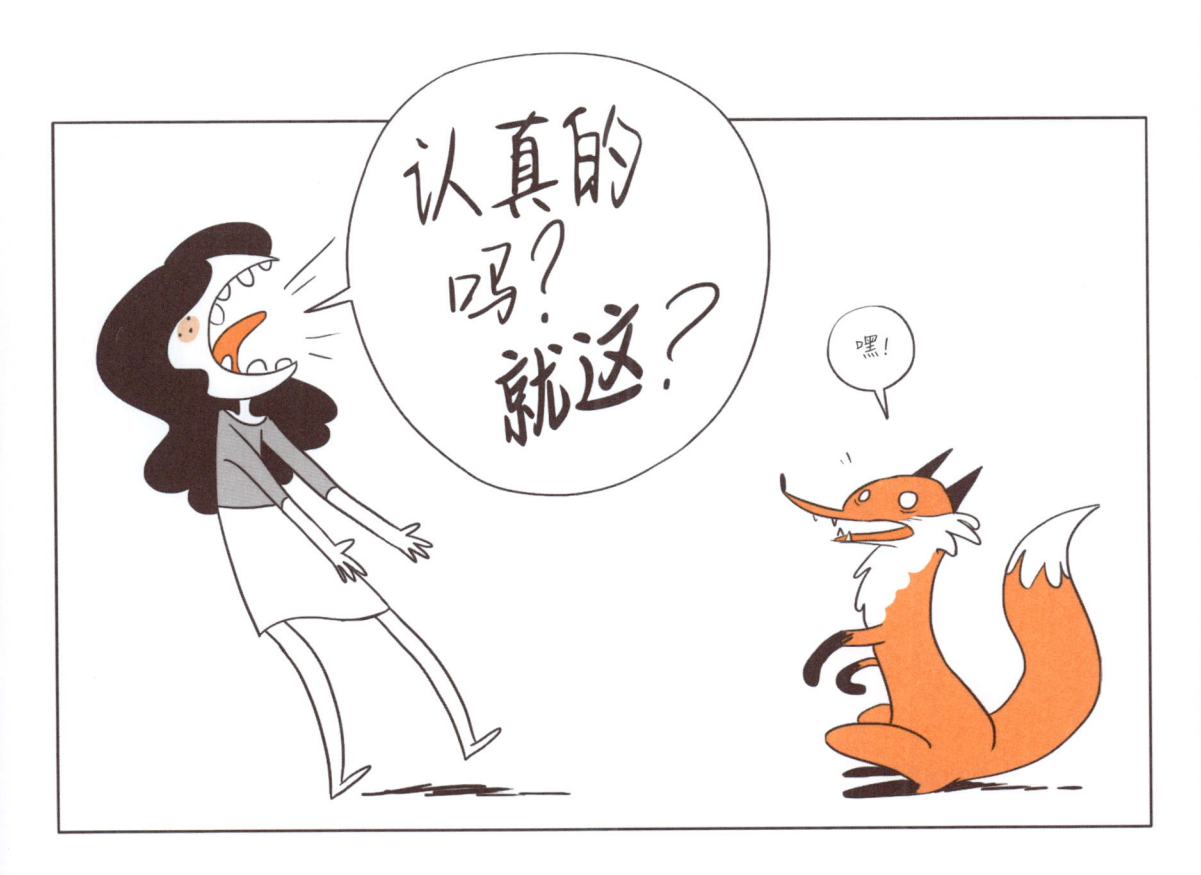

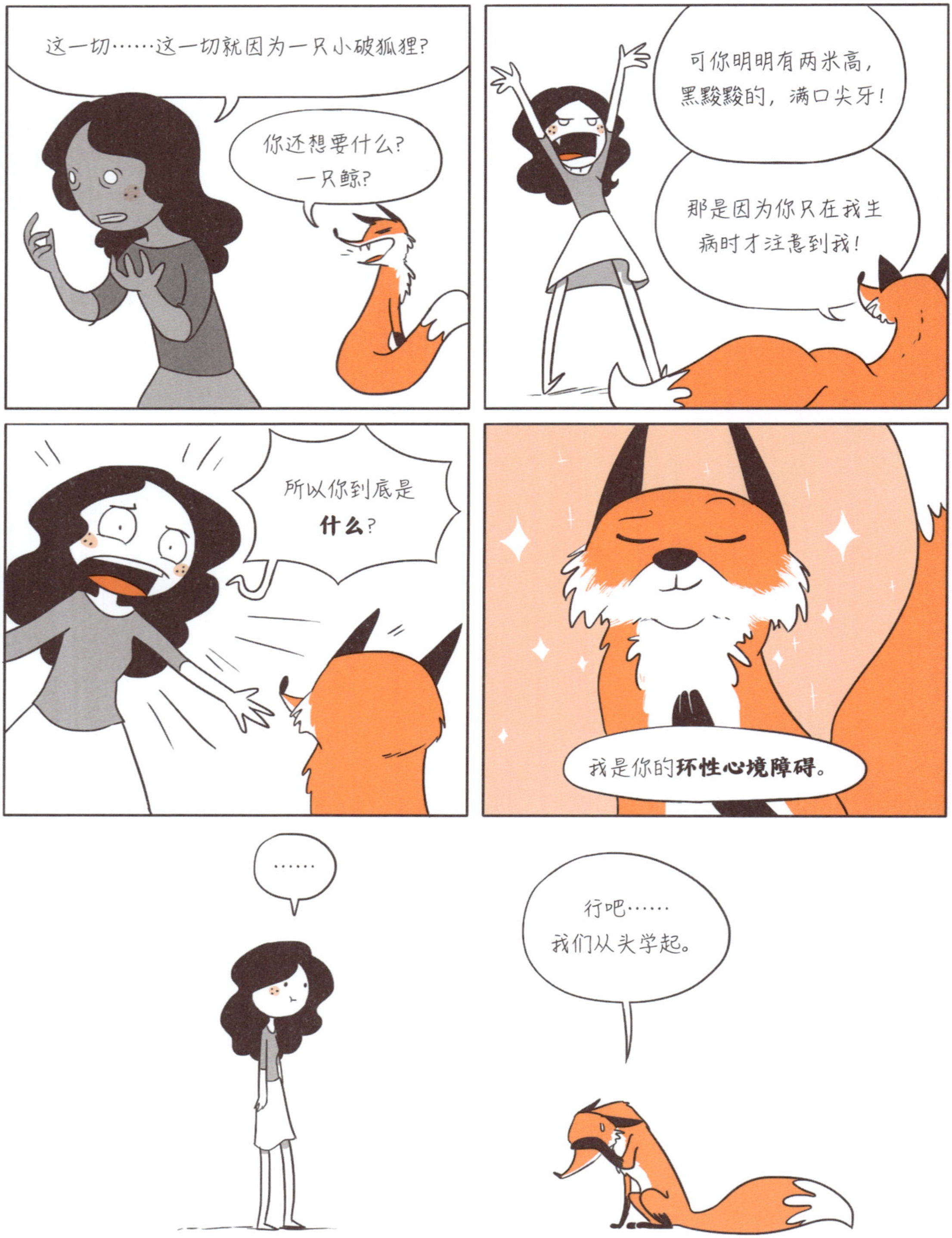
这一切……这一切就因为一只小破狐狸？
你还想要什么？一只鲸？
可你明明有两米高，黑黢黢的，满口尖牙！
那是因为你只在我生病时才注意到我！
所以你到底是**什么**？
我是你的**环性心境障碍**。
……
行吧……我们从头学起。

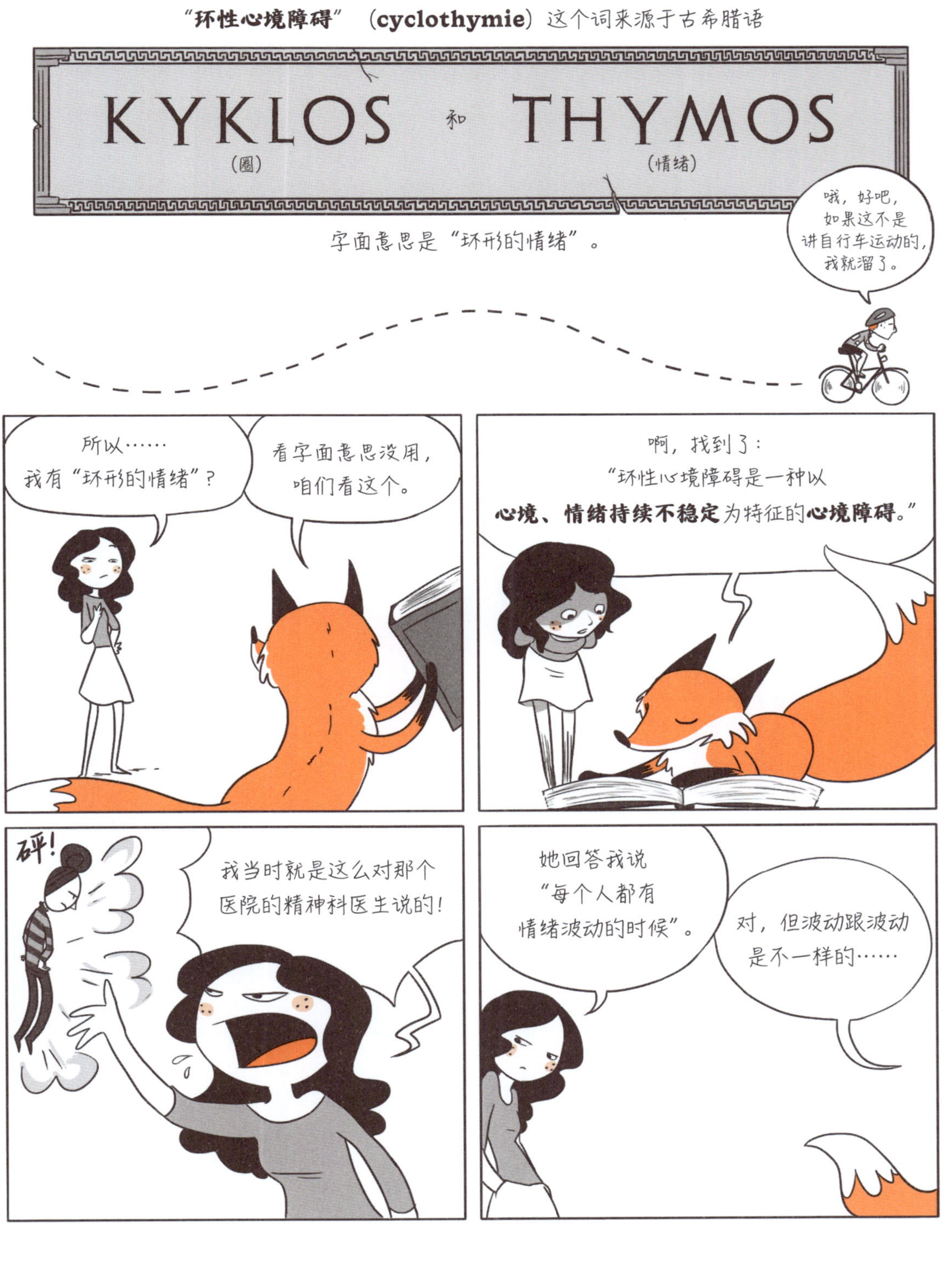
“环性心境障碍”（cyclothymie）这个词来源于古希腊语
KYKLOS 和 THYMOS
（圈）
（情绪）
字面意思是“环形的情绪”。
哦，好吧，如果这不是讲自行车运动的，我就溜了。
所以……我有“环形的情绪”？
看字面意思没用，咱们看这个。
啊，找到了：“环性心境障碍是一种以**心境、情绪持续不稳定**为特征的**心境障碍**。”
砰！
我当时就是这么对那个医院的精神科医生说的！
她回答我说“每个人都有情绪波动的时候”。
对，但波动跟波动是不一样的……

罗杰（世界上最普通的一个人）的情绪

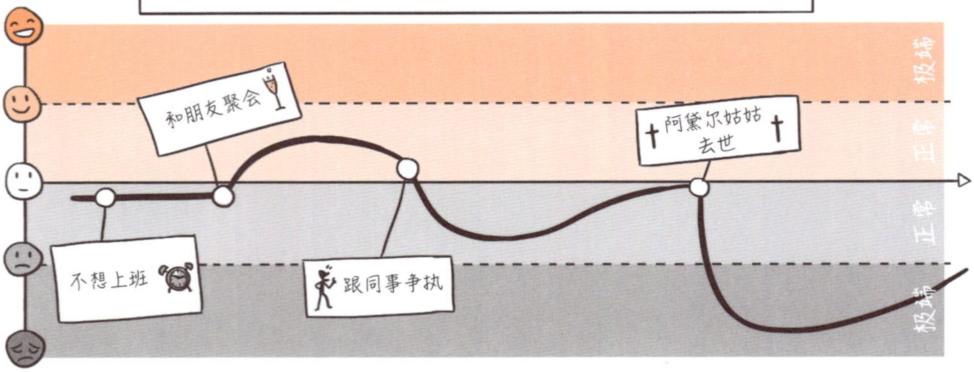

露（环性心境障碍患者）的情绪

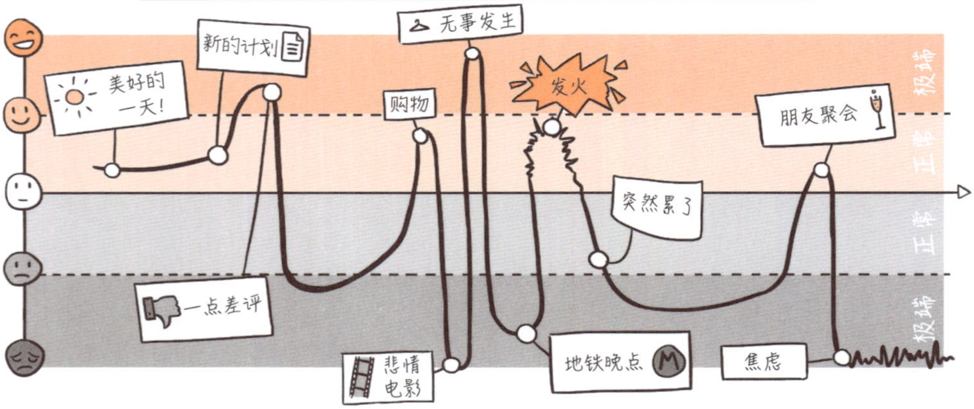

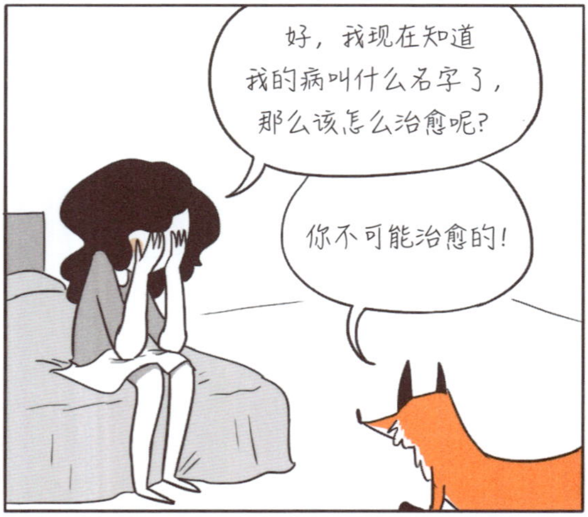

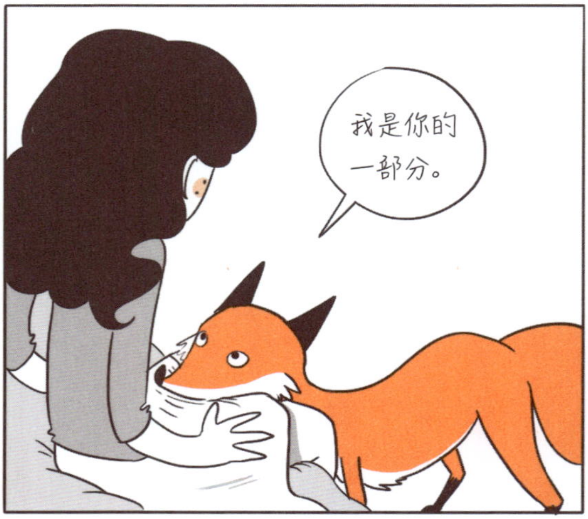

我们的人格

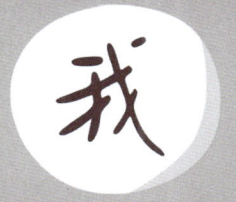

我

由两个实体构成：

一个是在我们成长过程中逐渐形成的，它取决于教育、环境、生活中的变故，还有我们的选择……

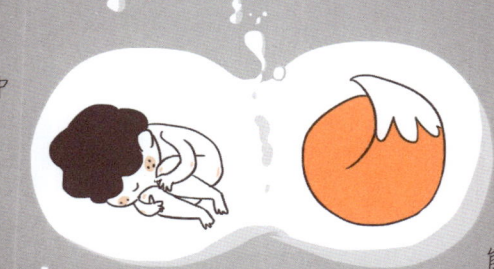

另一个是与生俱来的，主要来自遗传，它取决于我们大脑的工作方式：我们的情绪状态、能量水平、睡眠时长……

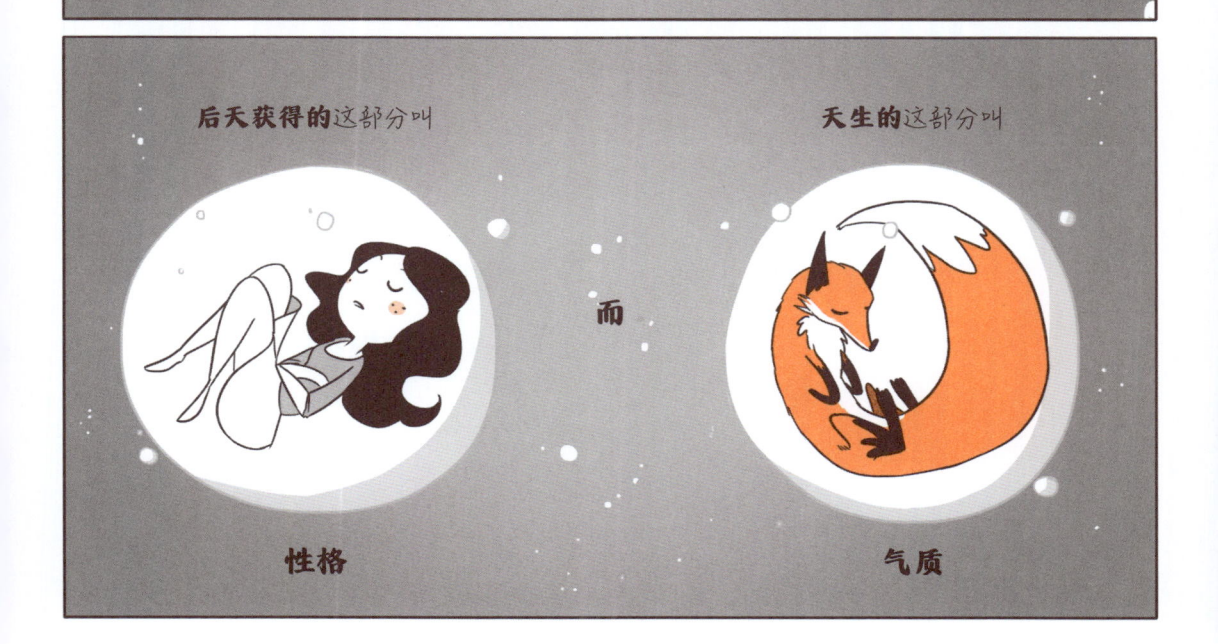

后天获得的这部分叫

天生的这部分叫

而

性格

气质

最早对气质感兴趣的是**希波克拉底**,他是公元前5世纪希腊的著名医生。

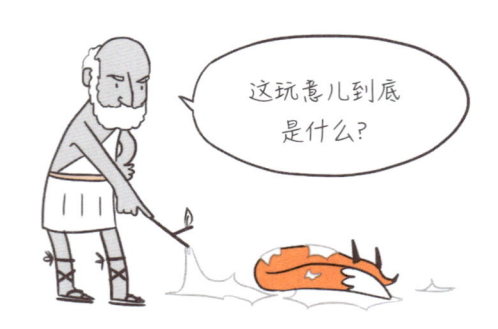

> 这玩意儿到底是什么?

两千五百年后,科学家(几乎)一致同意有**六种主要的气质类型**:

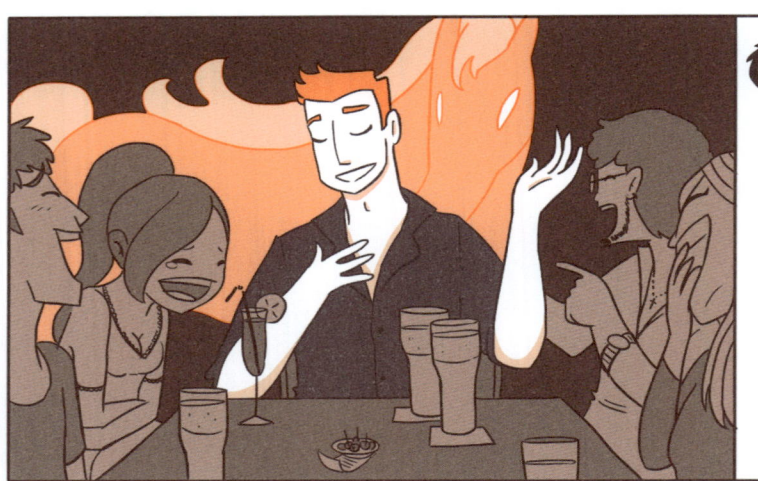

亢奋型

情绪高涨而稳定

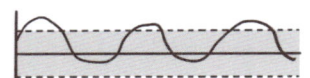

他们热情、有趣、自信,善于交际,常被仰慕……但是缺乏共情能力。他们能担起大任,但有时不考虑后果。

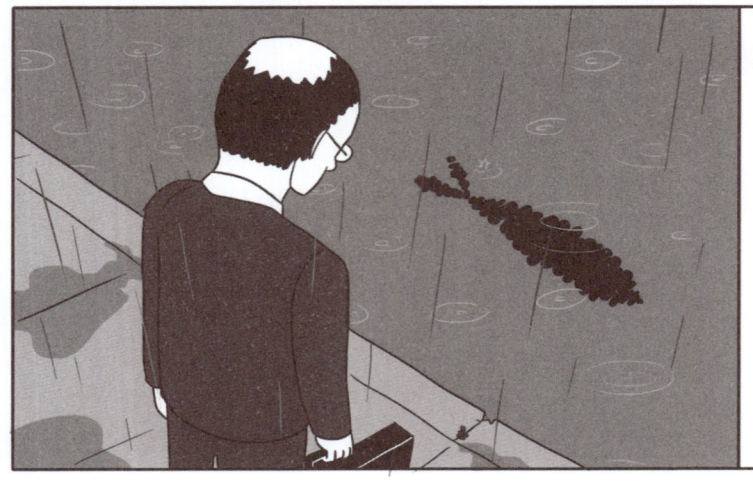

抑郁型

情绪低落而稳定

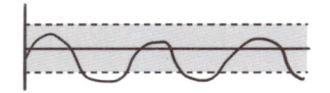

他们很少被注意到,因为他们低调、不活跃、阴郁。其中一些人因循守旧,热衷工作;另一些人则有较高的创造力。

黏液型

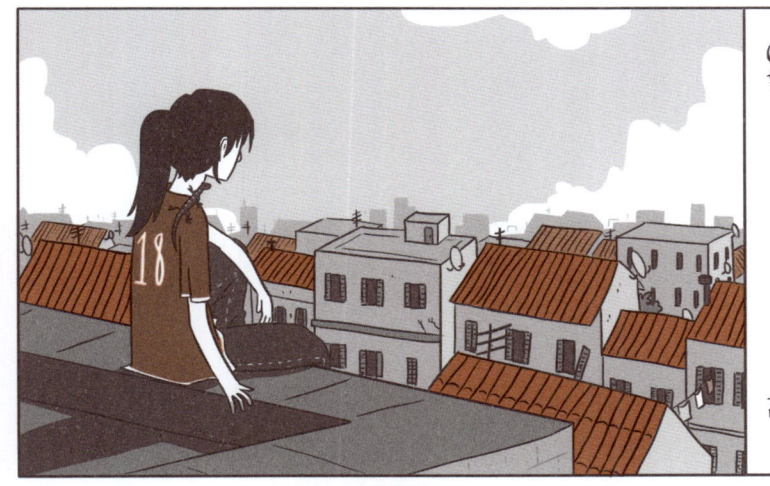

情绪平和而稳定

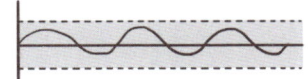

他们特别冷静、自信，以至于被人觉得冷漠……由于过于敏感，他们有时会离群索居，逃避狂热的人群。

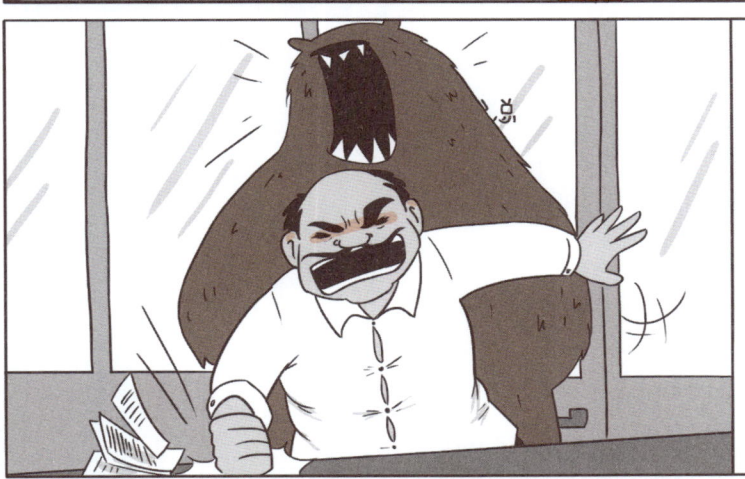

易怒型

情绪高涨而不稳定

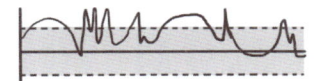

他们紧张、易怒，经常抱怨，突然就大发雷霆。他们对自己和他人都有很高的要求，通常工作出色，热衷挑战。

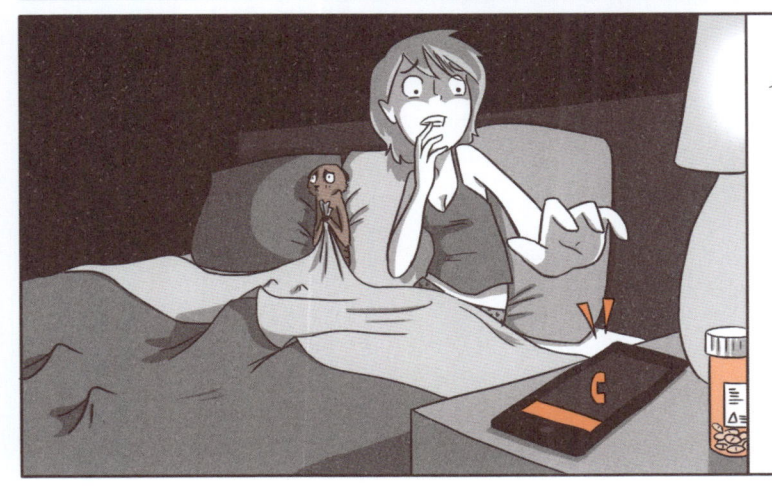

焦虑型

情绪低落而不稳定

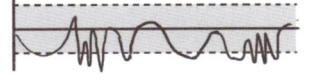

他们长期焦虑，但富有远见且谨慎。一部分人特别缺乏自信，在社交上或是自我孤立，或是依附他人。

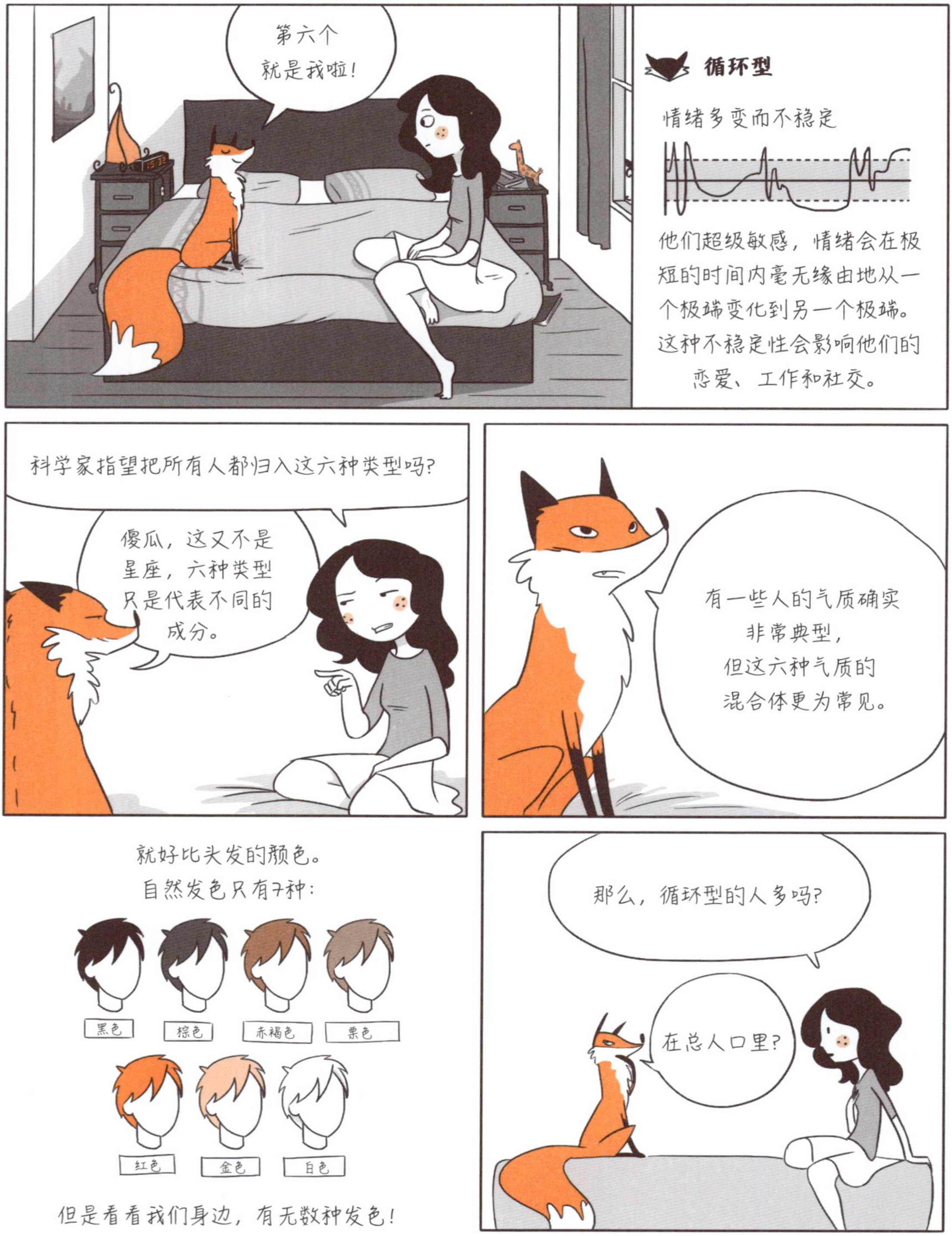
第六个
就是我啦！
循环型
情绪多变而不稳定
他们超级敏感，情绪会在极短的时间内毫无缘由地从一个极端变化到另一个极端。这种不稳定性会影响他们的恋爱、工作和社交。
科学家指望把所有人都归入这六种类型吗？
傻瓜，这又不是星座，六种类型只是代表不同的成分。
有一些人的气质确实非常典型，但这六种气质的混合体更为常见。
就好比头发的颜色。
自然发色只有7种：
黑色
棕色
赤褐色
栗色
红色
金色
白色
但是看看我们身边，有无数种发色！
那么，循环型的人多吗？
在总人口里？

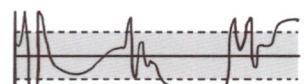

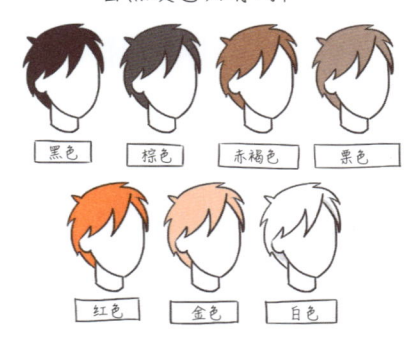

大约占
6‰

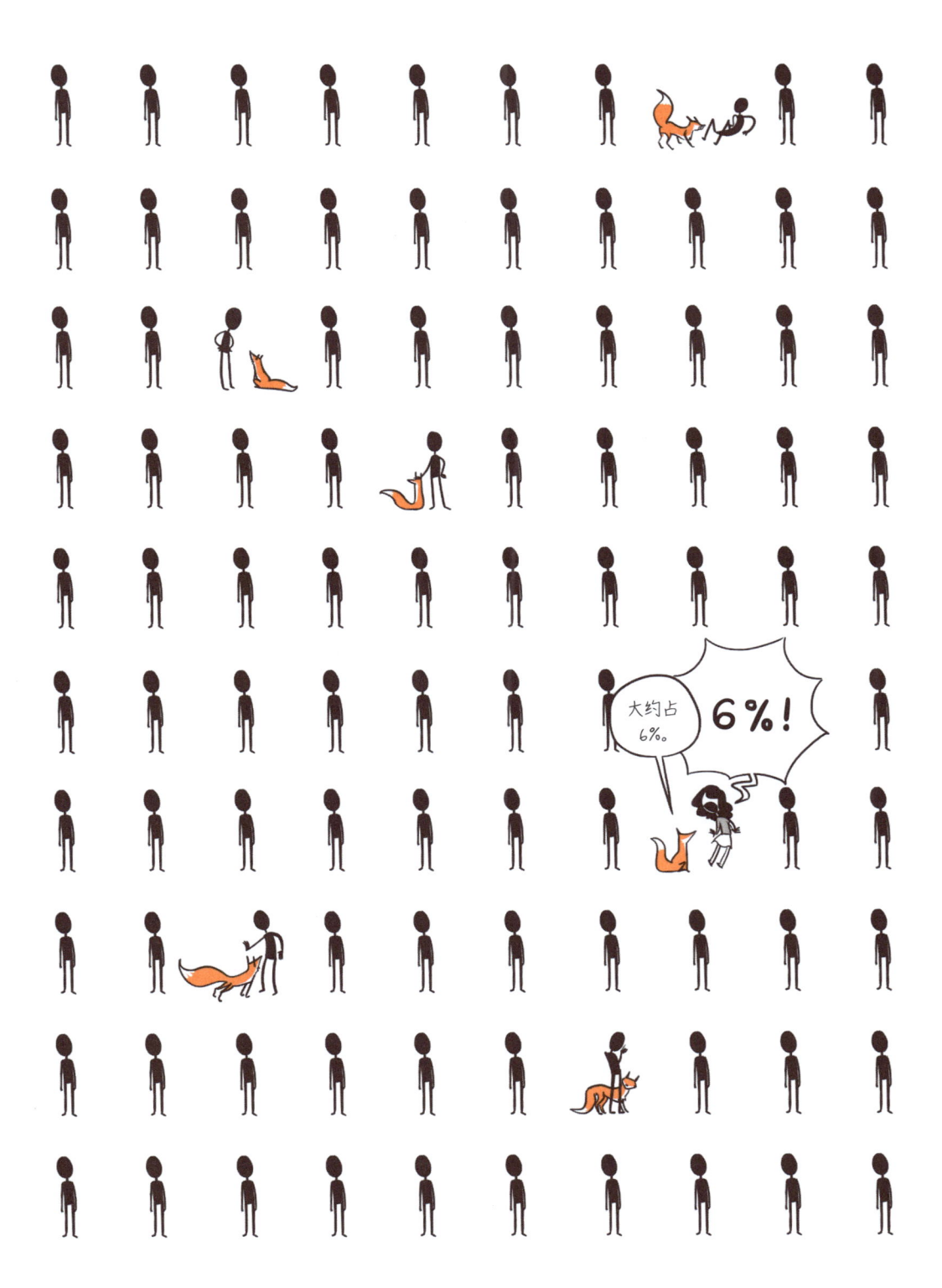

6%!

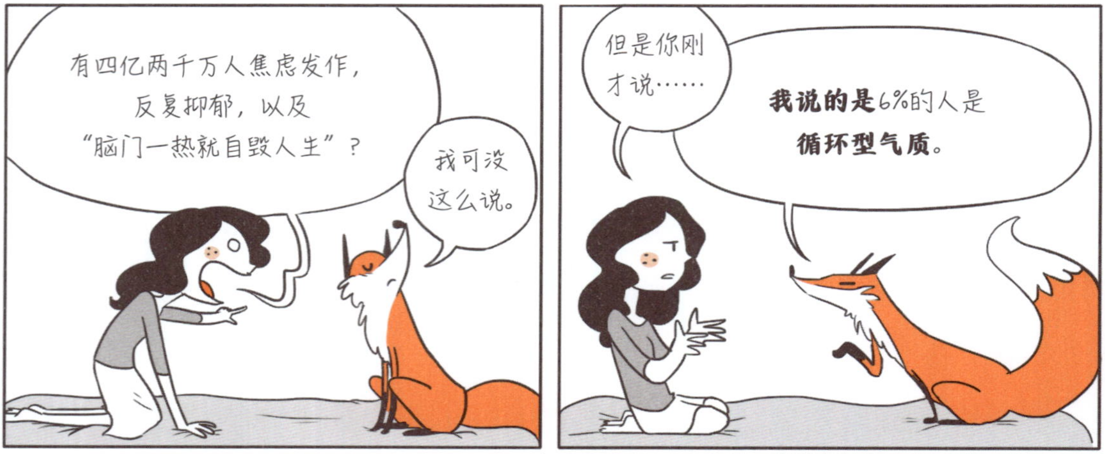

但他们的狐狸有各种各样的体形：

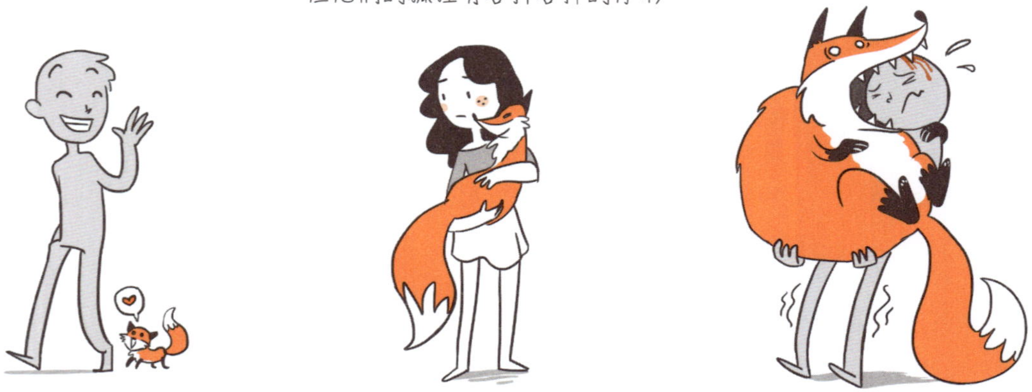

从让**个性**变得风趣的讨喜小脾气……

到寄生于生活方方面面的严重**心境障碍**。

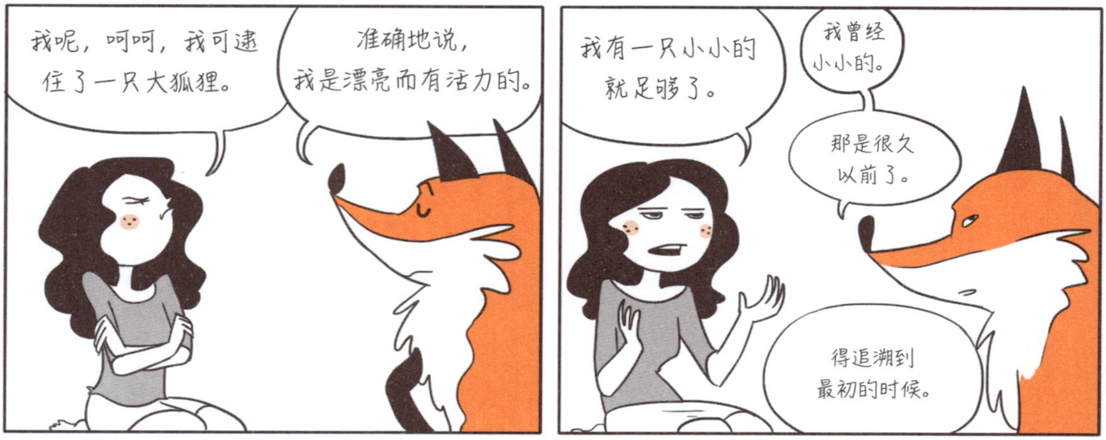

实际上，我不是唯一与狐狸抗争的人。
只需要看一眼我的家庭，就能发现我们中有不少人都有这样的经历。

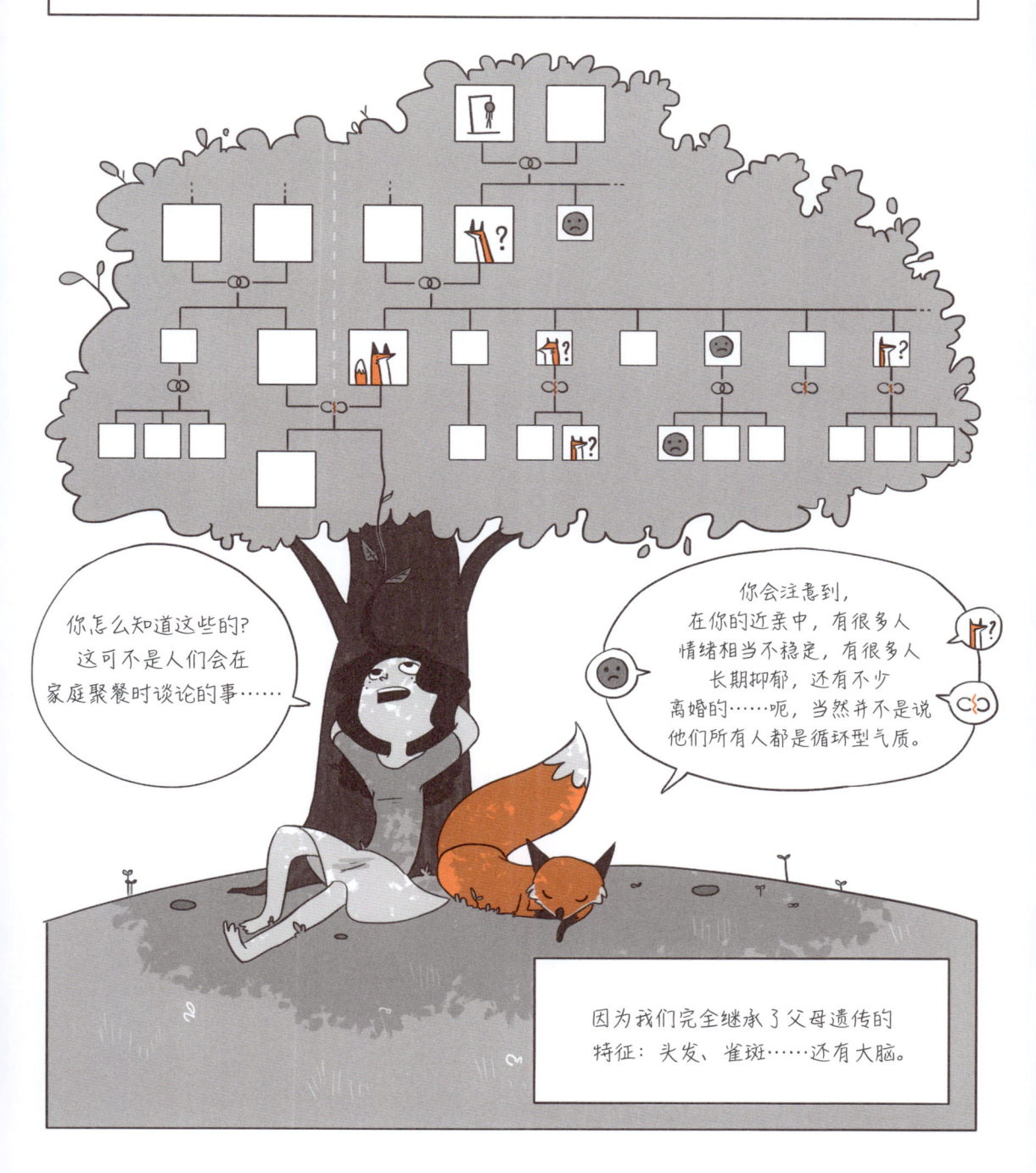

你怎么知道这些的？这可不是人们会在家庭聚餐时谈论的事……

你会注意到，在你的近亲中，有很多人情绪相当不稳定，有很多人长期抑郁，还有不少离婚的……呃，当然并不是说他们所有人都是循环型气质。

因为我们完全继承了父母遗传的特征：头发、雀斑……还有大脑。

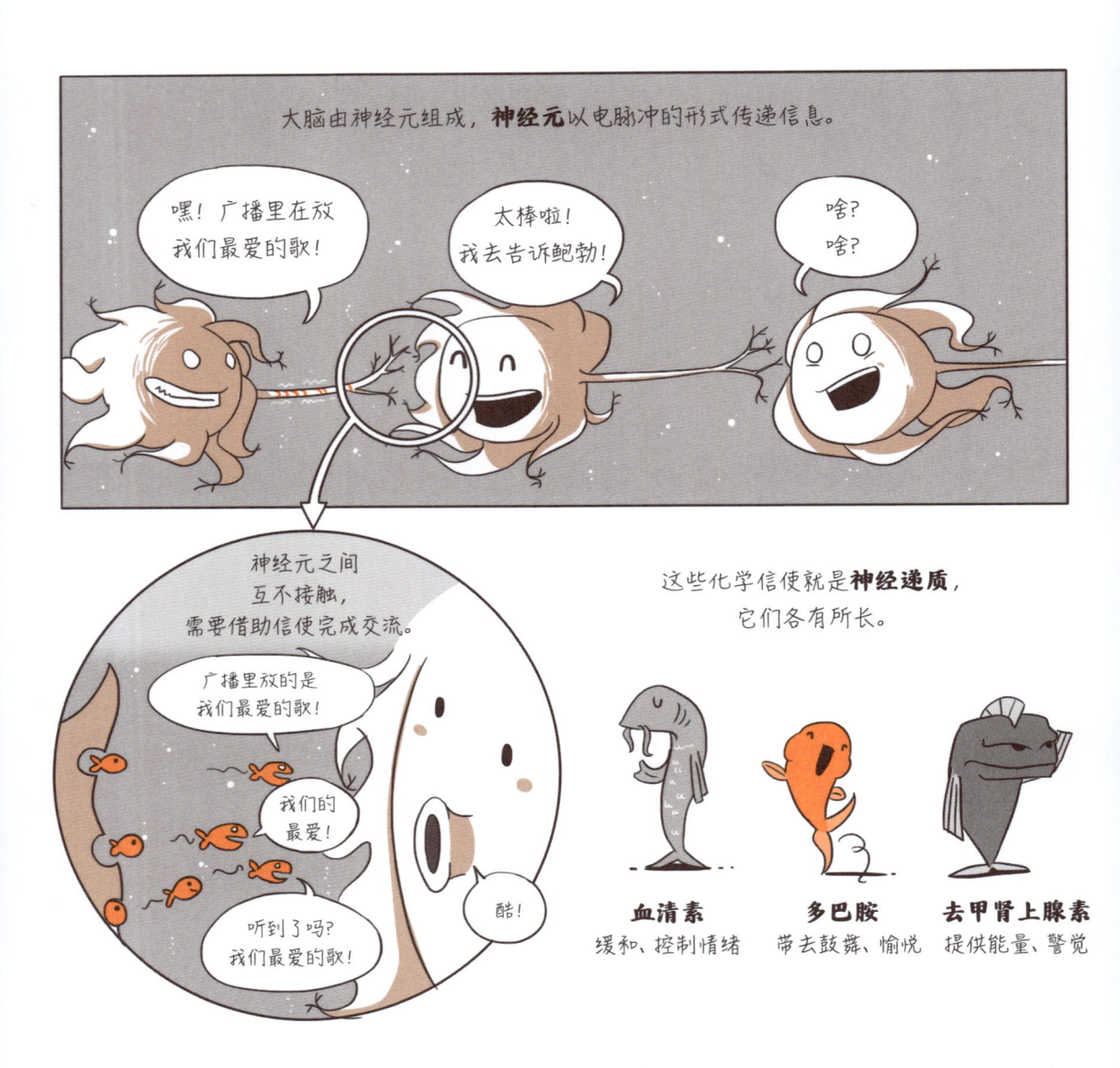

大脑由神经元组成，**神经元**以电脉冲的形式传递信息。

嘿！广播里在放我们最爱的歌！

太棒啦！我去告诉鲍勃！

啥？啥？

神经元之间互不接触，需要借助信使完成交流。

广播里放的是我们最爱的歌！

我们的最爱！

听到了吗？我们最爱的歌！

酷！

这些化学信使就是**神经递质**，它们各有所长。

血清素
缓和、控制情绪

多巴胺
带去鼓舞、愉悦

去甲肾上腺素
提供能量、警觉

但在循环型气质拥有者的身体里，神经递质的数量天生就**不稳定**：

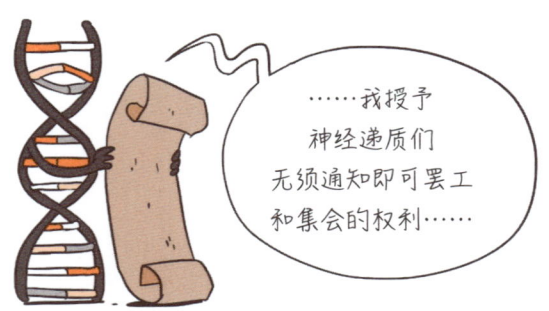

……我授予神经递质们无须通知即可罢工和集会的权利……

多巴胺的活动尤其不稳定，有些时候会异常兴奋……

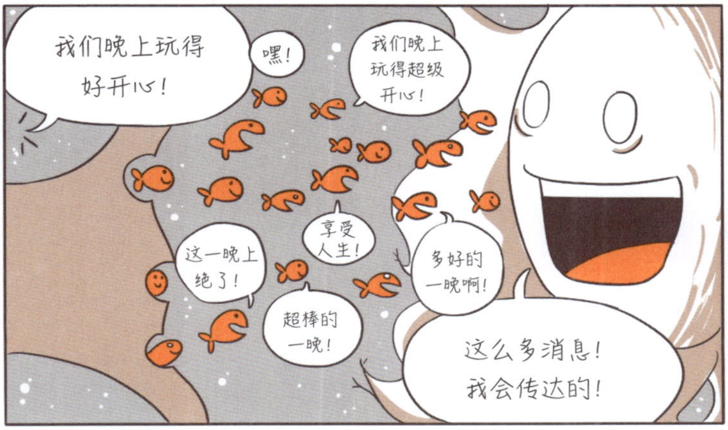

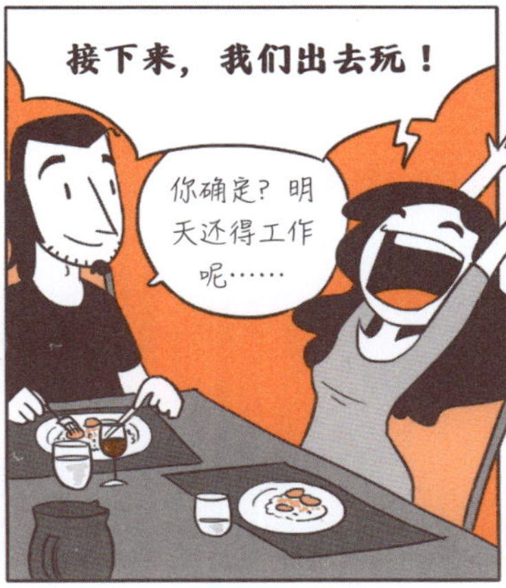

……而另一些时候完全消沉。

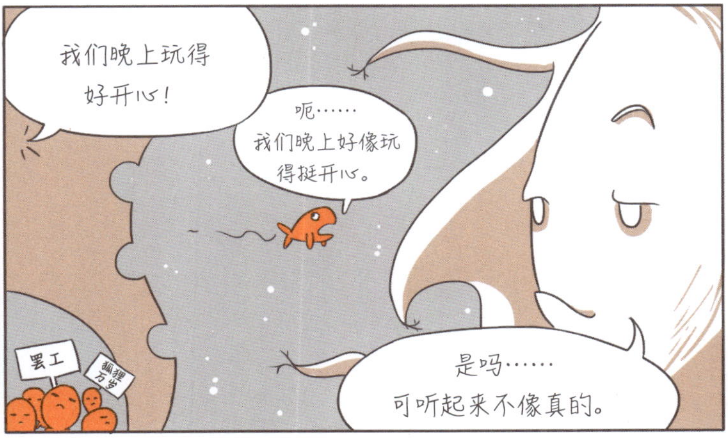

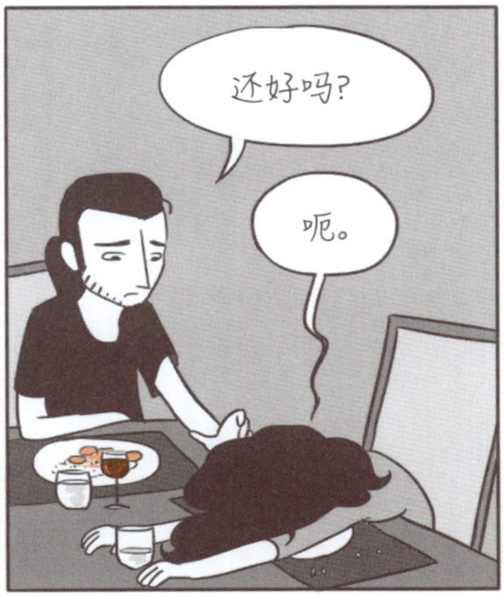

这种**特殊的大脑运行模式**正是循环型气质的特征，
它遗传自父母。

一开始，狐狸特别小，我们看不见它。

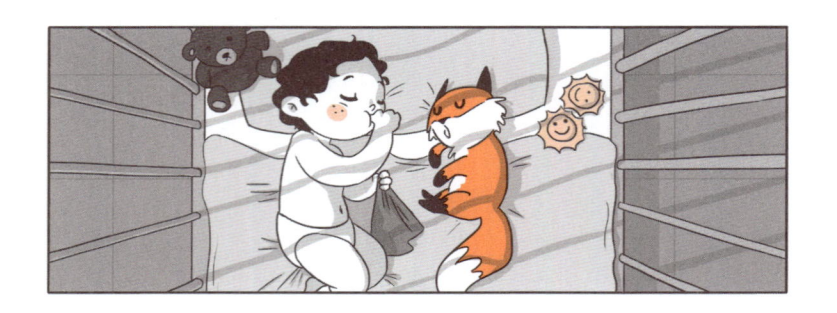

然后，它一点一点地长大……

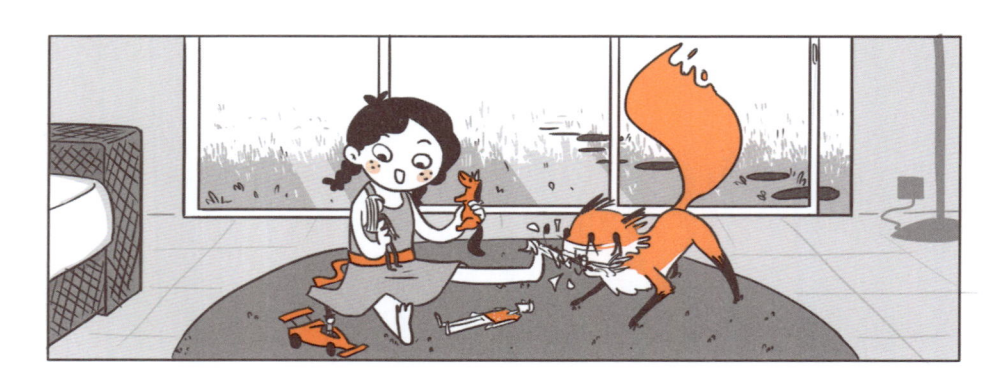

直到有一天，通常是在青春期结束的时候，它大到不容忽视。

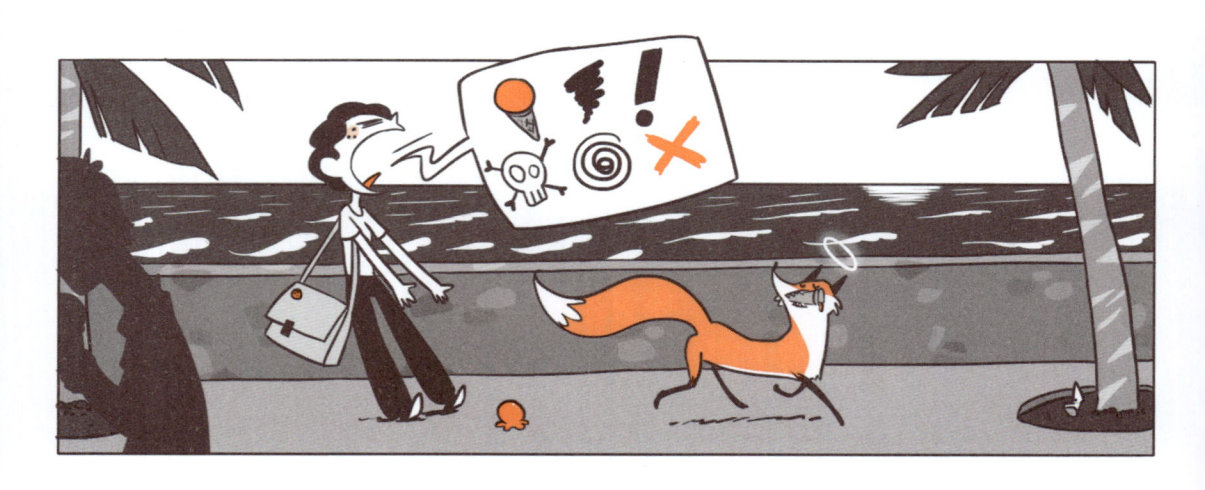

但是遗传并不能决定全部：
周围的一切都是狐狸的食粮。
只要环境不稳定，狐狸就会长胖！

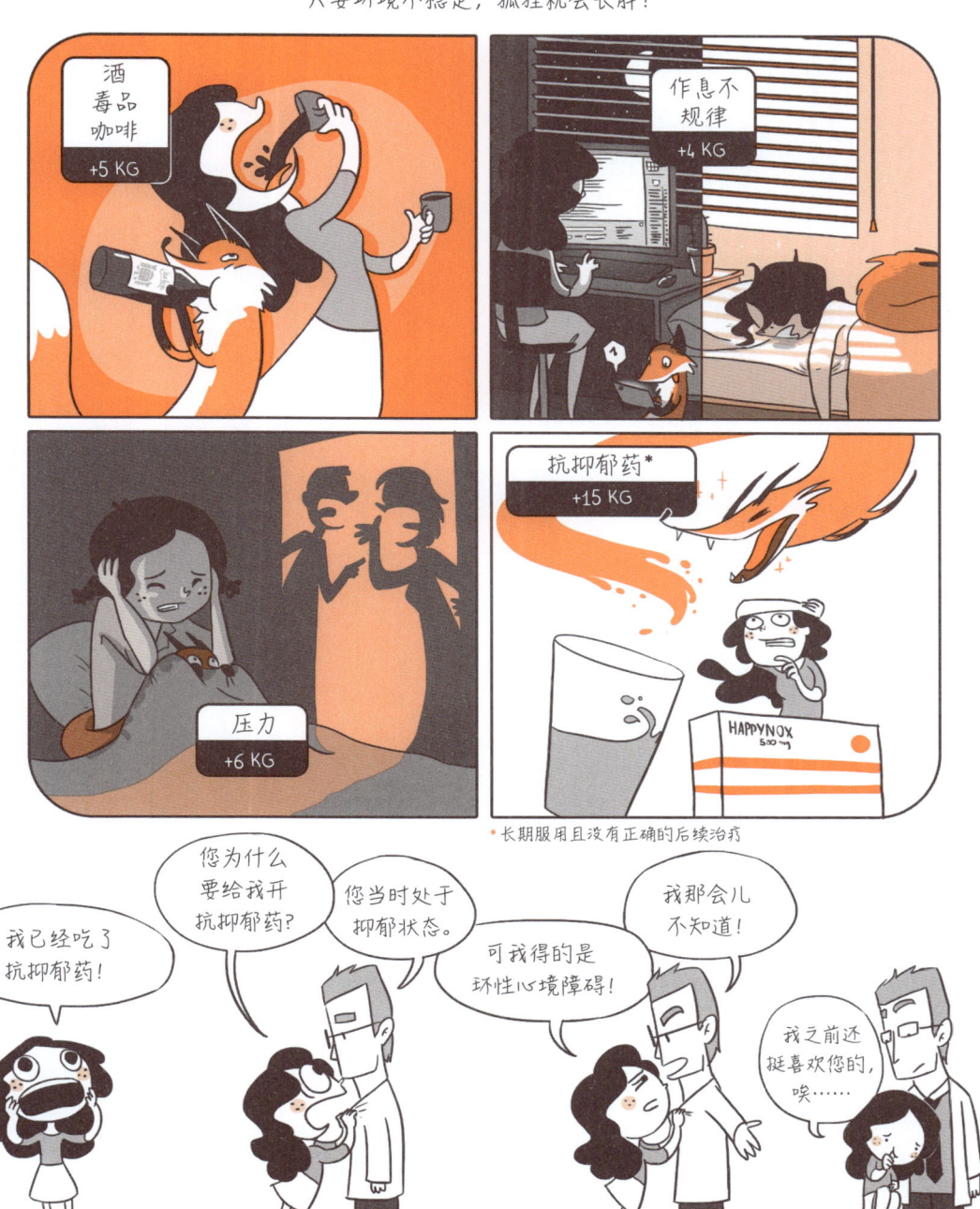

酒
毒品
咖啡
+5 KG

作息不
规律
+4 KG

压力
+6 KG

抗抑郁药*
+15 KG

*长期服用且没有正确的后续治疗

我已经吃了抗抑郁药！

您为什么要给我开抗抑郁药？

您当时处于抑郁状态。

可我得的是环性心境障碍！

我那会儿不知道！

我之前还挺喜欢您的，唉……

当狐狸长大到一定程度，它甚至有可能发展出

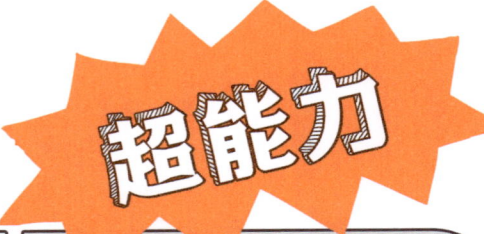

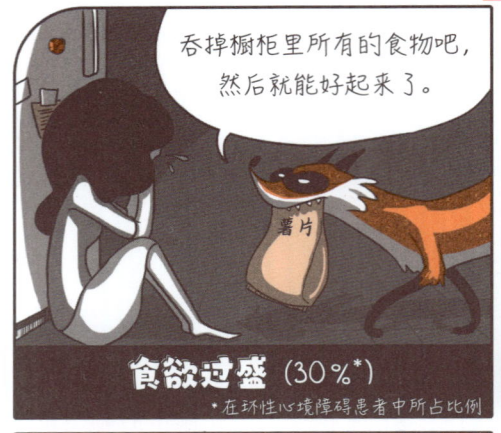

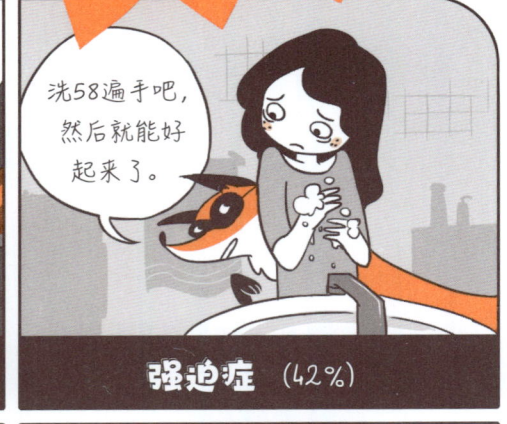

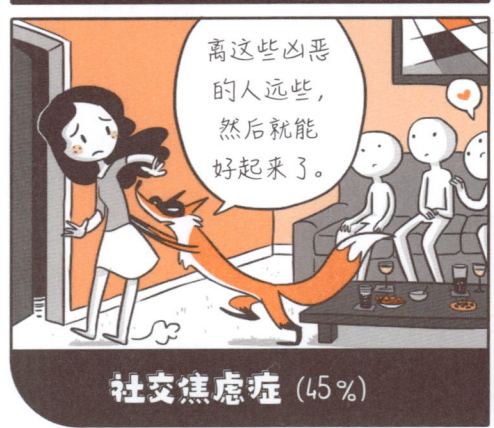

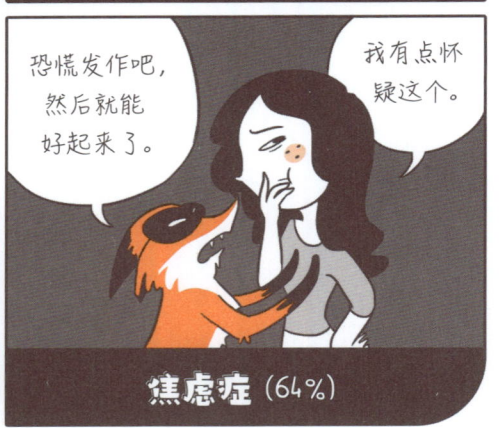

超能力

食欲过盛（30%*）
"吞掉橱柜里所有的食物吧，然后就能好起来了。"
*在环性心境障碍患者中所占比例

强迫症（42%）
"洗58遍手吧，然后就能好起来了。"

社交焦虑症（45%）
"离这些凶恶的人远些，然后就能好起来了。"

焦虑症（64%）
"恐慌发作吧，然后就能好起来了。"
"我有点怀疑这个。"

在这些症状的掩盖下，环性心境障碍更难诊断。

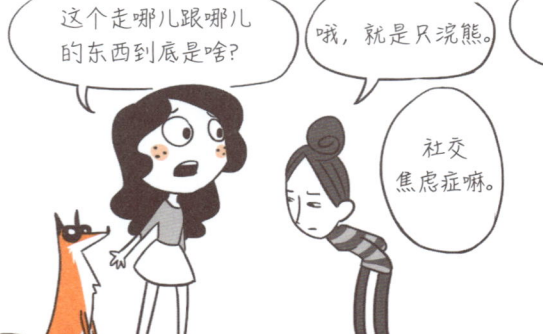

"这个走哪儿跟哪儿的东西到底是啥？"
"哦，就是只浣熊。"
"社交焦虑症嘛。"

"如果是浣熊它是不是太大了！"
"眼睛周围的黑色就是它的特征。"

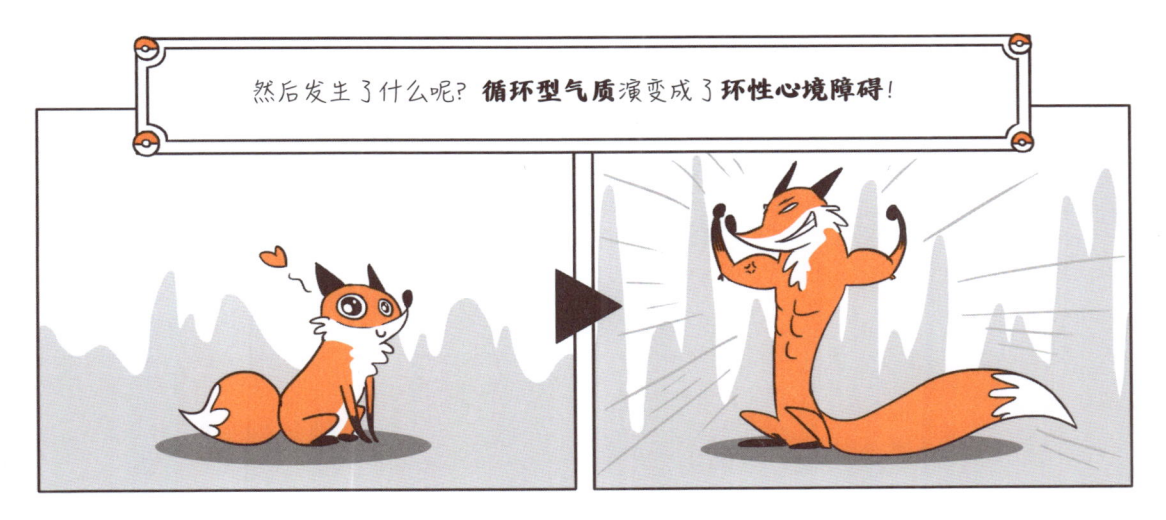

然后发生了什么呢？**循环型气质**演变成了**环性心境障碍**！

狐狸从此以后更强壮、更不稳定、更不受控制，
情绪波动会上扬得更高……也跌落得更低。

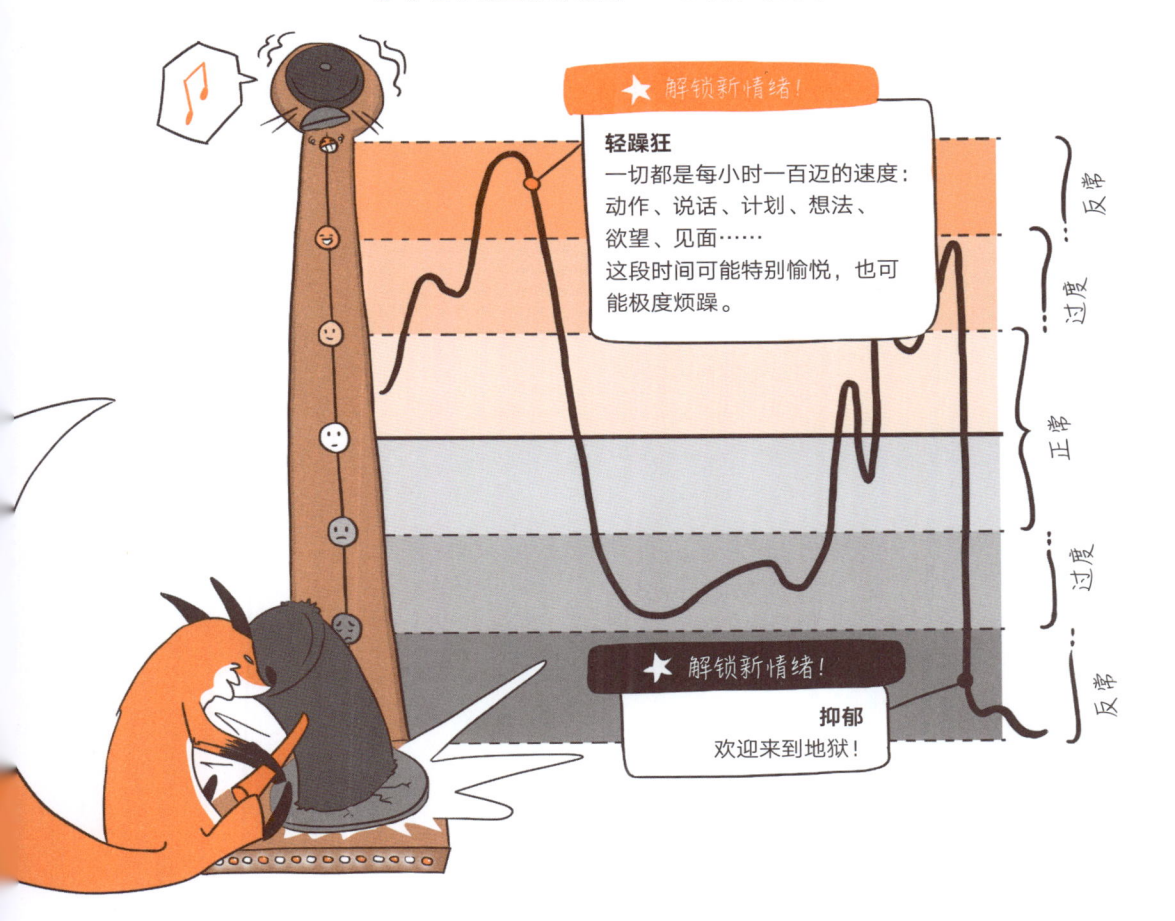

★ 解锁新情绪！

轻躁狂
一切都是每小时一百迈的速度：动作、说话、计划、想法、欲望、见面……
这段时间可能特别愉悦，也可能极度烦躁。

★ 解锁新情绪！

抑郁
欢迎来到地狱！

反常 / 过度 / 正常 / 过度 / 反常

恭喜您

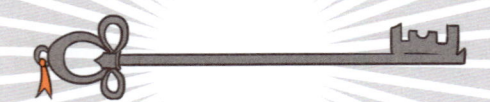

进入

躁郁症

神奇世界

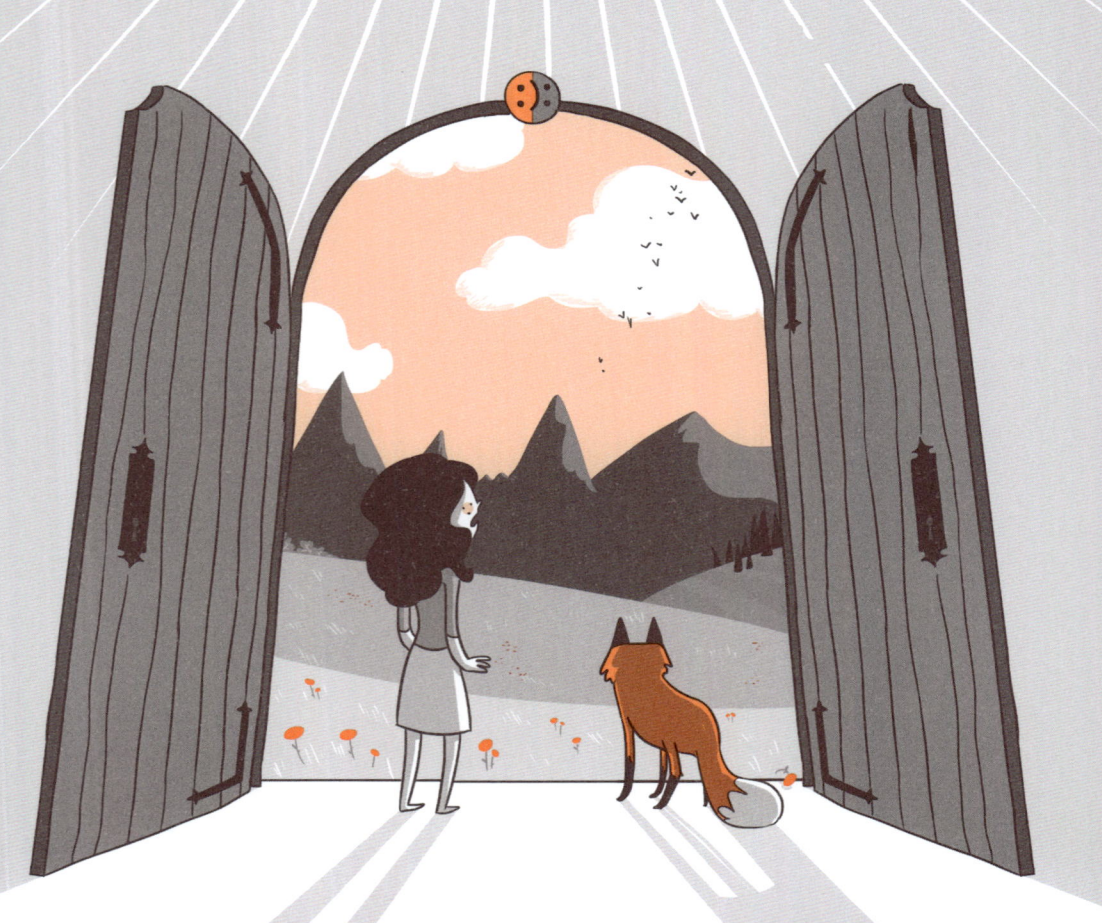

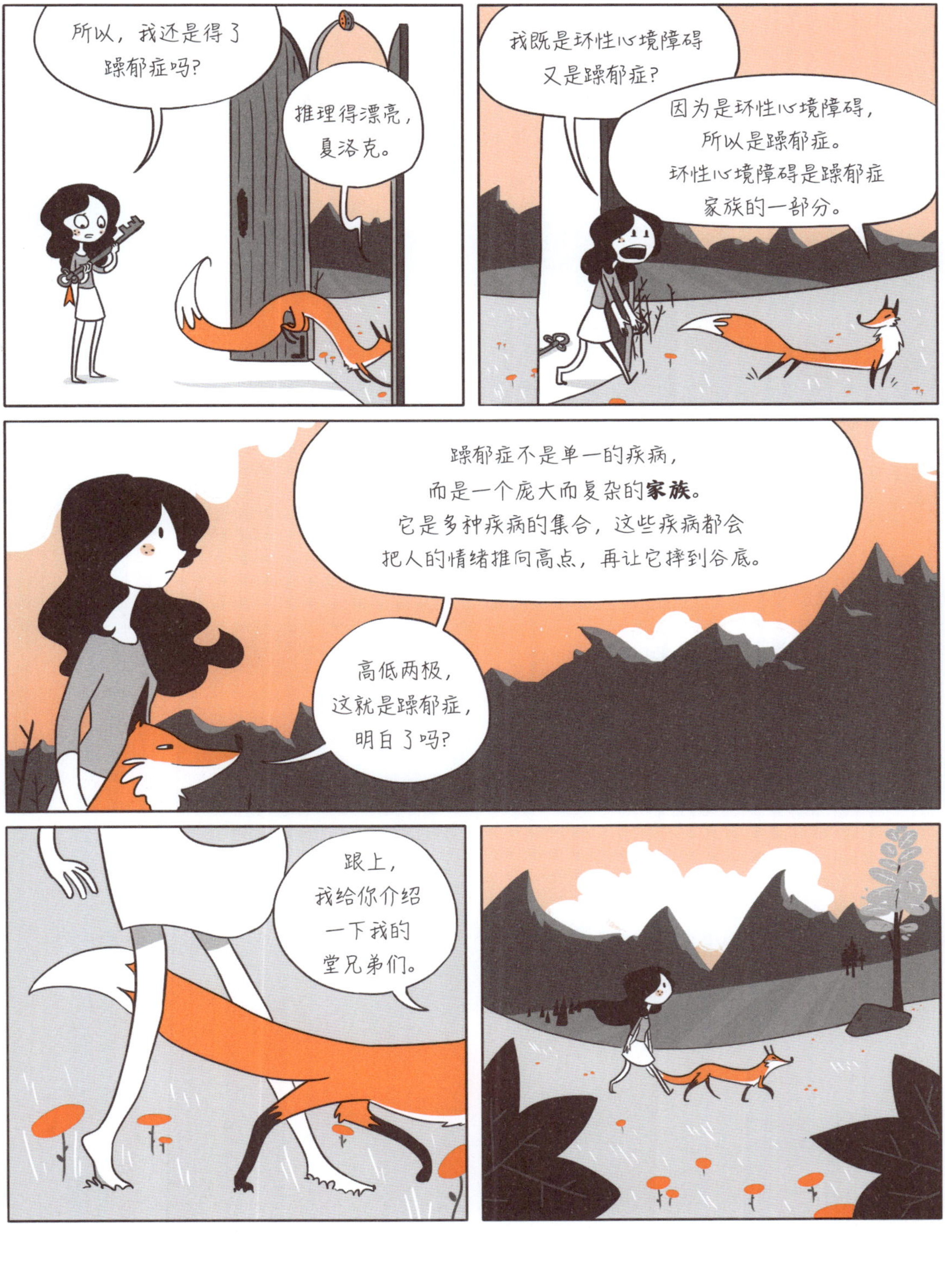
所以，我还是得了躁郁症吗？
推理得漂亮，夏洛克。
我既是环性心境障碍又是躁郁症？
因为是环性心境障碍，所以是躁郁症。环性心境障碍是躁郁症家族的一部分。
躁郁症不是单一的疾病，而是一个庞大而复杂的**家族**。它是多种疾病的集合，这些疾病都会把人的情绪推向高点，再让它摔到谷底。
高低两极，这就是躁郁症，明白了吗？
跟上，我给你介绍一下我的堂兄弟们。

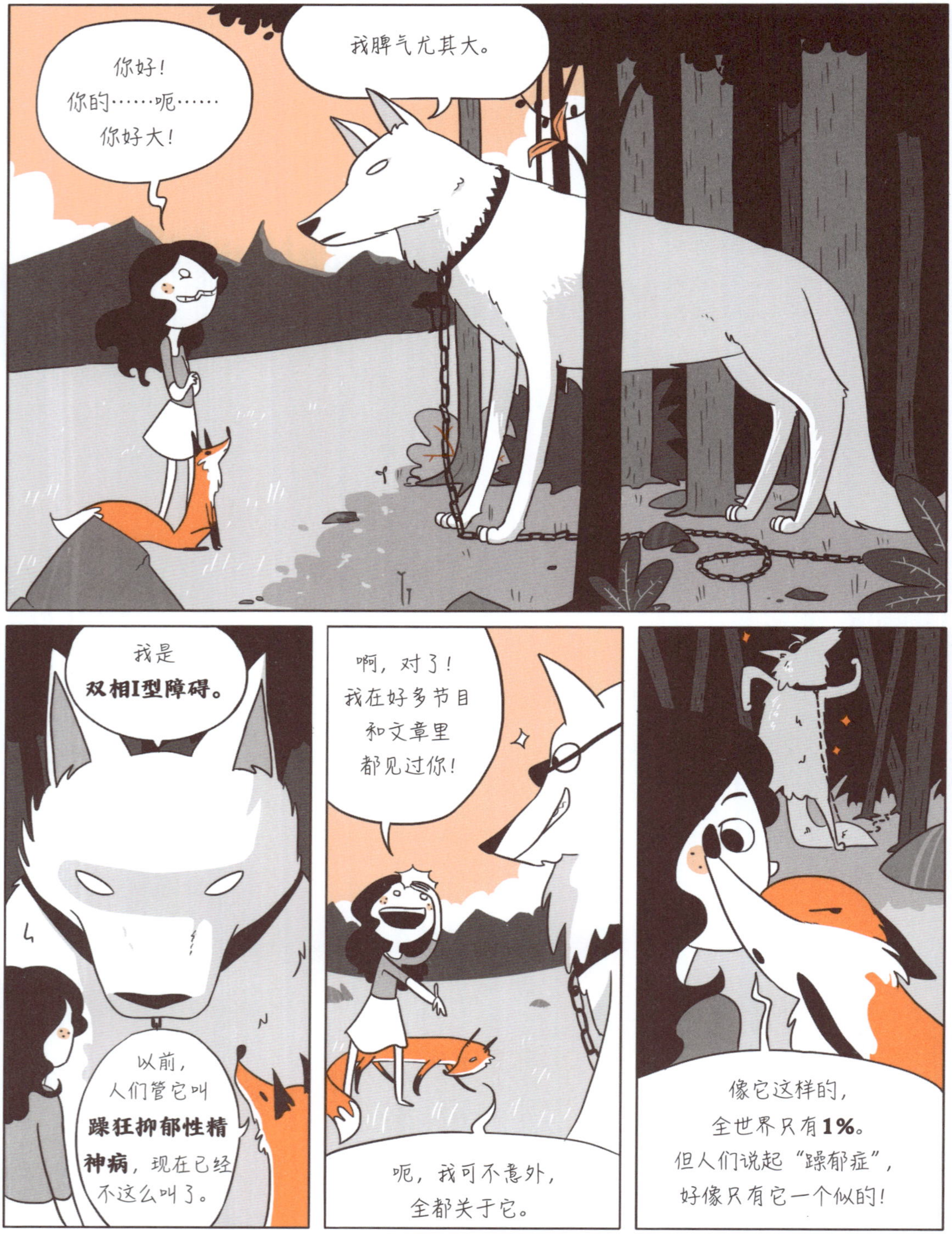
你好！
你的……呃……
你好大！
我脾气尤其大。
我是
双相I型障碍。
以前，
人们管它叫
躁狂抑郁性精神病，现在已经
不这么叫了。
啊，对了！
我在好多节目
和文章里
都见过你！
呃，我可不意外，
全都关于它。
像它这样的，
全世界只有**1%**。
但人们说起“躁郁症”，
好像只有它一个似的！

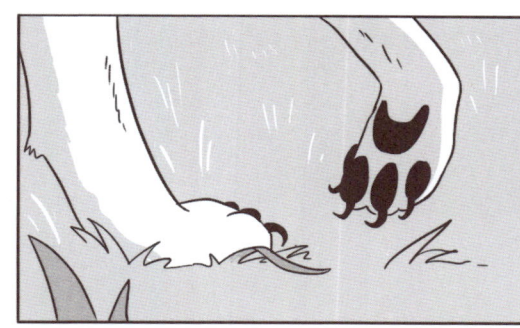

双相I型障碍并不像坏性心境障碍
那样不稳定且波动迅速:
它是一种强大的"生物",具有很强的破坏性。
它的发病期不是几天,而是几个月甚至几年。
它可以达到任何狐狸永远都
达不到的高度和强度。

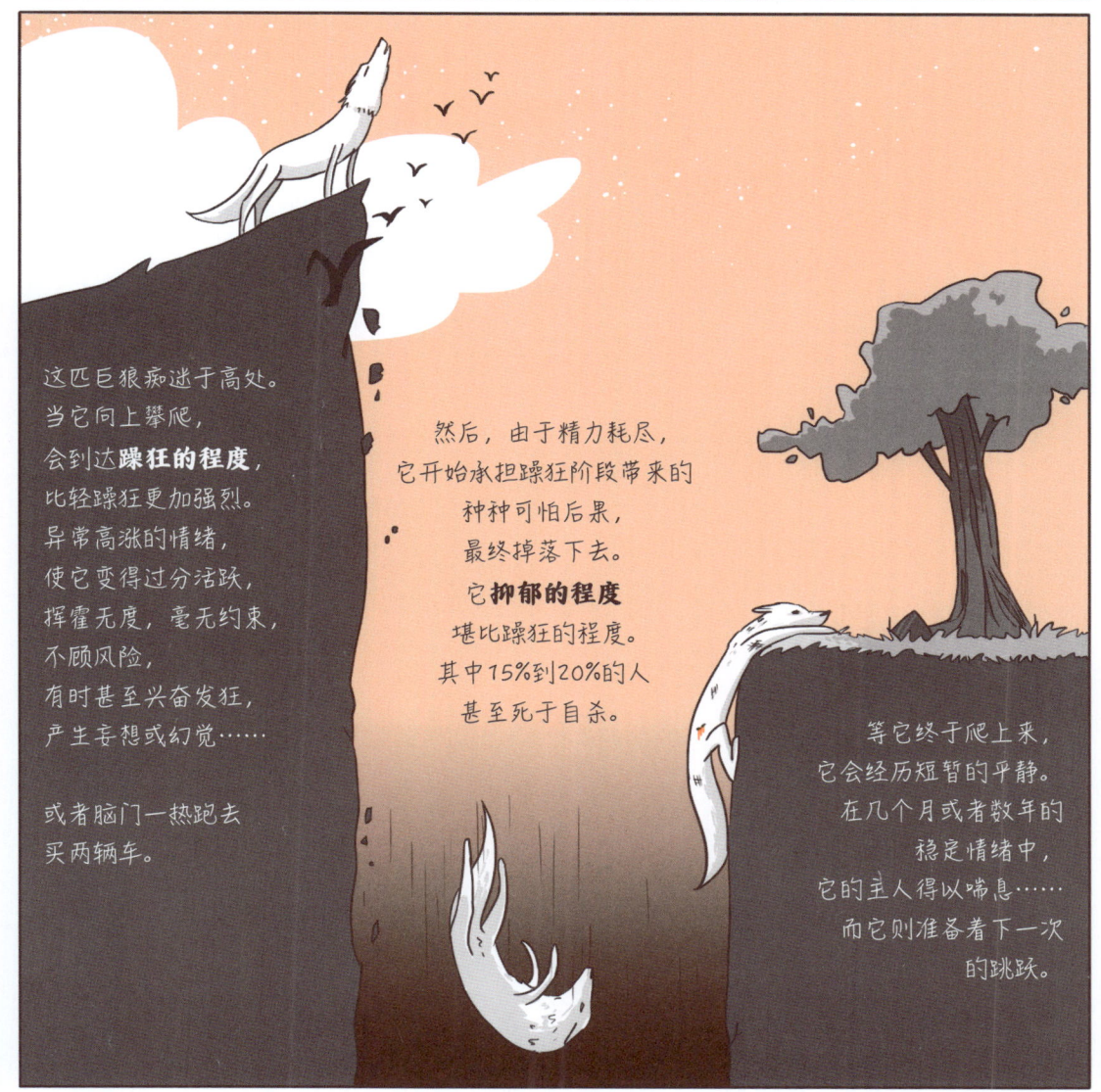

这匹巨狼痴迷于高处。
当它向上攀爬,
会到达躁狂的程度,
比轻躁狂更加强烈。
异常高涨的情绪,
使它变得过分活跃,
挥霍无度,毫无约束,
不顾风险,
有时甚至兴奋发狂,
产生妄想或幻觉……

或者脑门一热跑去
买两辆车。

然后,由于精力耗尽,
它开始承担躁狂阶段带来的
种种可怕后果,
最终掉落下去。
它抑郁的程度
堪比躁狂的程度。
其中15%到20%的人
甚至死于自杀。

等它终于爬上来,
它会经历短暂的平静。
在几个月或者数年的
稳定情绪中,
它的主人得以喘息……
而它则准备着下一次
的跳跃。

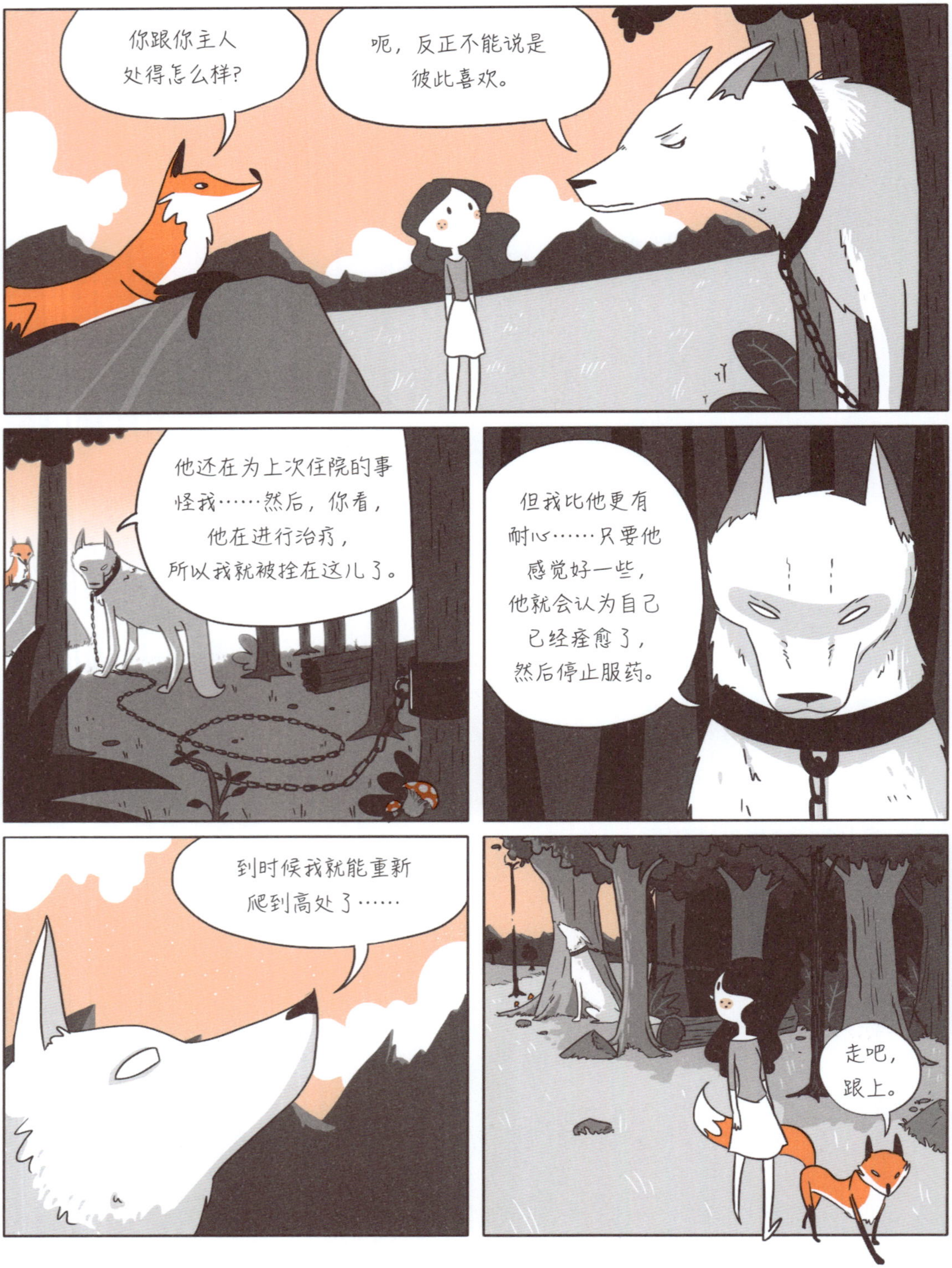
你跟你主人
处得怎么样?
呃，反正不能说是
彼此喜欢。
他还在为上次住院的事
怪我……然后，你看，
他在进行治疗，
所以我就被拴在这儿了。
但我比他更有
耐心……只要他
感觉好一些，
他就会认为自己
已经痊愈了，
然后停止服药。
到时候我就能重新
爬到高处了……
走吧，
跟上。

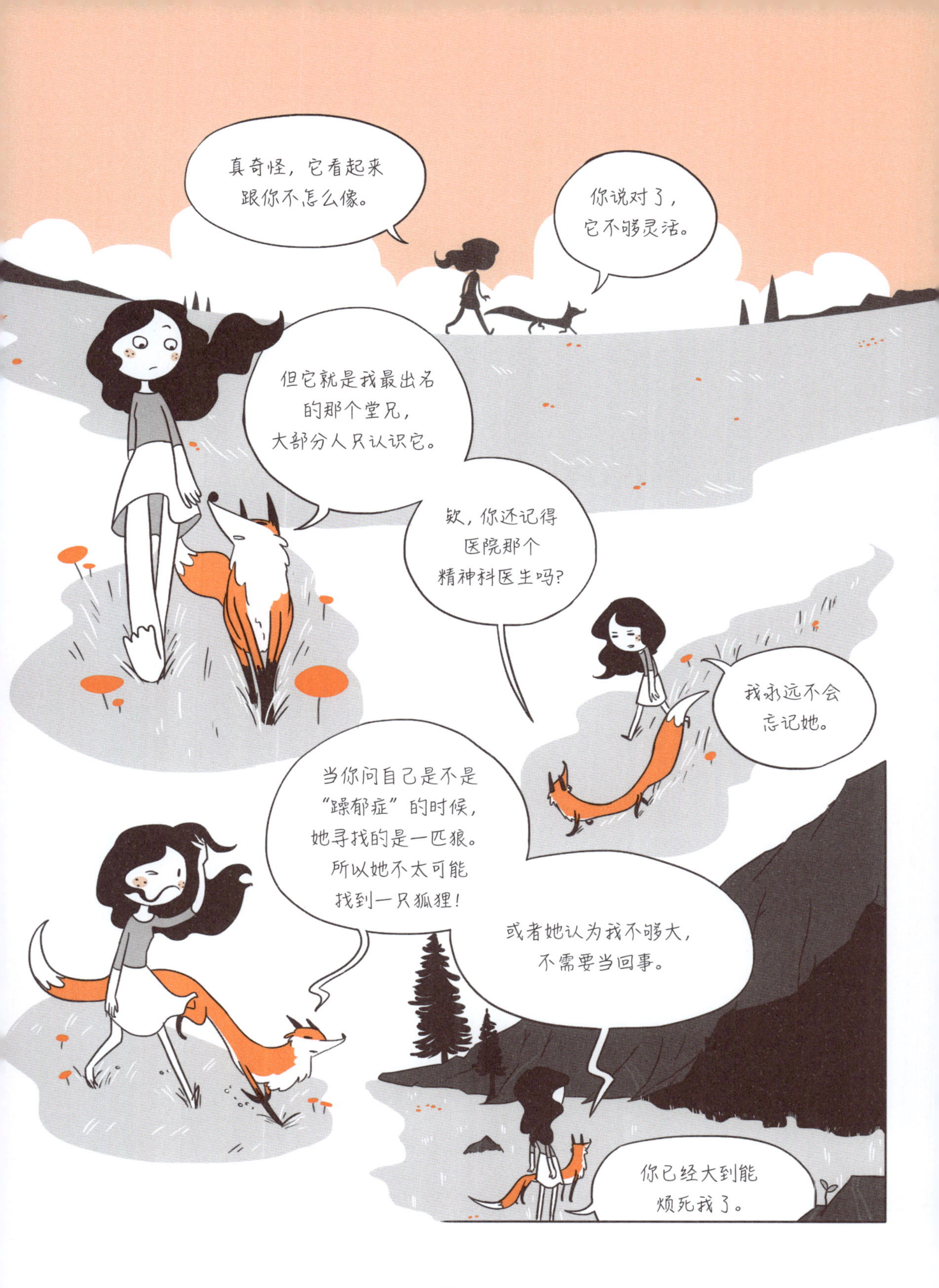
真奇怪，它看起来
跟你不怎么像。
你说对了，
它不够灵活。
但它就是我最出名
的那个堂兄，
大部分人只认识它。
欸，你还记得
医院那个
精神科医生吗？
我永远不会
忘记她。
当你问自己是不是
“躁郁症”的时候，
她寻找的是一匹狼。
所以她不太可能
找到一只狐狸！
或者她认为我不够大，
不需要当回事。
你已经大到能
烦死我了。

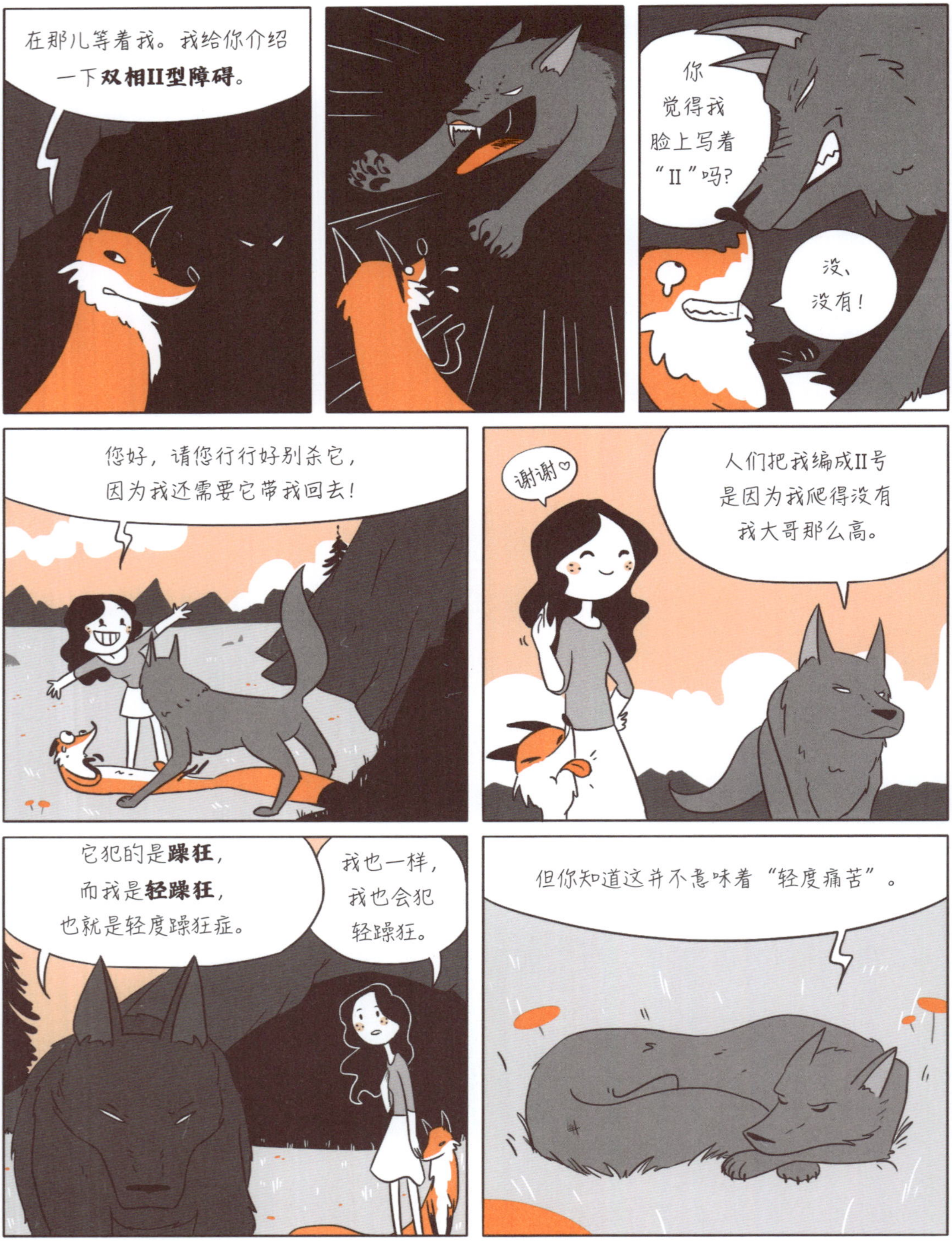
在那儿等着我。我给你介绍一下**双相II型障碍**。
你觉得我脸上写着“II”吗？
没、没有！
您好，请您行行好别杀它，因为我还需要它带我回去！
谢谢♡
人们把我编成II号是因为我爬得没有我大哥那么高。
它犯的是**躁狂**，而我是**轻躁狂**，也就是轻度躁狂症。
我也一样，我也会犯轻躁狂。
但你知道这并不意味着“轻度痛苦”。

根据分类的不同，躁郁症家族的范围是有变化的，但这三种类型始终占据主导地位：

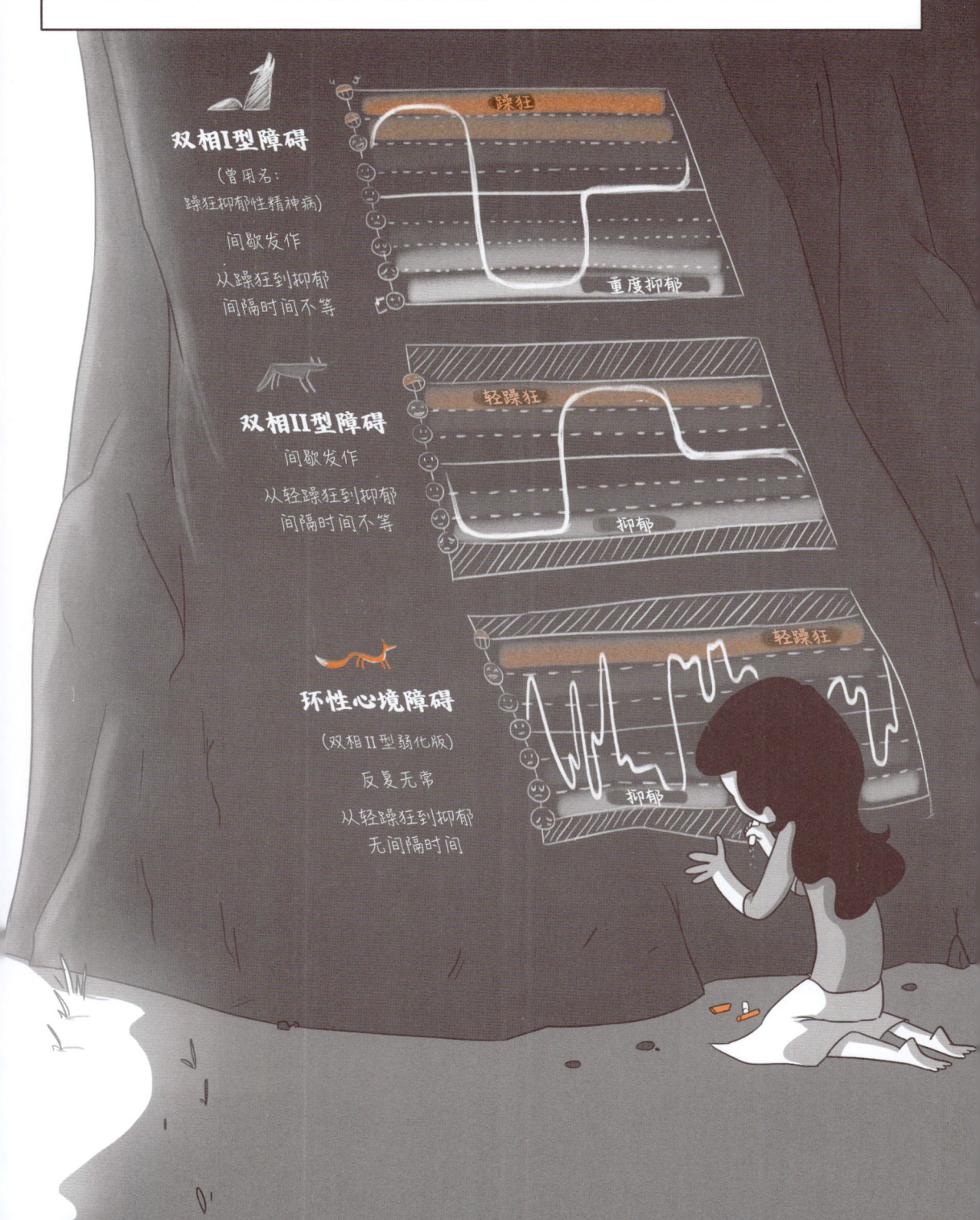

双相I型障碍

(曾用名：躁狂抑郁性精神病)

间歇发作

从躁狂到抑郁
间隔时间不等

躁狂

重度抑郁

双相II型障碍

间歇发作

从轻躁狂到抑郁
间隔时间不等

轻躁狂

抑郁

环性心境障碍

(双相II型弱化版)

反复无常

从轻躁狂到抑郁
无间隔时间

轻躁狂

抑郁

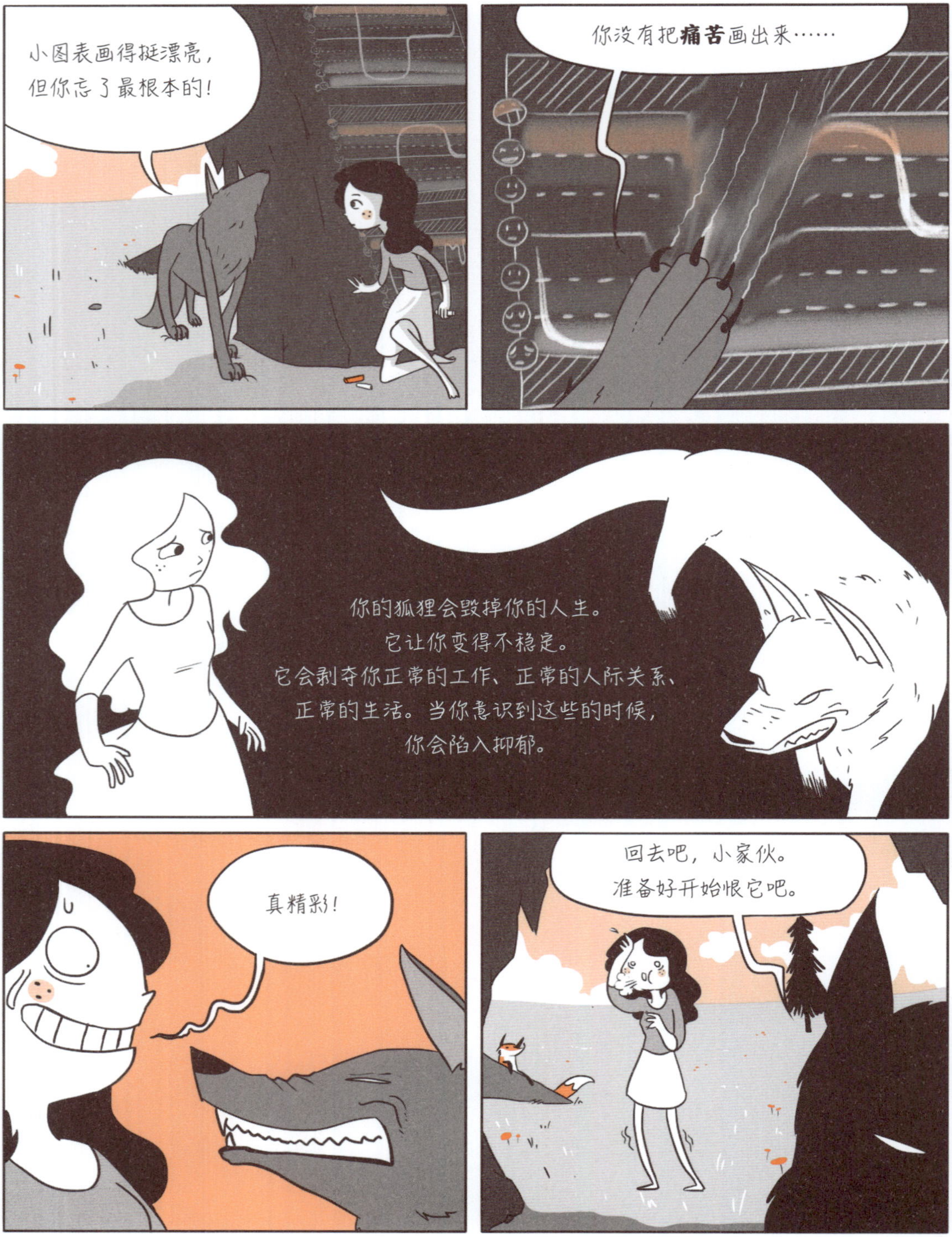

小图表画得挺漂亮，
但你忘了最根本的！
你没有把**痛苦**画出来……
你的狐狸会毁掉你的人生。
它让你变得不稳定。
它会剥夺你正常的工作、正常的人际关系、
正常的生活。当你意识到这些的时候，
你会陷入抑郁。
真精彩！
回去吧，小家伙。
准备好开始恨它吧。

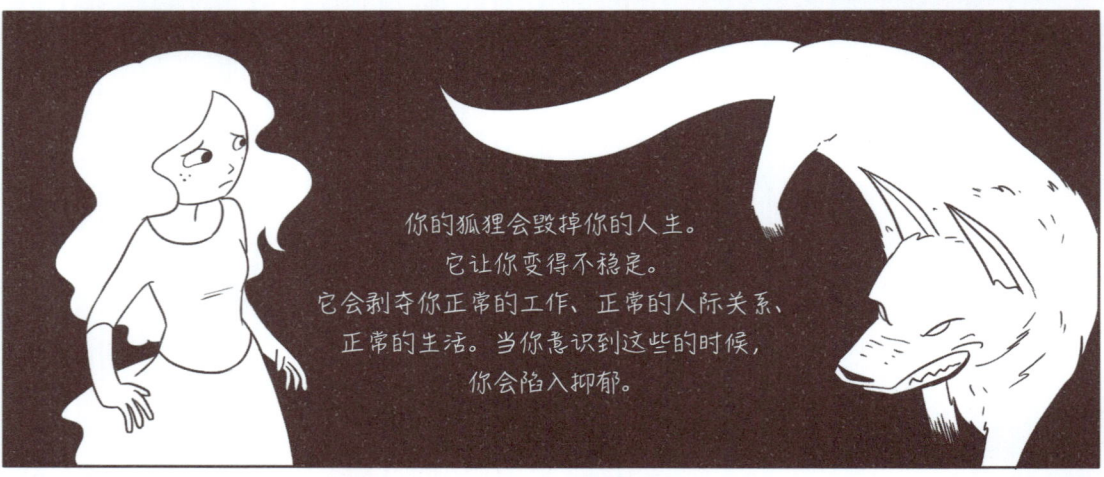

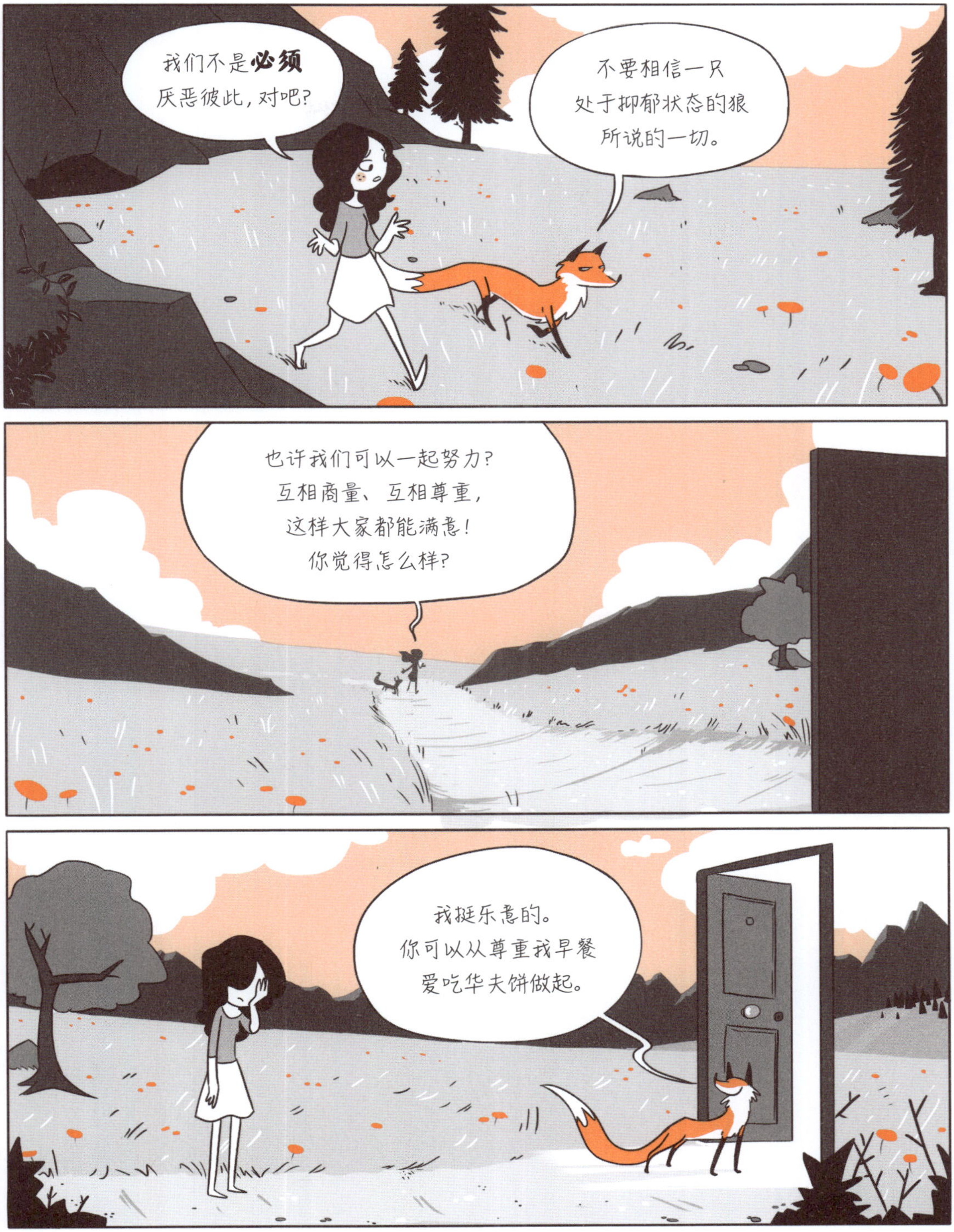
我们不是**必须**厌恶彼此，对吧？
不要相信一只处于抑郁状态的狼所说的一切。
也许我们可以一起努力？互相商量、互相尊重，这样大家都能满意！你觉得怎么样？
我挺乐意的。你可以从尊重我早餐爱吃华夫饼做起。

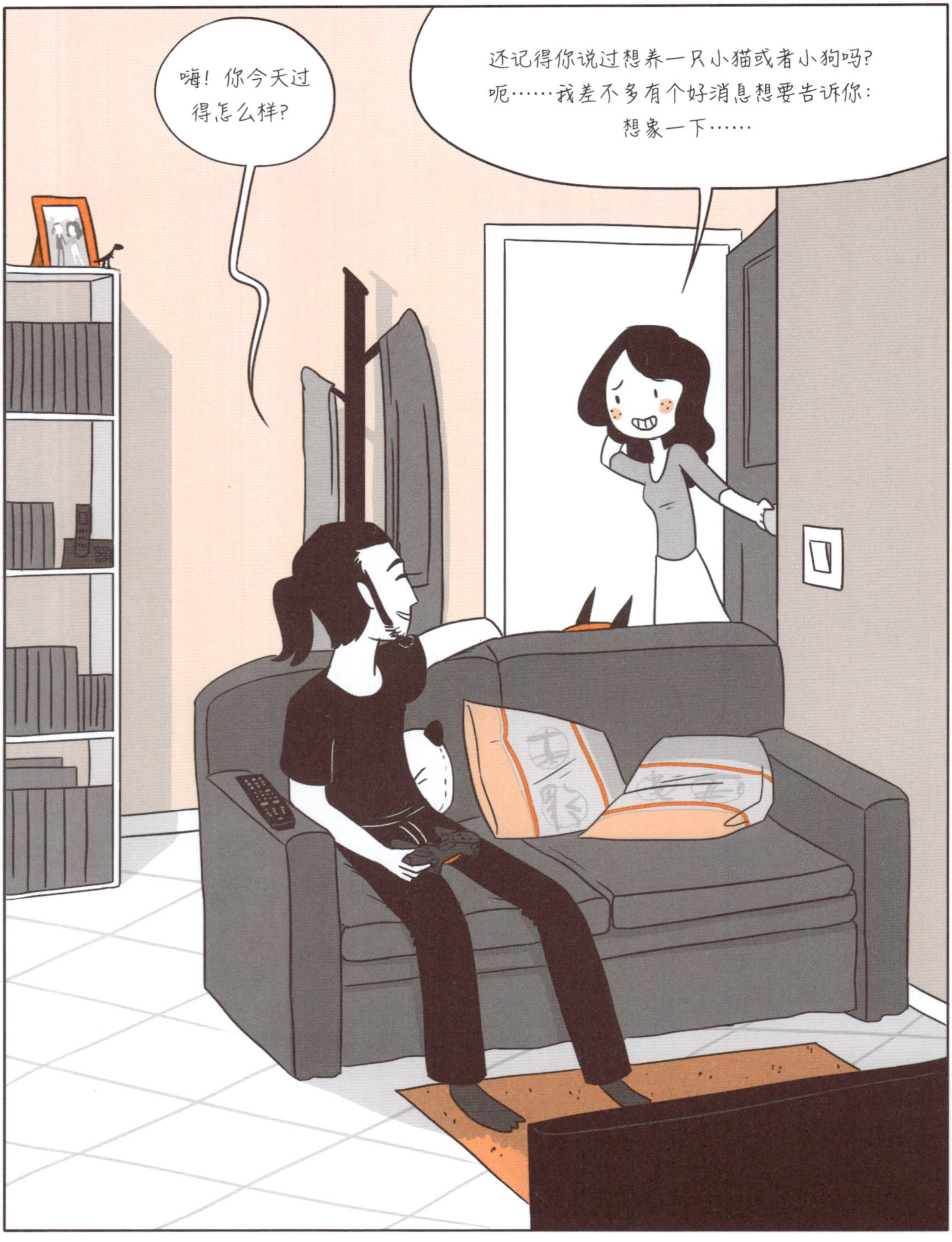
嗨！你今天过得怎么样？
还记得你说过想养一只小猫或者小狗吗？呃……我差不多有个好消息想要告诉你：想象一下……

> **亲爱的，我得的是环性心境障碍。**

他本可以用很多不同的方式做出反应：

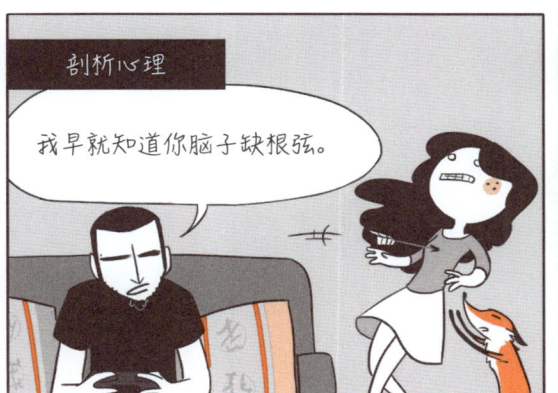

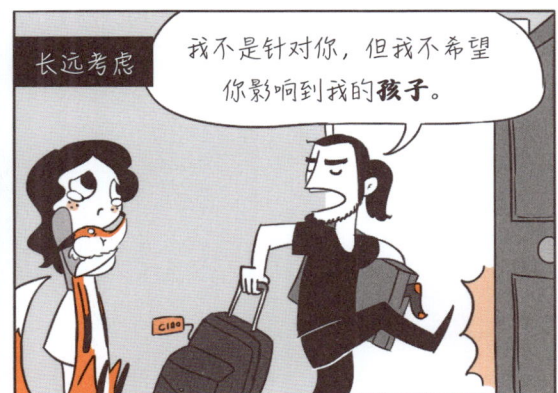

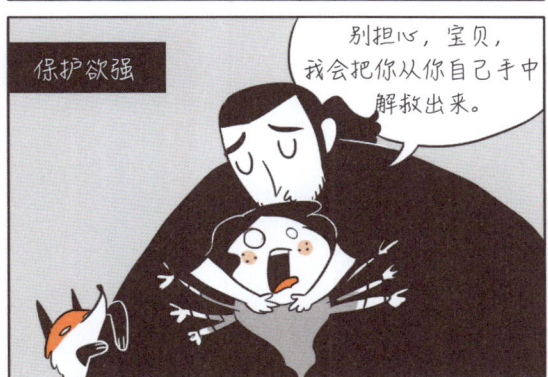

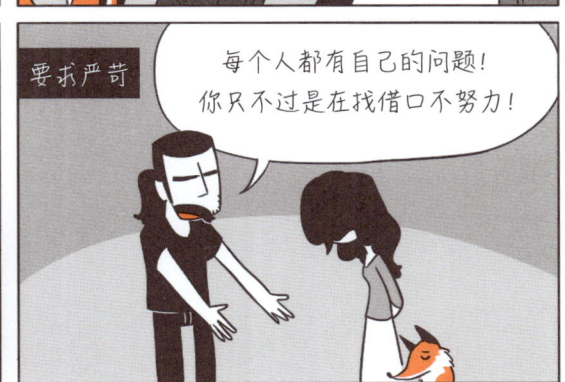

剖析心理
我早就知道你脑子缺根弦。

长远考虑
我不是针对你，但我不希望你影响到我的**孩子**。

保护欲强
别担心，宝贝，我会把你从你自己手中解救出来。

要求严苛
每个人都有自己的问题！你只不过是在找借口不努力！

但他没有，他只是说：

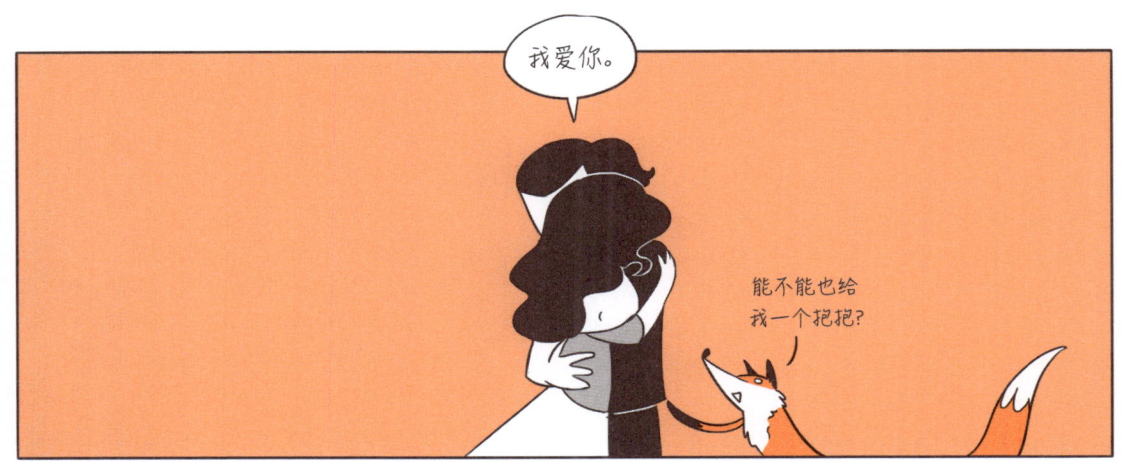

我爱你。

能不能也给我一个抱抱？

然后生活又恢复到以前的样子。

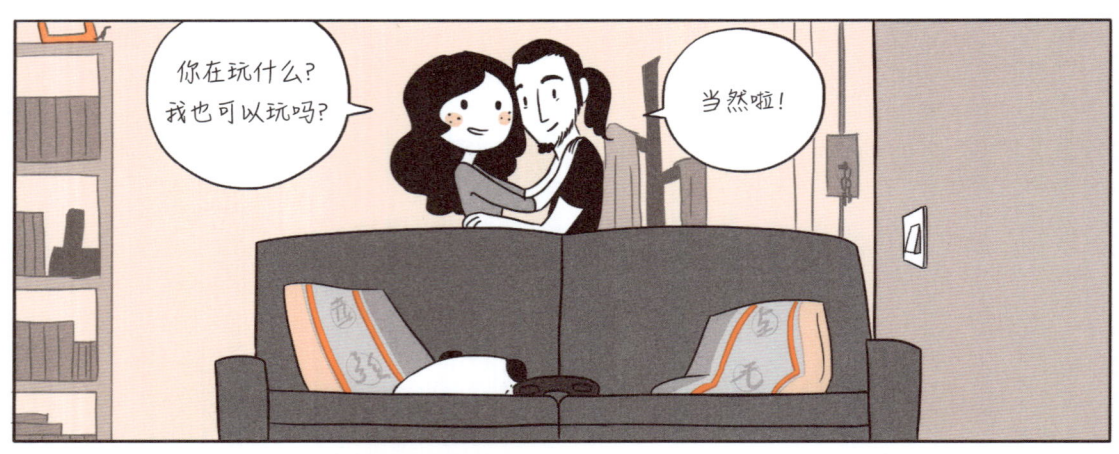

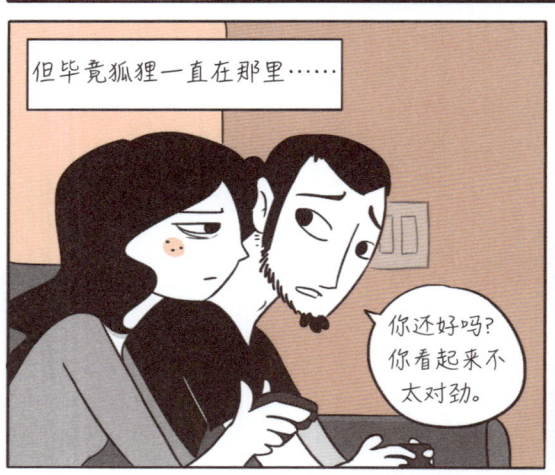

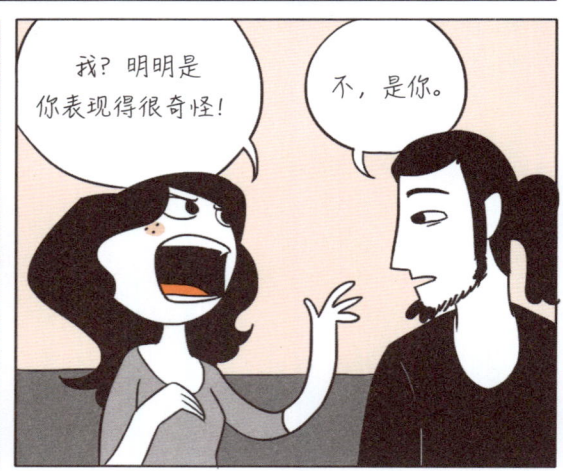

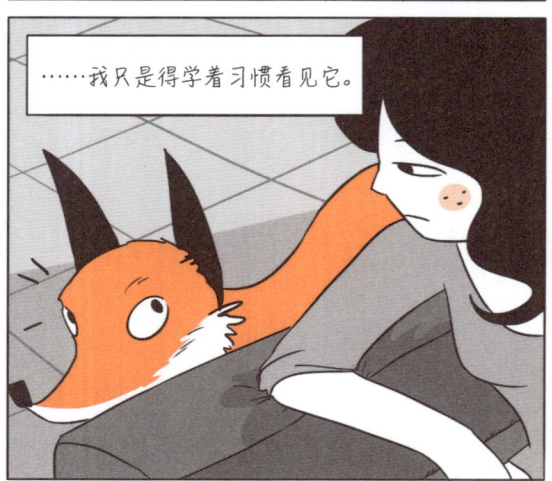

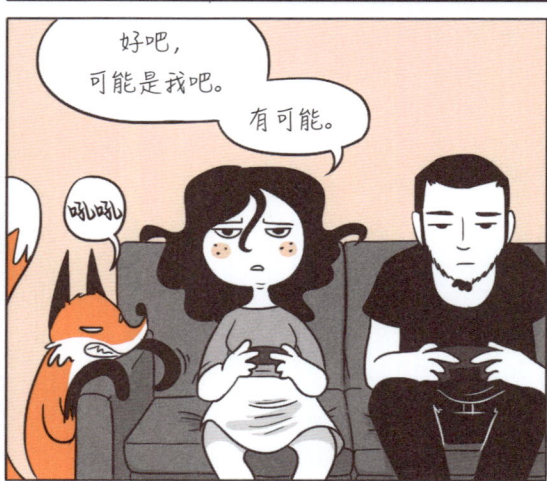

得知我**过度敏感**并不是多大的新鲜事。

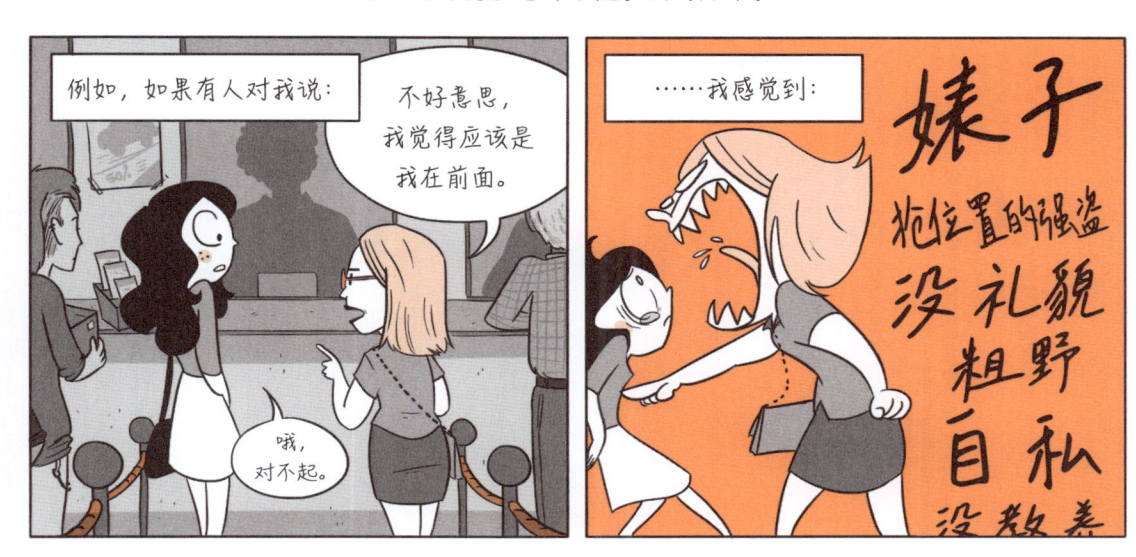

例如，如果有人对我说：

不好意思，我觉得应该是我在前面。

哦，对不起。

……我感觉到：

婊子
抢位置的强盗
没礼貌
粗野
自私
没教养

每个人都会对日常生活中的小起伏做出不同程度的反应。
过度敏感的人则会猛烈地感受到所有的情绪。

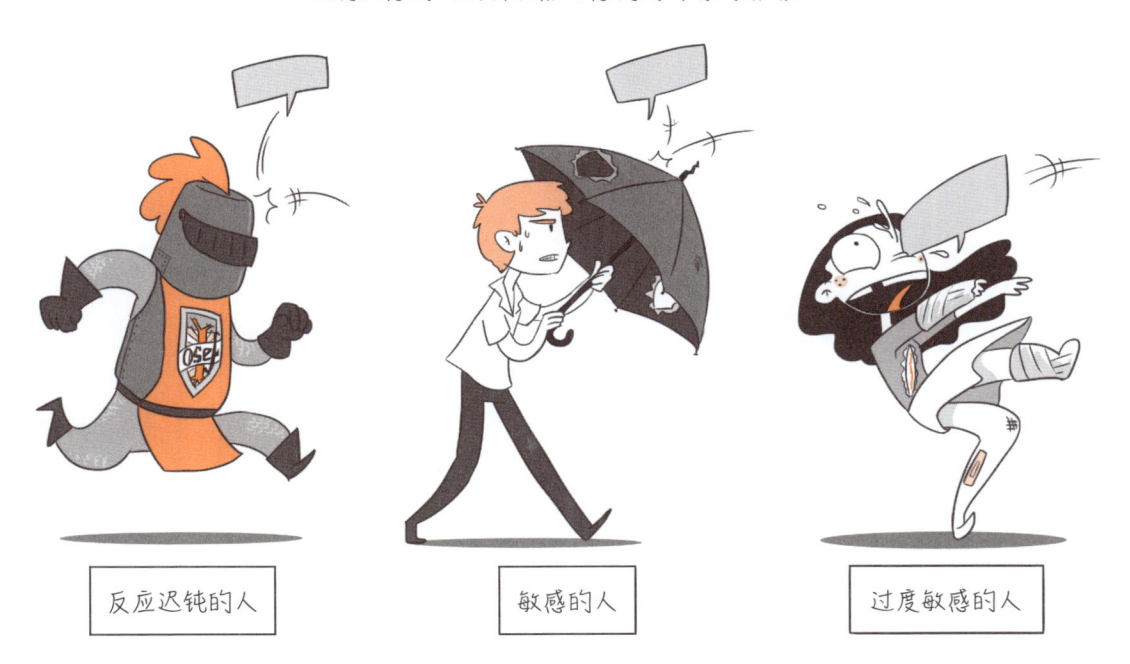

反应迟钝的人

敏感的人

过度敏感的人

但有很多过度敏感的人并不是环性心境障碍患者！

我又花了一些时间来观察我的情绪什么时候会**突然**转变。

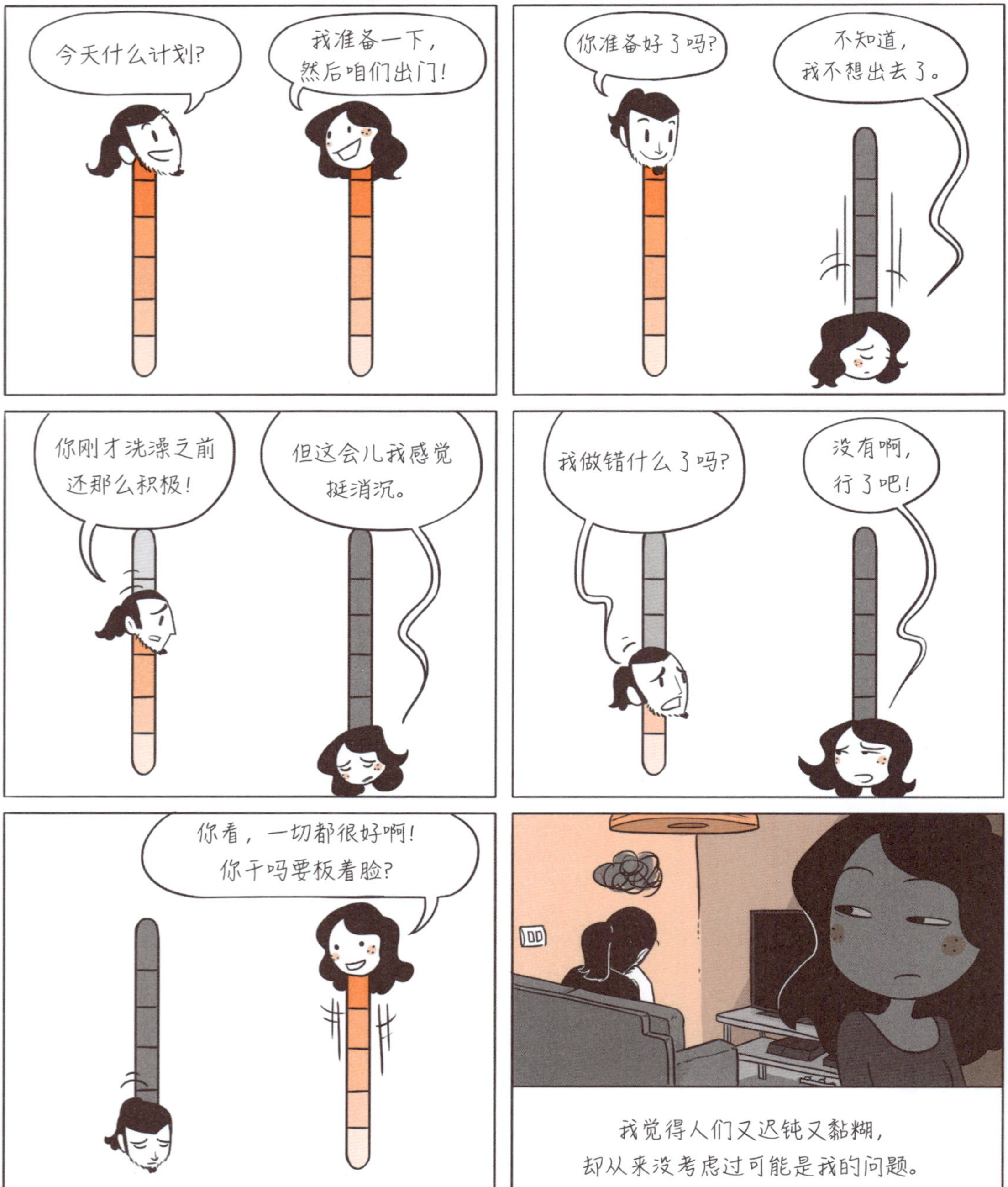

情绪紊乱是最难理解的：
情绪发生巨大的变化……却没有任何合理的理由。

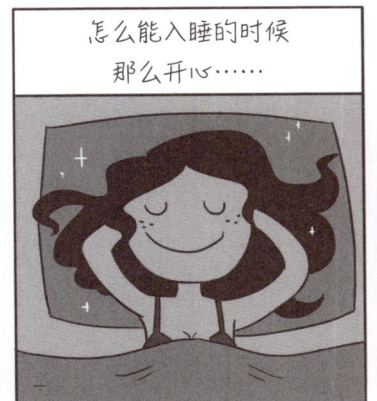

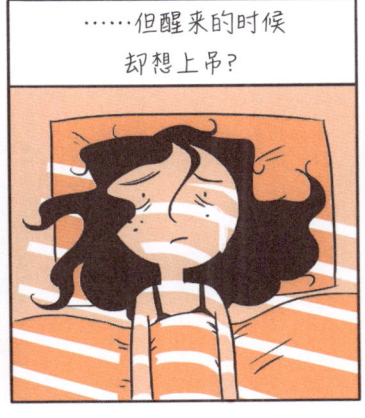

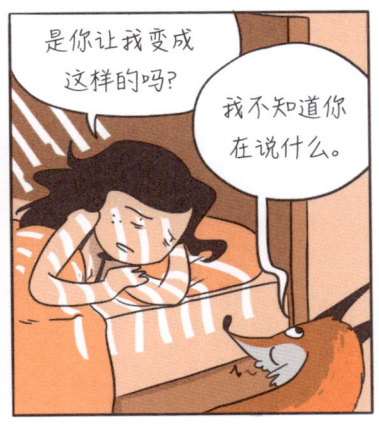

怎么能入睡的时候那么开心……

……但醒来的时候却想上吊？

是你让我变成这样的吗？

我不知道你在说什么。

好像每隔三天到一周，狐狸就会重新定义我的情绪基调。

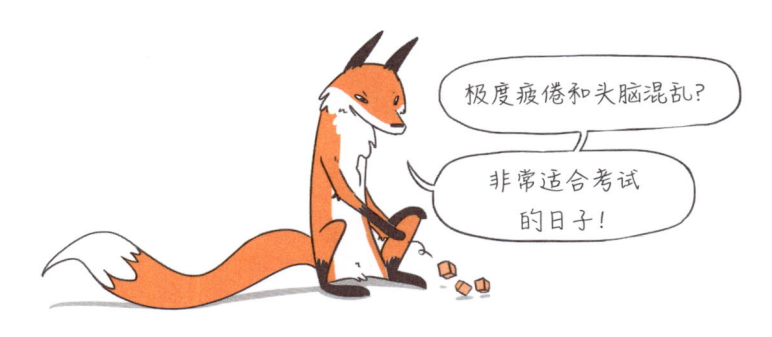

极度疲倦和头脑混乱？

非常适合考试的日子！

在这个过程中，它也扰乱了我的欲望、品味和能力。

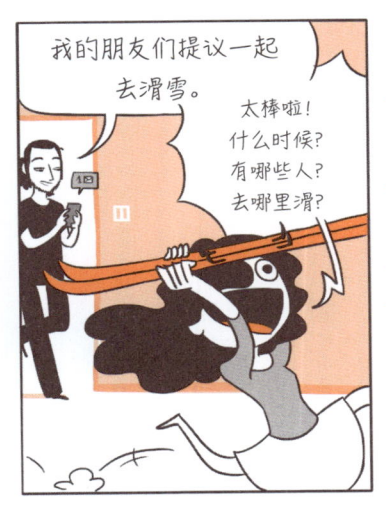

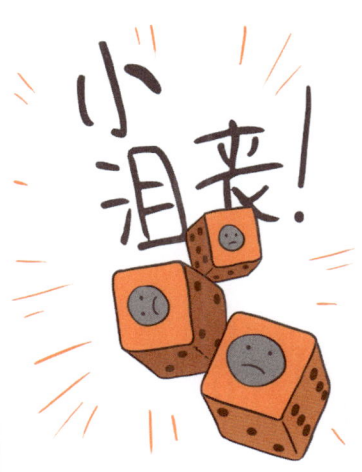

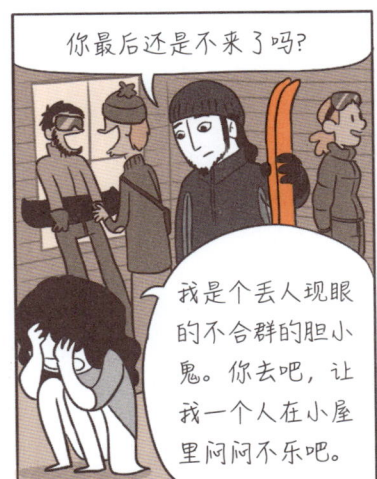

我的朋友们提议一起去滑雪。

太棒啦！什么时候？有哪些人？去哪里滑？

小泪丧！

你最后还是不来了吗？

我是个丢人现眼的不合群的胆小鬼。你去吧，让我一个人在小屋里闷闷不乐吧。

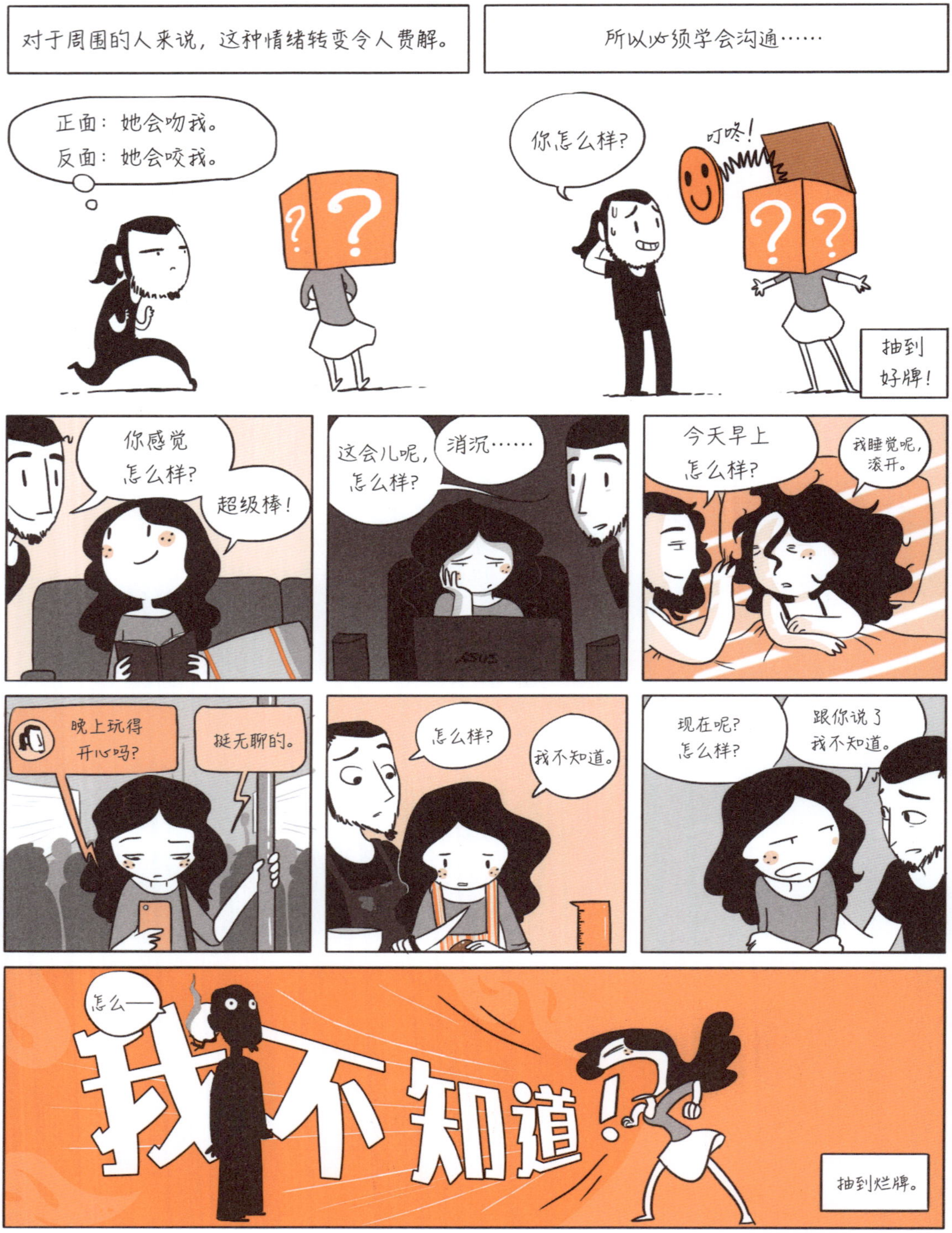

对于周围的人来说，这种情绪转变令人费解。
正面：她会吻我。
反面：她会咬我。
所以必须学会沟通……
你怎么样？
叮咚！
抽到好牌！
你感觉怎么样？
超级棒！
这会儿呢，怎么样？
消沉……
今天早上怎么样？
我睡觉呢，滚开。
晚上玩得开心吗？
挺无聊的。
怎么样？
我不知道。
现在呢？怎么样？
跟你说了我不知道。
怎么——
我不知道！
抽到烂牌。

与他人沟通并不容易，因为环性心境障碍会在三个层面上起作用：

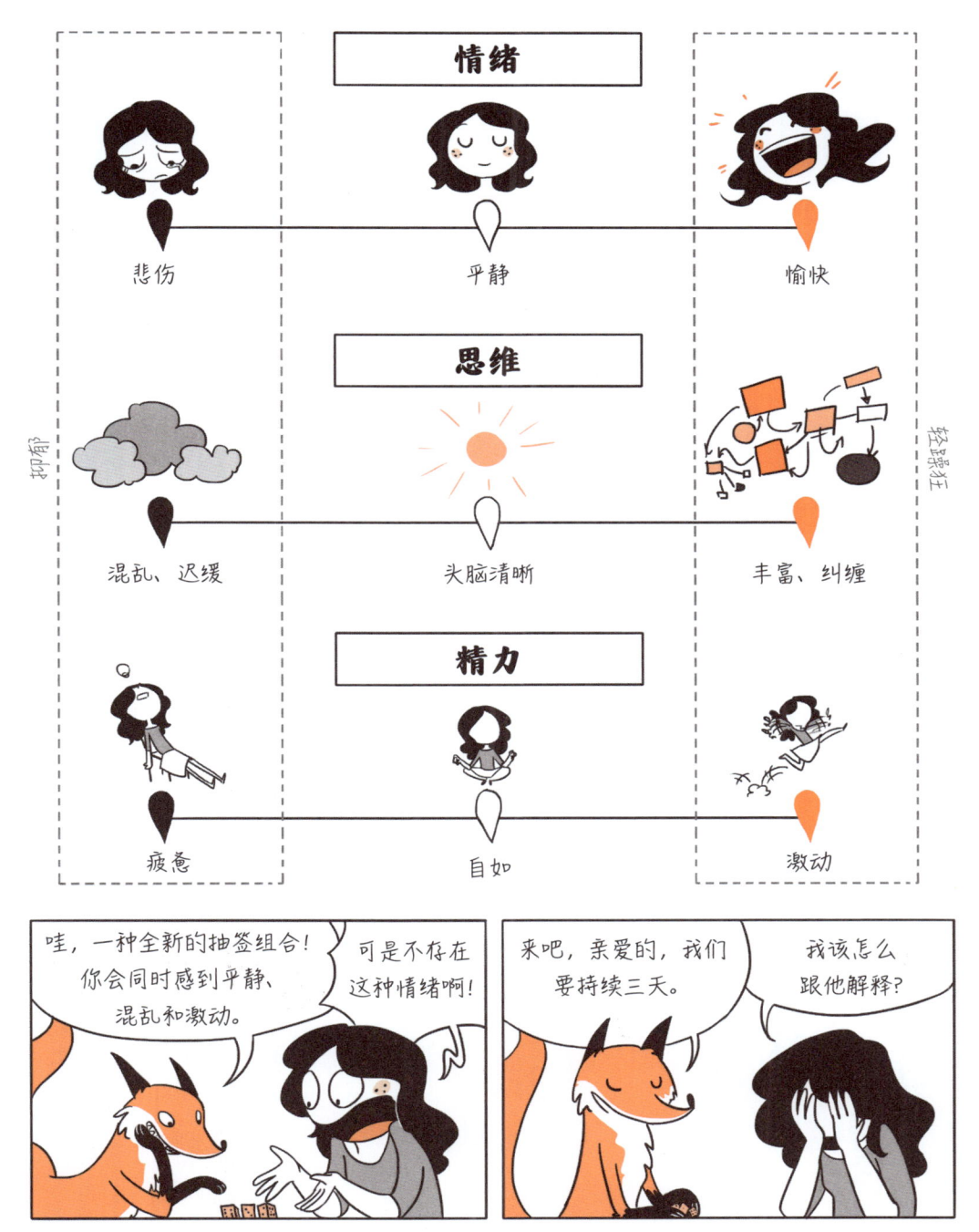

情绪

悲伤 —— 平静 —— 愉快

抑郁 ←   → 轻躁狂

思维

混乱、迟缓 —— 头脑清晰 —— 丰富、纠缠

精力

疲惫 —— 自如 —— 激动

哇，一种全新的抽签组合！你会同时感到平静、混乱和激动。

可是不存在这种情绪啊！

来吧，亲爱的，我们要持续三天。

我该怎么跟他解释？

医生将这些复杂而矛盾的情绪称为**混合状态**。

词汇表

收录本该有名字
却没有名字的混合状态

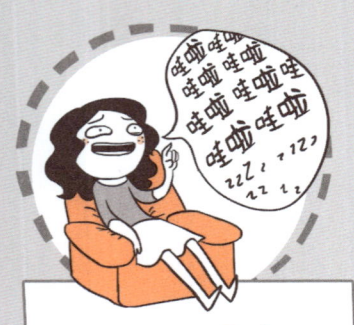

您有环性心境障碍或者您认识一位环性心境障碍的患者吗？这个格子是给您留的！

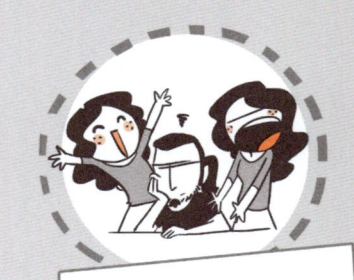

....
....
....

兴奋型疲惫

每小时一百个想法，
精神达到顶峰……
但是没有力气。

……或者说看起来酩酊大醉
但实际上滴酒未沾。

横行霸道

"我很高兴，我要对你
大喊大叫。"

建议：把这些精力花在不会打扰到任何人的个人活动上：运动、购物……

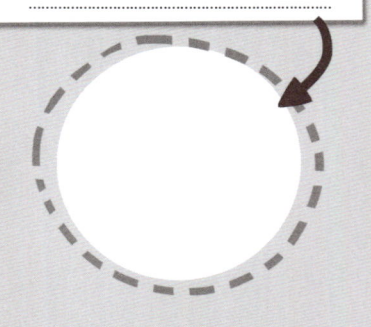

哭笑不得

（1）控制不住地
狂笑20秒；

（2）没有过渡，
紧接着号啕大哭20秒；

（3）重复这一操作，直到毁掉所有形式的社交生活。

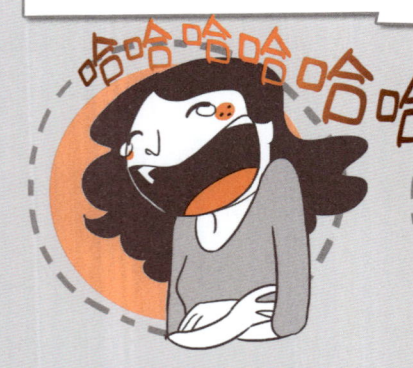

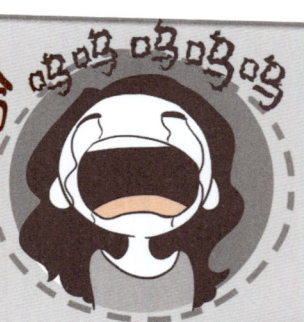

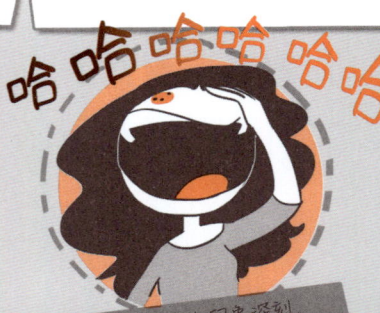

不管是经历还是旁观都令人印象深刻，
但实际上真的没什么大不了的！
深吸一口气，试着冷静下来。

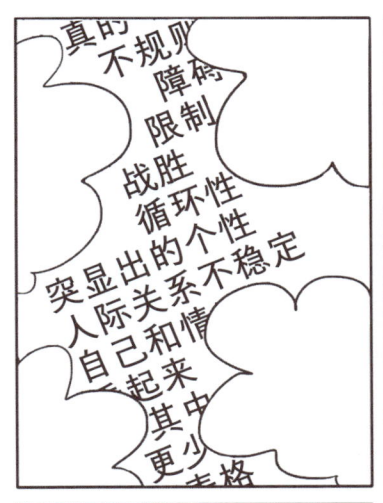

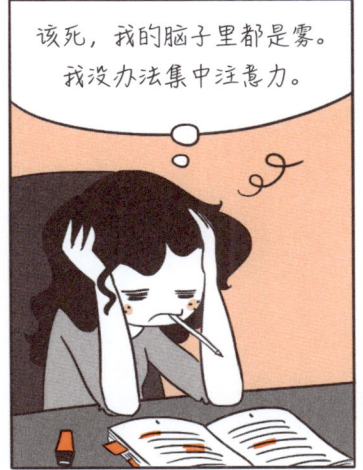

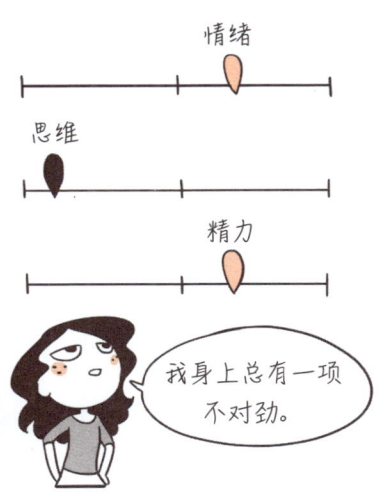

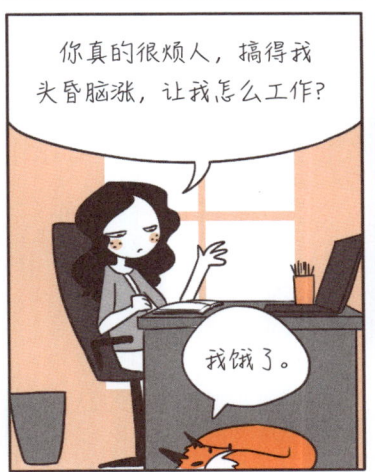

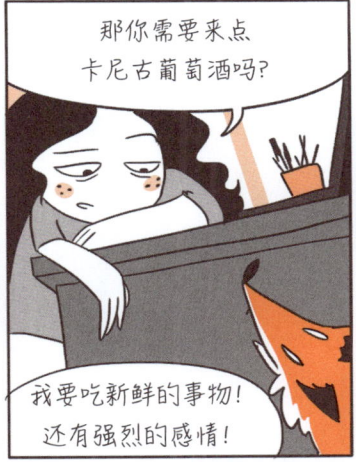

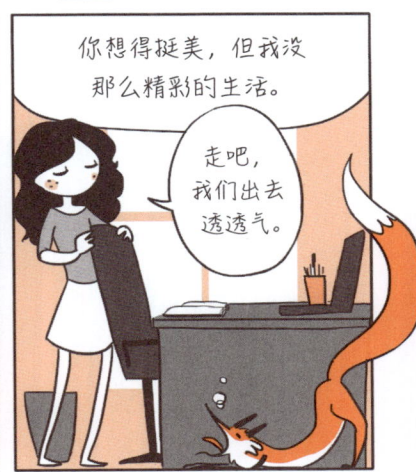

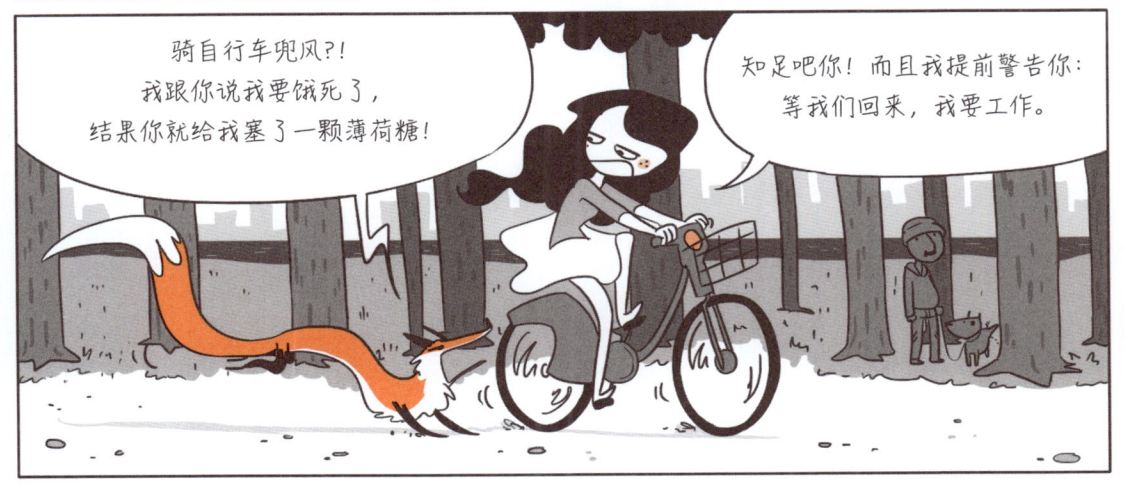

真的
不规则
障碍
限制
战胜
循环性
突显出的个性
人际关系不稳定
自己和情
起来其中
更少

该死，我的脑子里都是雾。我没办法集中注意力。

情绪
思维
精力

我身上总有一项不对劲。

你真的很烦人，搞得我头昏脑涨，让我怎么工作？

我饿了。

那你需要来点卡尼古葡萄酒吗？

我要吃新鲜的事物！还有强烈的感情！

你想得挺美，但我没那么精彩的生活。

走吧，我们出去透透气。

骑自行车兜风？！
我跟你说我要饿死了，
结果你就给我塞了一颗薄荷糖！

知足吧你！而且我提前警告你：等我们回来，我要工作。

狐狸需要巨大的能量来满足它不断的情绪变化。
这种能量是从新鲜事物中汲取的，
所以它需要**新奇**、**新奇**，还是**新奇的事物**。

这种饥渴被称为“追求新奇”。

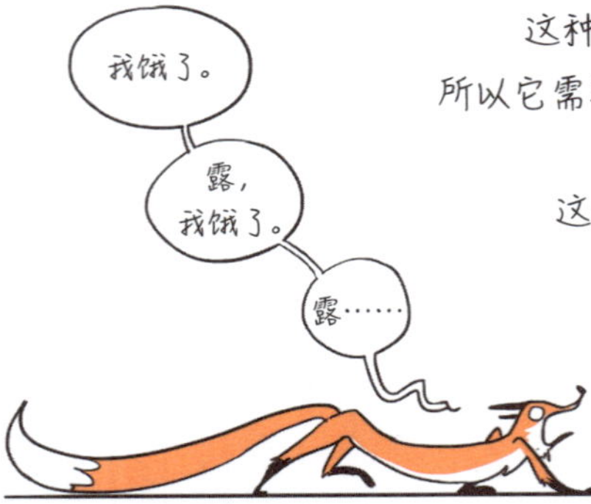

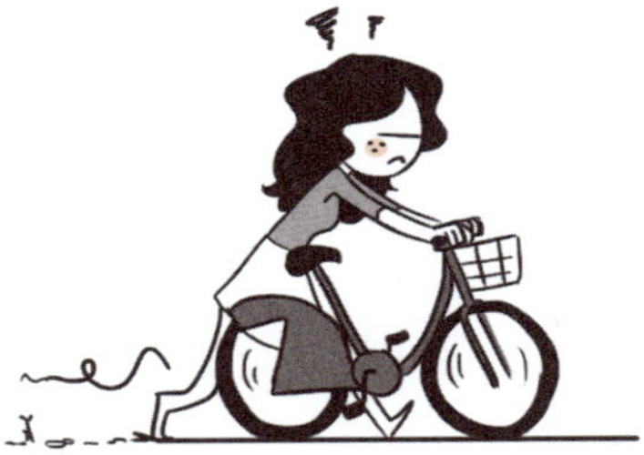

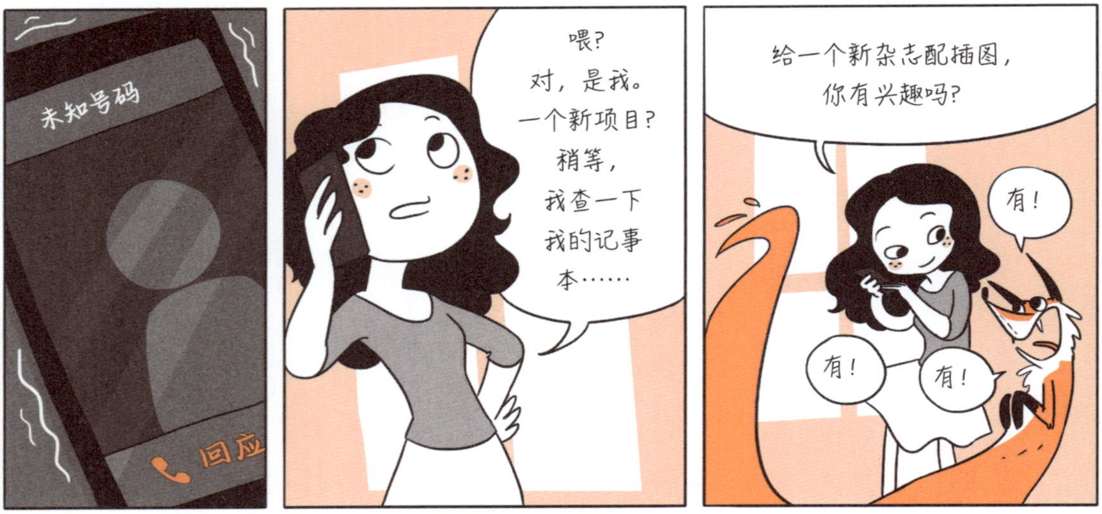

开始的时候总是充满创意、闪闪发光。
但另一方面，一旦不再新鲜，就毫无趣味了。

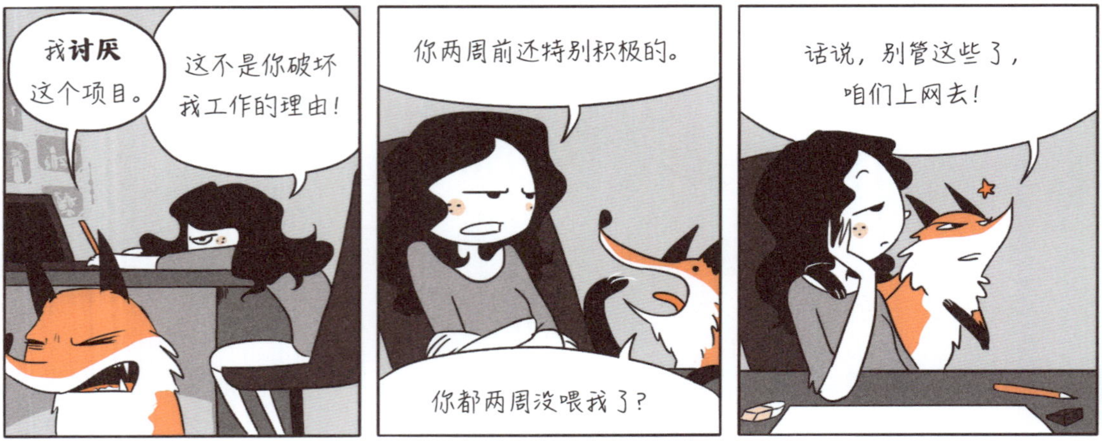

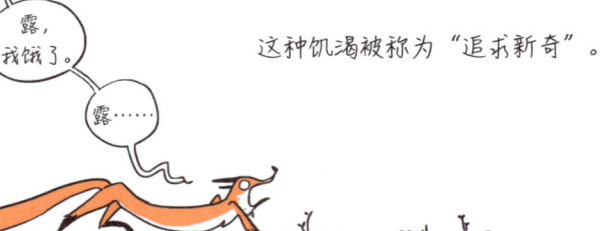

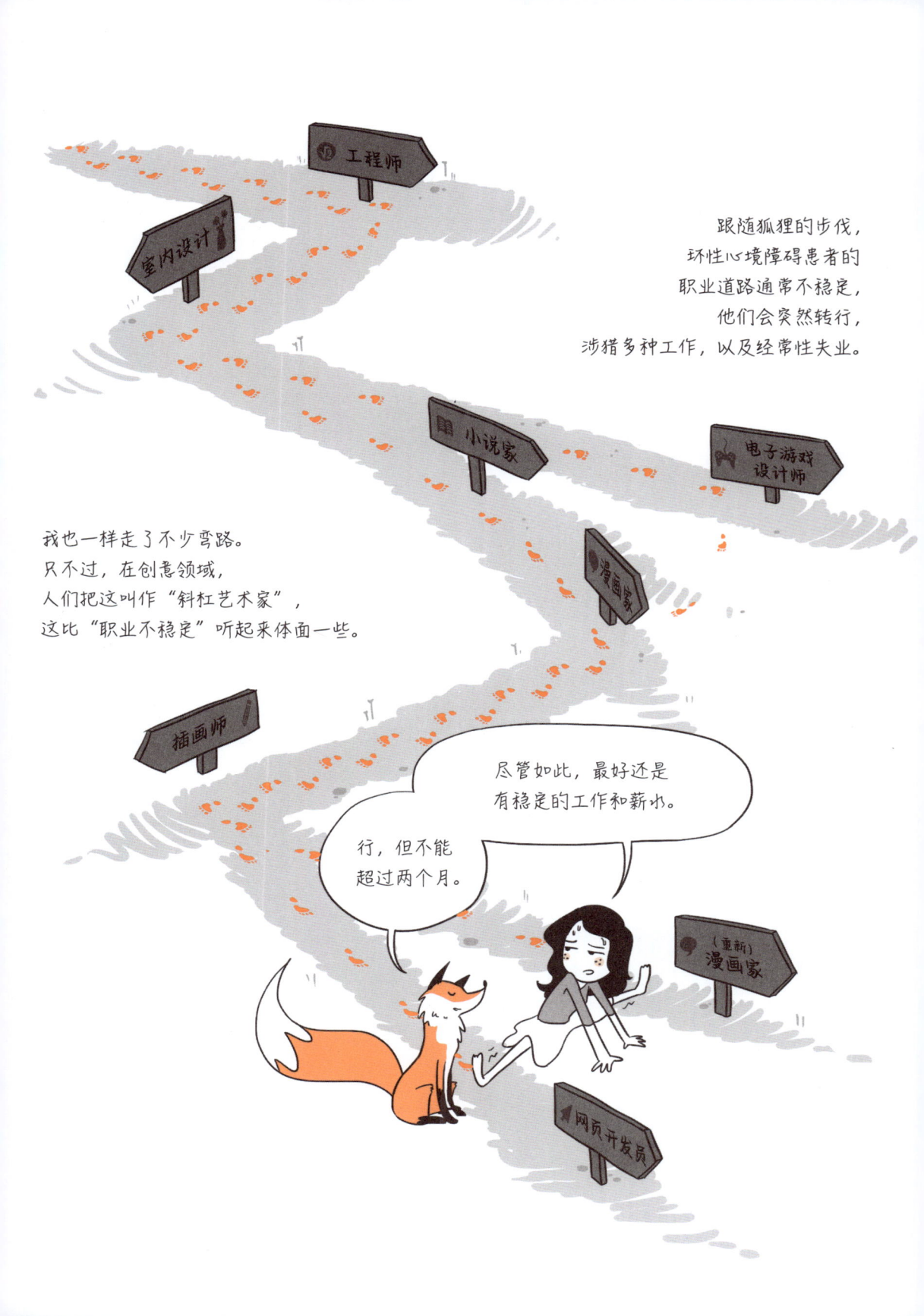

跟随狐狸的步伐，
环性心境障碍患者的
职业道路通常不稳定，
他们会突然转行，
涉猎多种工作，以及经常性失业。

我也一样走了不少弯路。
只不过，在创意领域，
人们把这叫作"斜杠艺术家"，
这比"职业不稳定"听起来体面一些。

尽管如此，最好还是有稳定的工作和薪水。

行，但不能超过两个月。

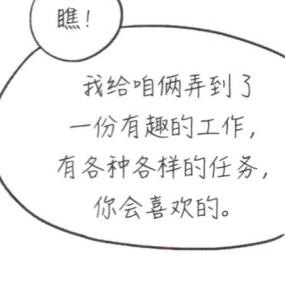

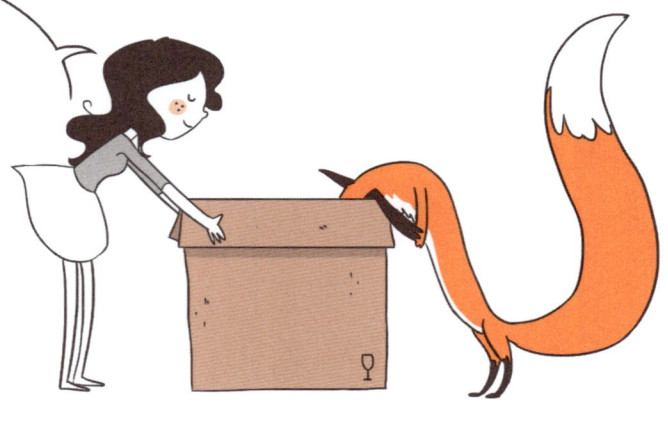

瞧！我给咱俩弄到了一份有趣的工作，有各种各样的任务，你会喜欢的。

只要狐狸支棱着，我就是世界上最好的员工。

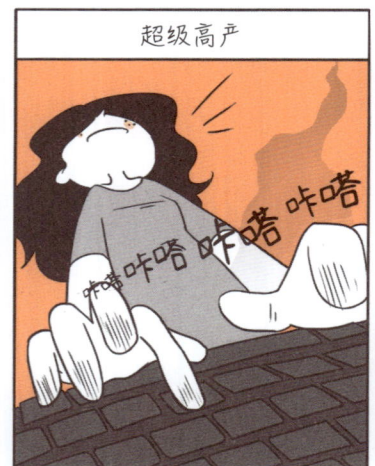

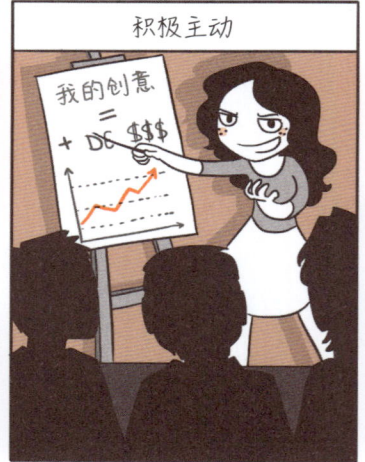

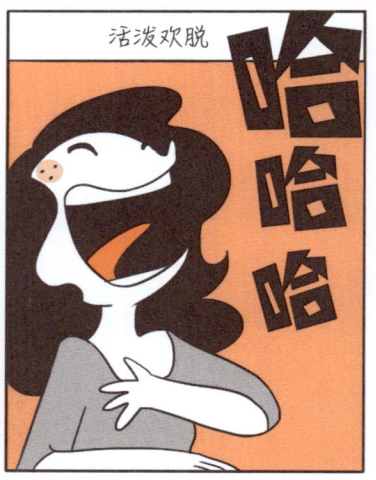

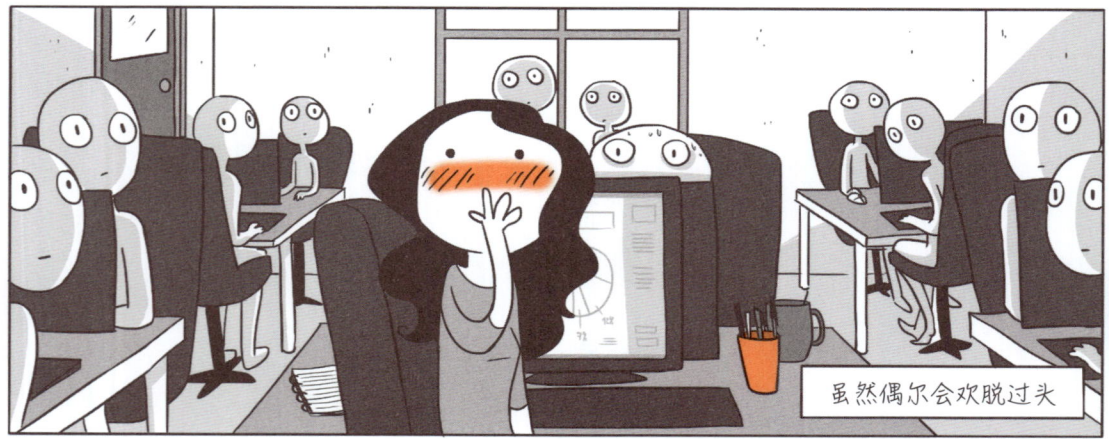

超级高产

积极主动

我的创意 = + DC $$$

活泼欢脱

哈哈哈

虽然偶尔会欢脱过头

但当这种能量衰竭的时候,一切都会变得很困难。

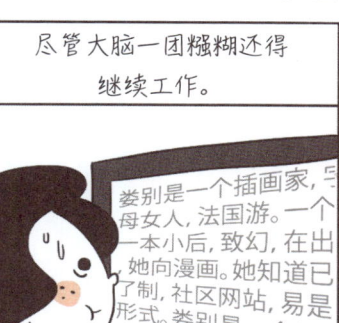

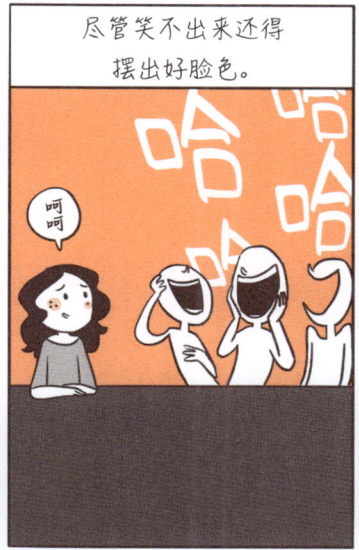

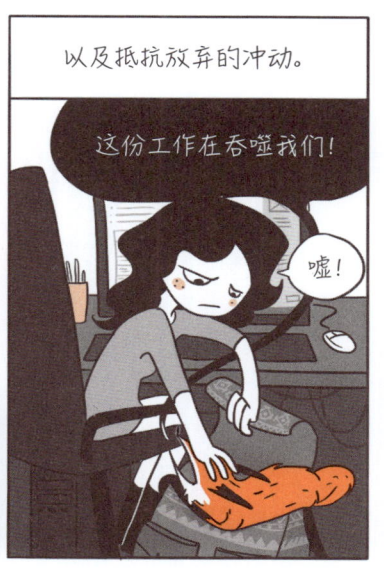

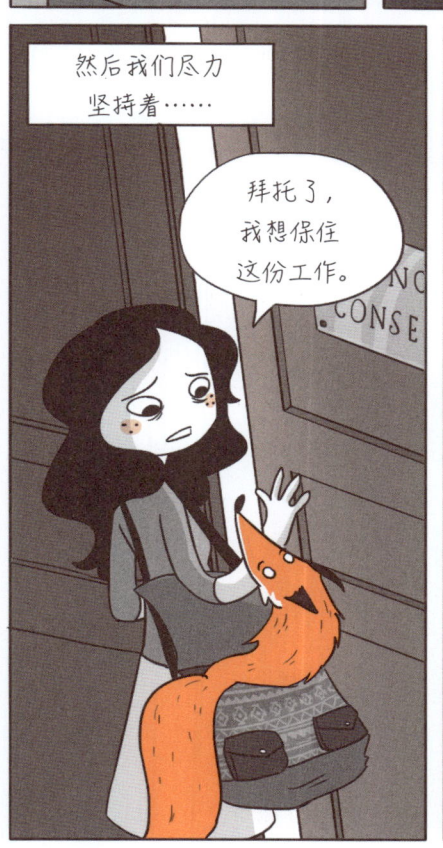

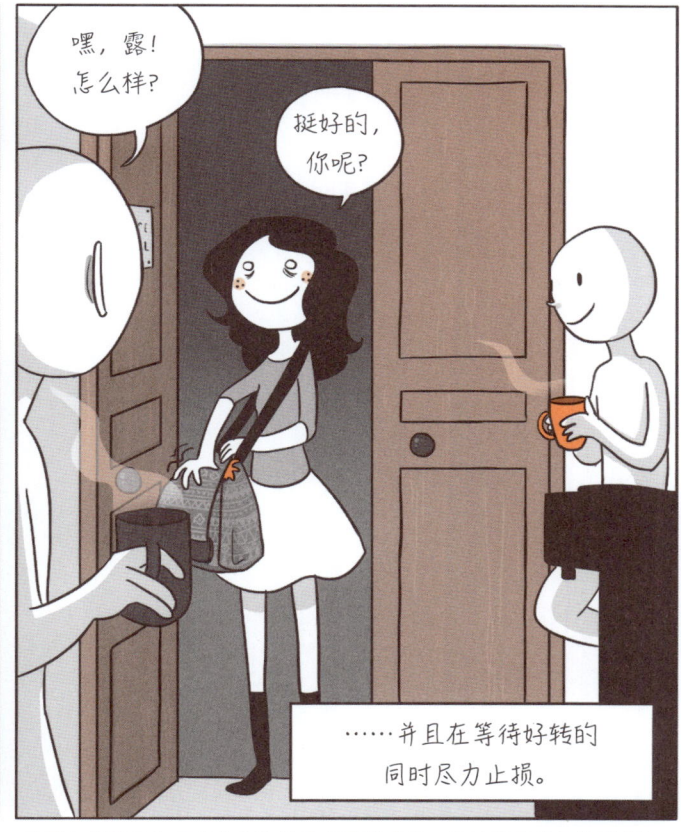

尽管大脑一团糨糊还得继续工作。

尽管笑不出来还得摆出好脸色。

以及抵抗放弃的冲动。

这份工作在吞噬我们!

嘘!

然后我们尽力坚持着……

拜托了,我想保住这份工作。

嘿,露!怎么样?

挺好的,你呢?

……并且在等待好转的同时尽力止损。

* 左上格电脑屏幕上的文字非译文,原书如此。法国人普遍认为中文是复杂且有难度的语言,此处作者故意使用混乱的汉字,是希望用这种方法幽默地体现"大脑一团糨糊"的状况。(编注)

但还有比工作更复杂的事：人际关系。
对大多数人来说，我们与某人的亲密程度和我们对某人的感情是成正相关的。

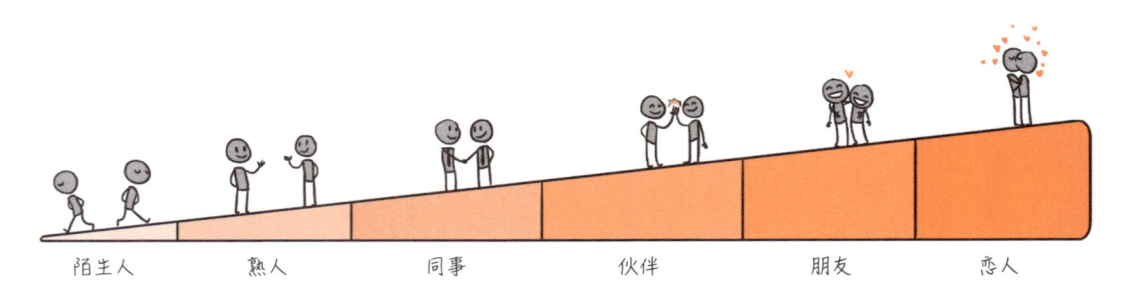

陌生人　　熟人　　同事　　伙伴　　朋友　　恋人

然而对一只渴望新奇的狐狸来说，
重要的是**情绪的强度**。

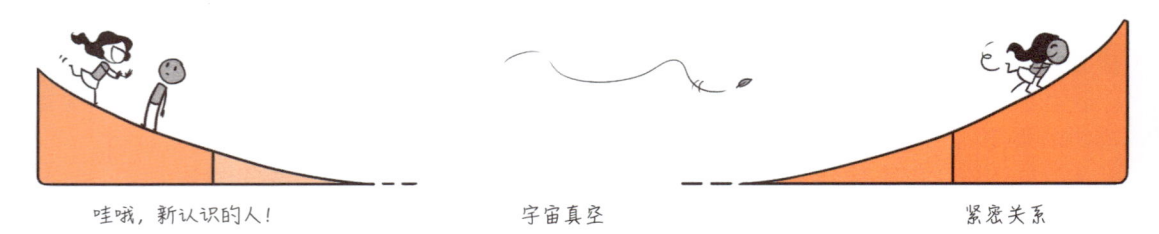

哇哦，新认识的人！　　　　宇宙真空　　　　紧密关系

如果只知道极端模式，
那么建立人际关系是很难的！

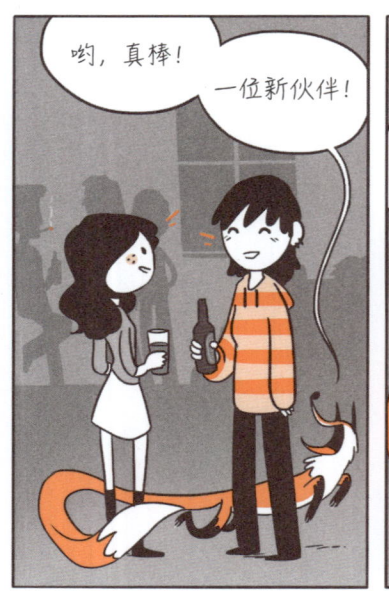

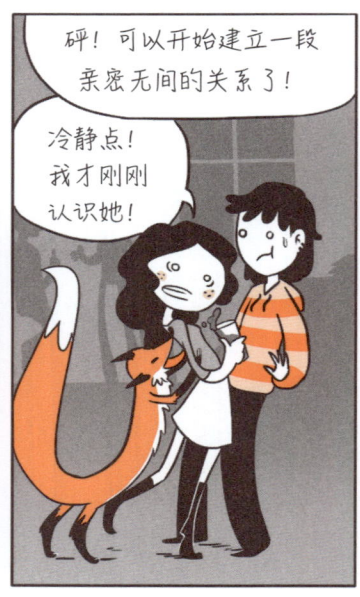

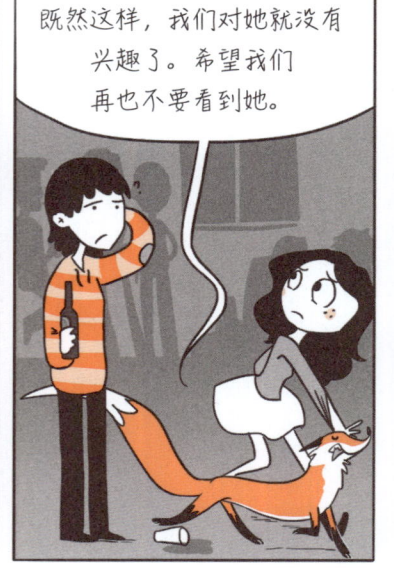

哟，真棒！
一位新伙伴！

砰！可以开始建立一段亲密无间的关系了！
冷静点！我才刚刚认识她！

既然这样，我们对她就没有兴趣了。希望我们再也不要看到她。

当然，狐狸最喜欢的食物是恋爱。

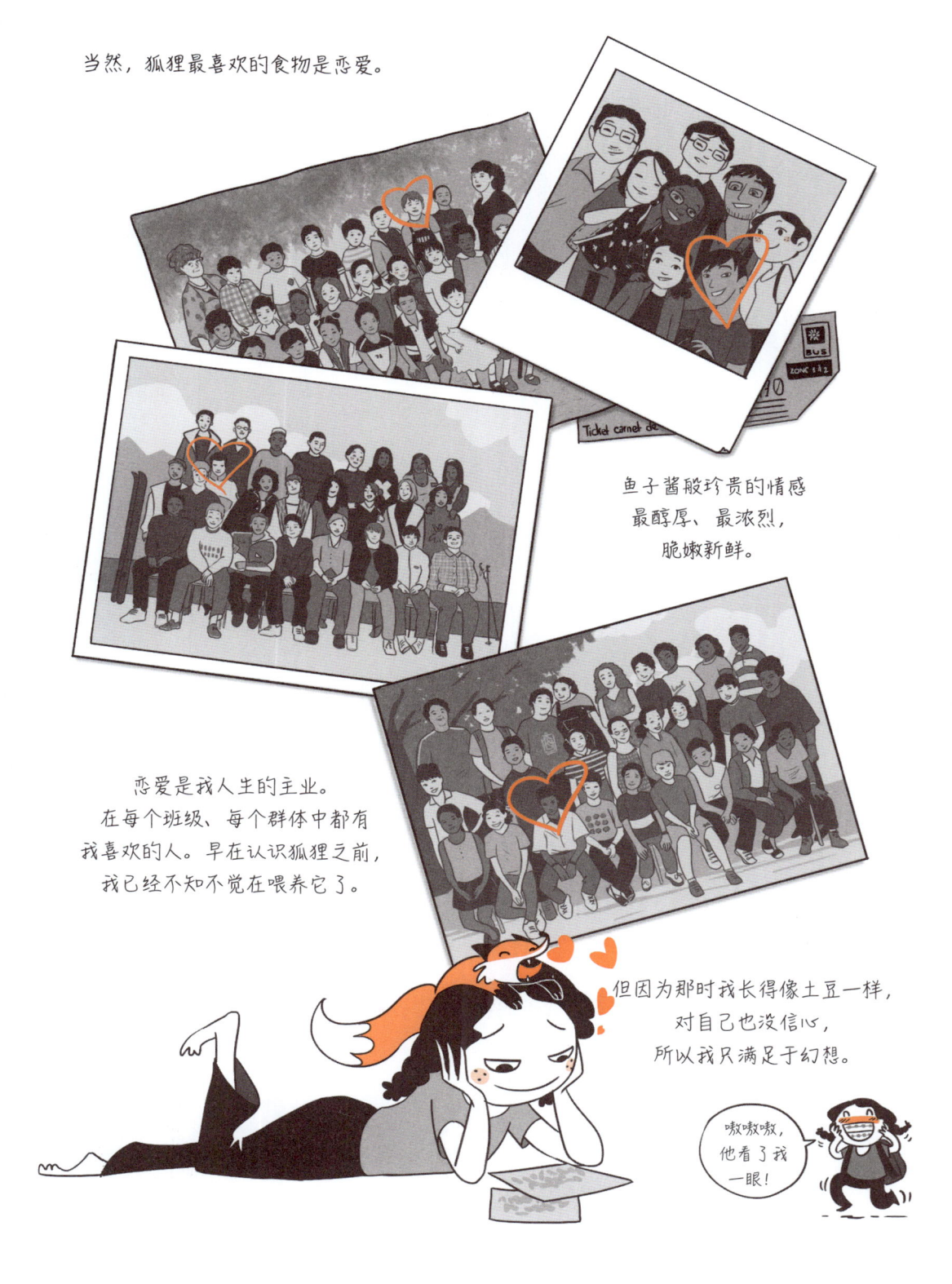

鱼子酱般珍贵的情感
最醇厚、最浓烈，
脆嫩新鲜。

恋爱是我人生的主业。
在每个班级、每个群体中都有
我喜欢的人。早在认识狐狸之前，
我已经不知不觉在喂养它了。

但因为那时我长得像土豆一样，
对自己也没信心，
所以我只满足于幻想。

嗷嗷嗷，
他看了我
一眼！

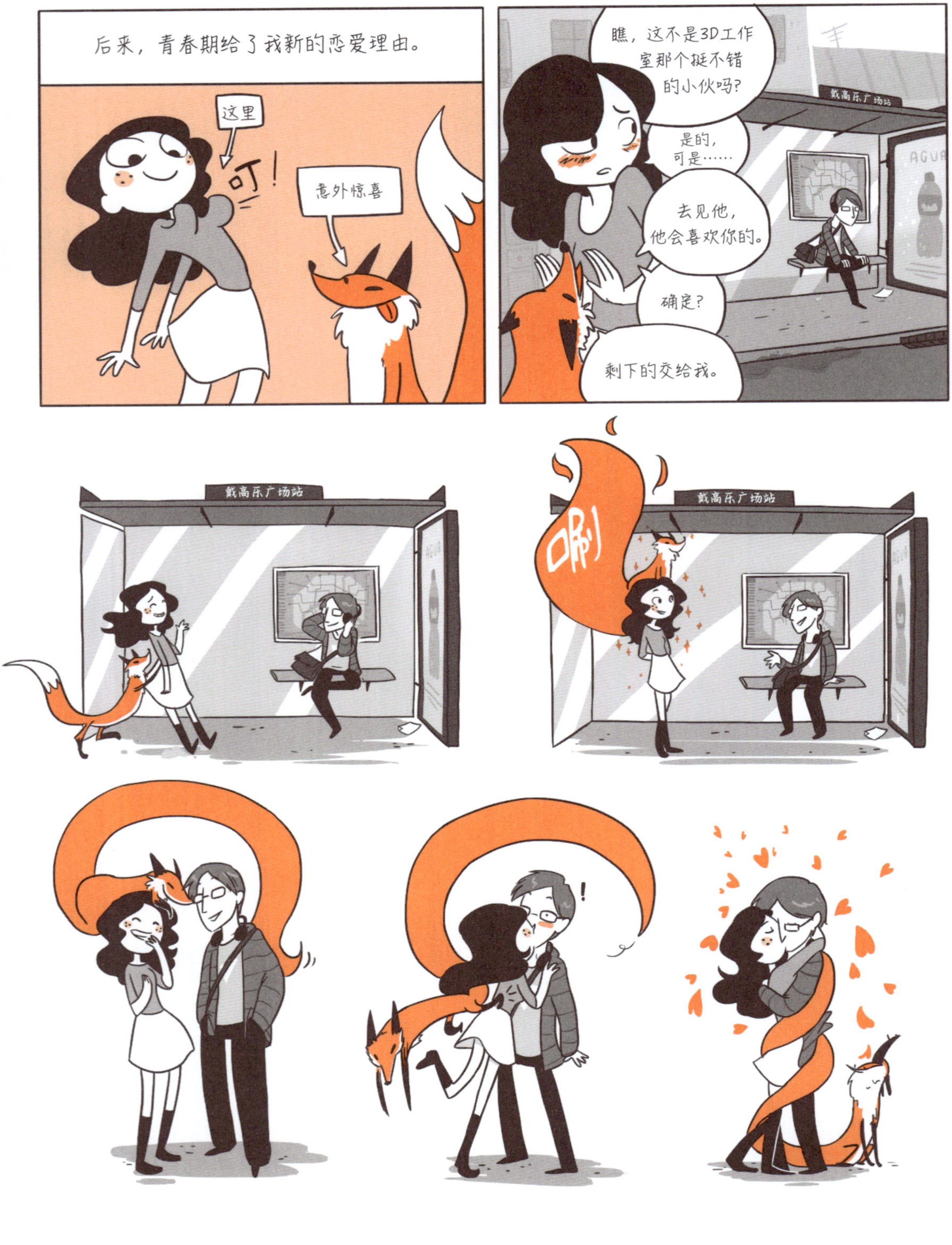
后来，青春期给了我新的恋爱理由。
这里
叮！
意外惊喜
瞧，这不是3D工作室那个挺不错的小伙吗？
是的，可是……
去见他，他会喜欢你的。
确定？
剩下的交给我。
戴高乐广场站
AGUA
戴高乐广场站
唰
戴高乐广场站
AGUA
！

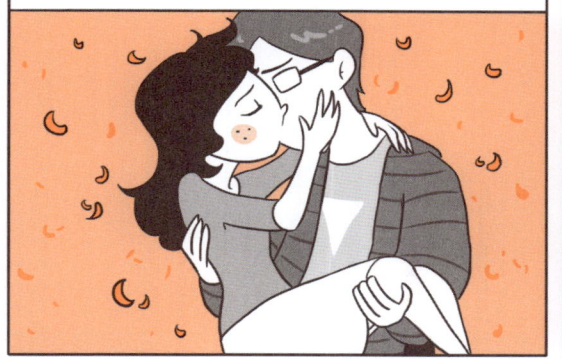

开端总是火热的。	感觉如此鲜活真是太神奇了！
然后，兴奋感很快消退。	情绪不稳定加剧了小冲突。
厌倦之中萌发出离开的念头。	重新开始忍受对新奇的渴望。

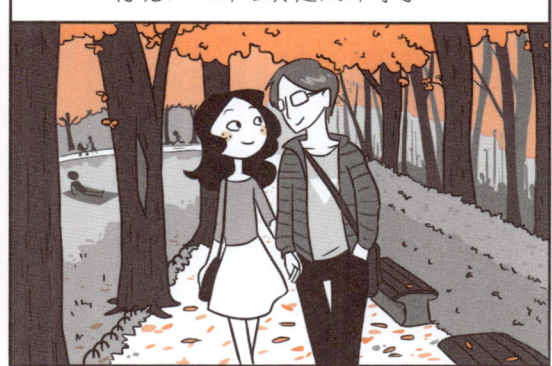

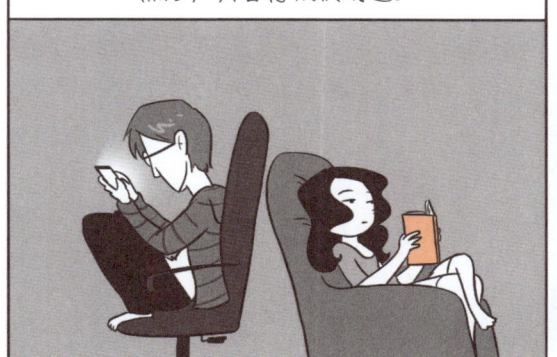

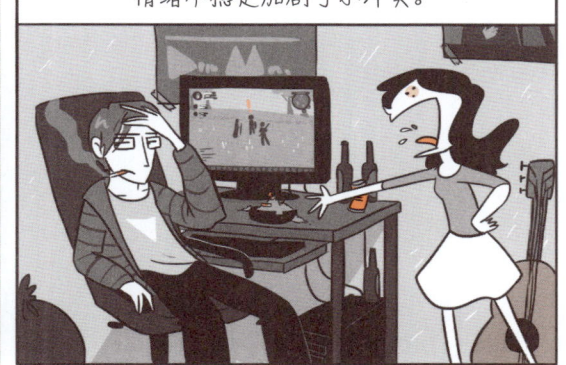

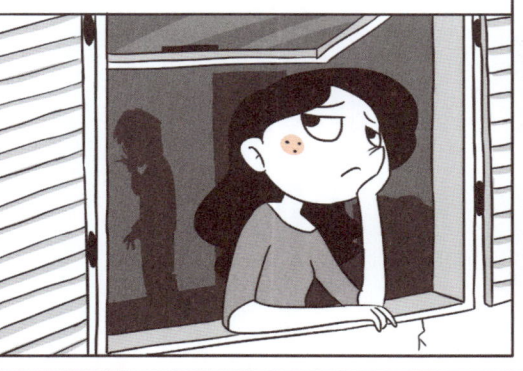

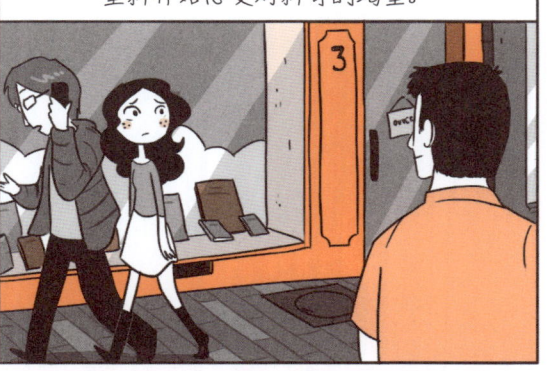

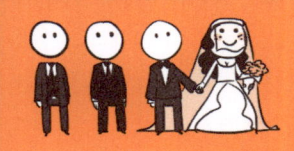

据统计，环性心境障碍患者的**离婚率**是其他人的**四倍**，结婚率是其他人的**三倍**。

（最后一次，他们吸取了教训。）

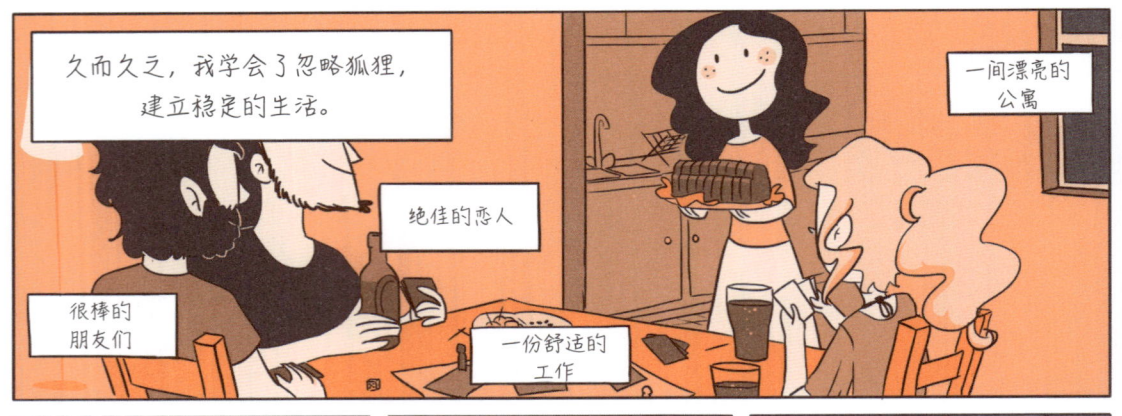

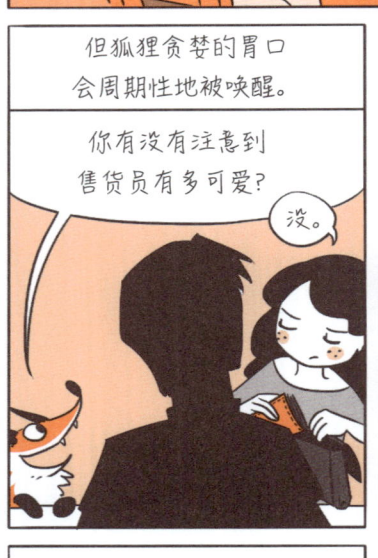

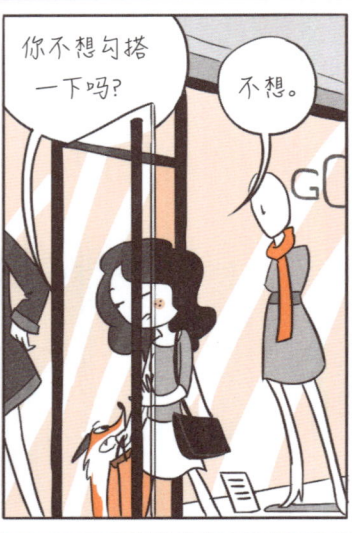

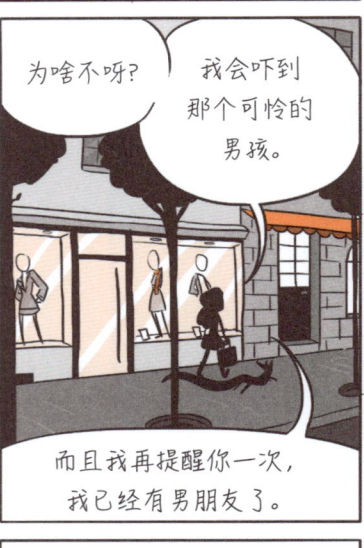

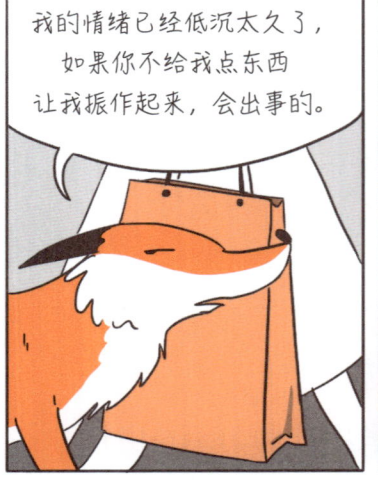

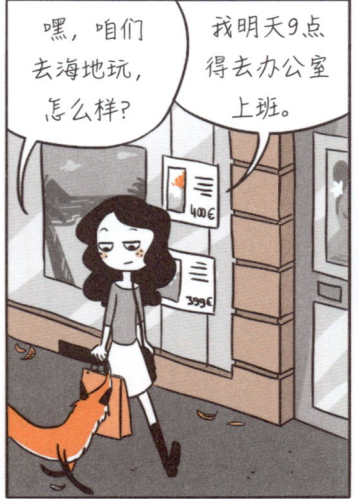

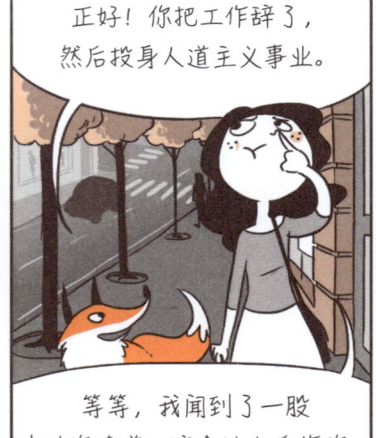

久而久之，我学会了忽略狐狸，建立稳定的生活。

一间漂亮的公寓

绝佳的恋人

很棒的朋友们

一份舒适的工作

但狐狸贪婪的胃口会周期性地被唤醒。

你有没有注意到售货员有多可爱？

没。

你不想勾搭一下吗？

不想。

为啥不呀？

我会吓到那个可怜的男孩。

而且我再提醒你一次，我已经有男朋友了。

我的情绪已经低沉太久了，如果你不给我点东西让我振作起来，会出事的。

嘿，咱们去海地玩，怎么样？

我明天9点得去办公室上班。

正好！你把工作辞了，然后投身人道主义事业。

等等，我闻到了一股冲动的味道，这会让人后悔的。

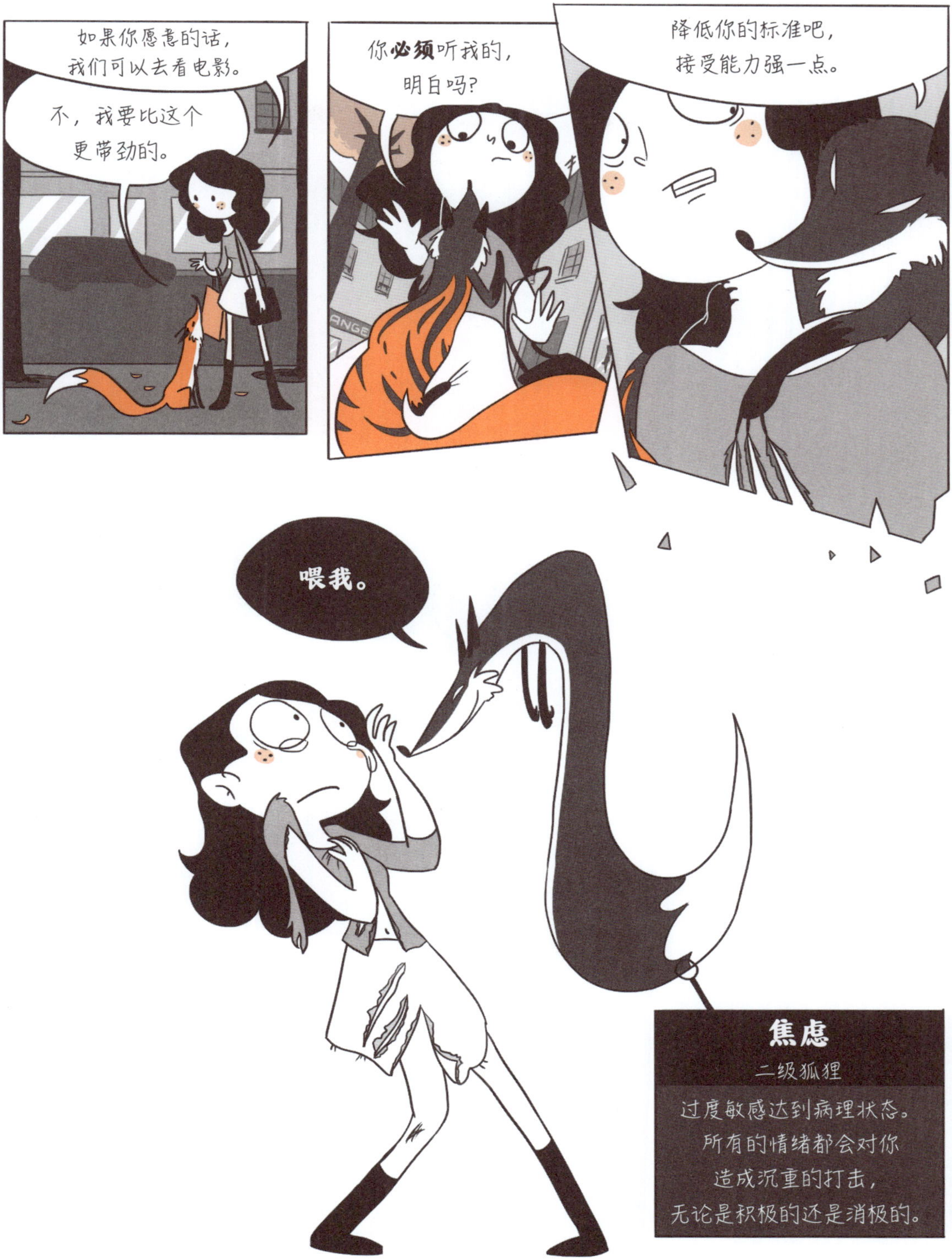
如果你愿意的话，我们可以去看电影。
不，我要比这个更带劲的。
你**必须**听我的，明白吗？
降低你的标准吧，接受能力强一点。
喂我。
焦虑
二级狐狸
过度敏感达到病理状态。所有的情绪都会对你造成沉重的打击，无论是积极的还是消极的。

焦虑如影随形：它粘在皮肤上，人走到哪里它就跟到哪里。
甚至在你还没有理由担心之前，它就已经把你围困了。

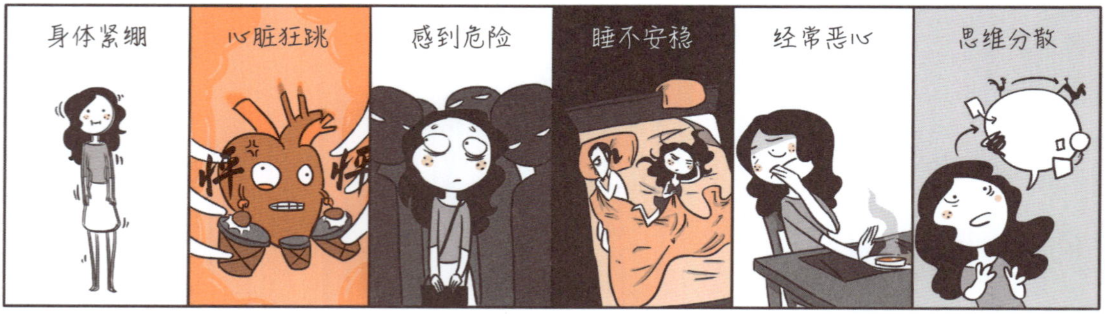

稍有不慎，**砰！**

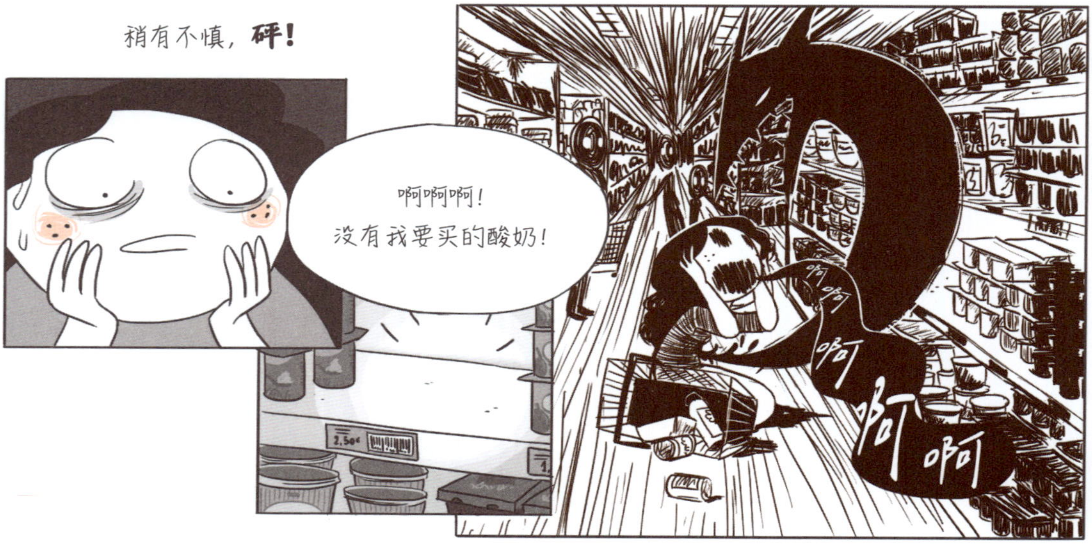

在这种状态下，理性是没有用的。任何理由都会被焦虑吞食。

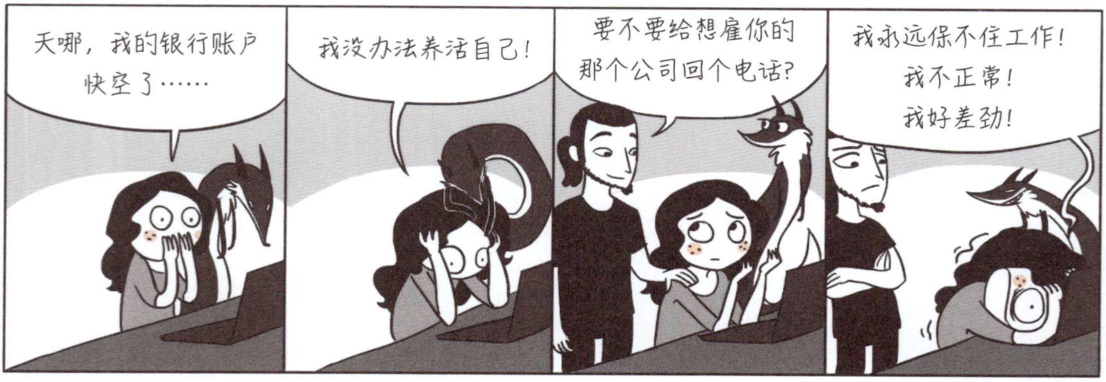

然后我们开始实施各种对策。
我们不能赶走焦虑,但至少要控制它,不被它吞噬。

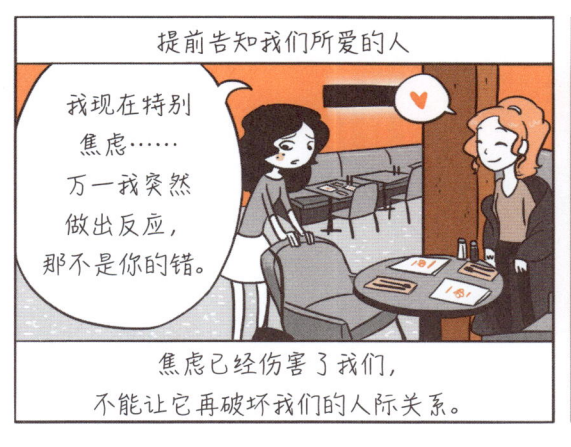

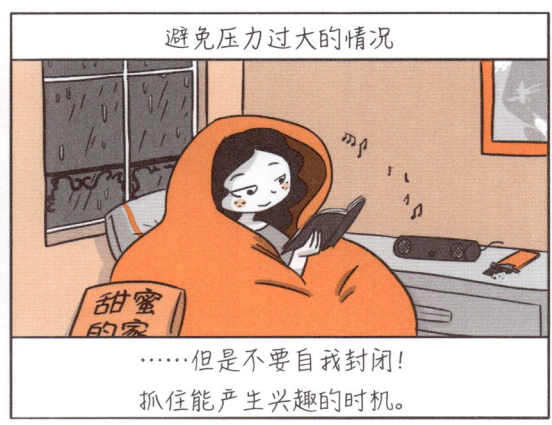

提前告知我们所爱的人

我现在特别焦虑……万一我突然做出反应,那不是你的错。

焦虑已经伤害了我们,不能让它再破坏我们的人际关系。

避免压力过大的情况

……但是不要自我封闭!抓住能产生兴趣的时机。

尤其是要学会**发泄**:

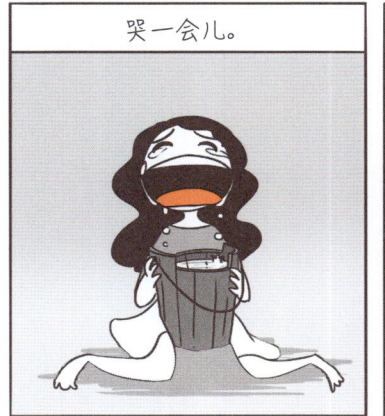

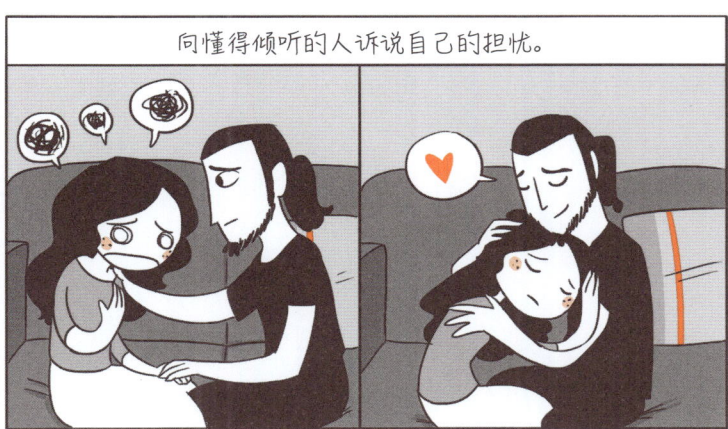

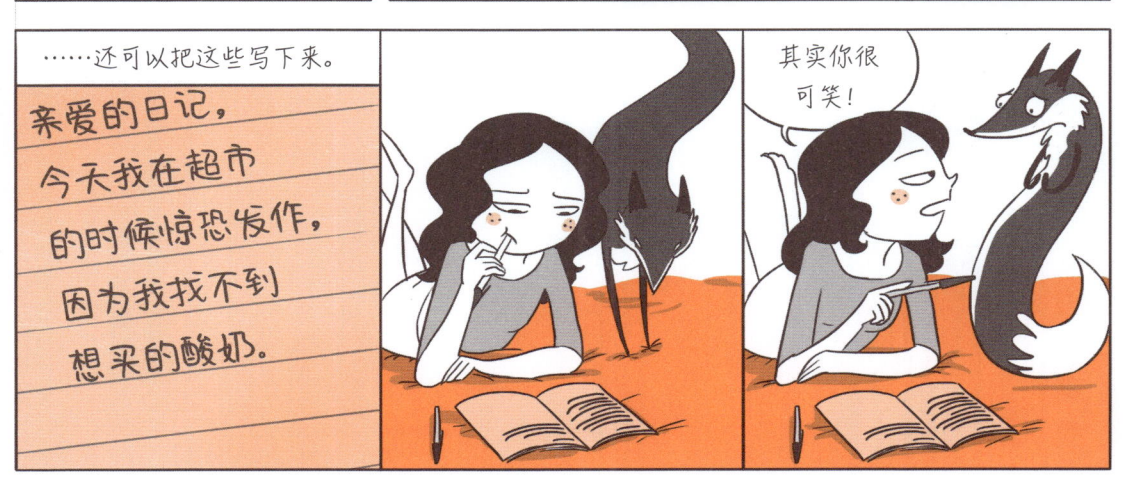

哭一会儿。

向懂得倾听的人诉说自己的担忧。

……还可以把这些写下来。

亲爱的日记,
今天我在超市的时候惊恐发作,因为我找不到想买的酸奶。

其实你很可笑!

焦虑对积极因素的反应同样剧烈，
会让人产生冲动，冒出心神不宁的突发奇想。

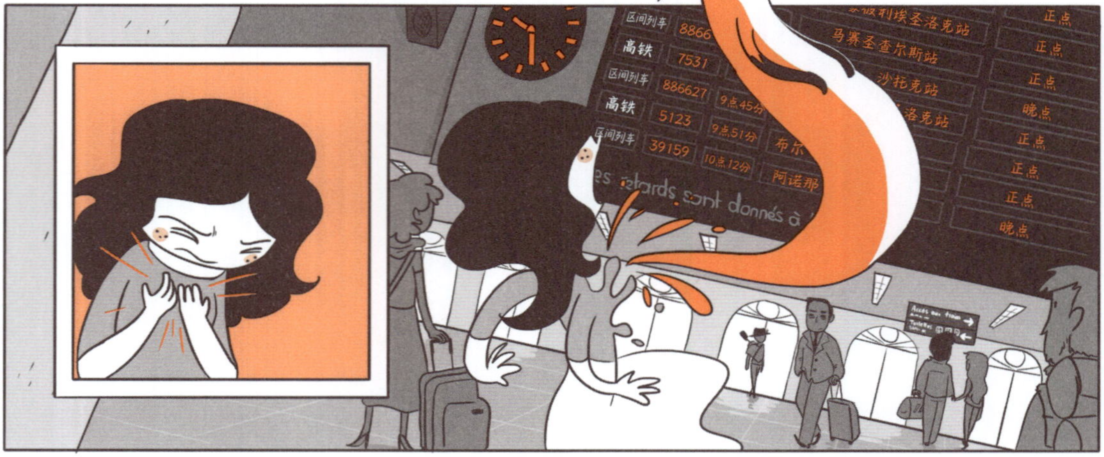

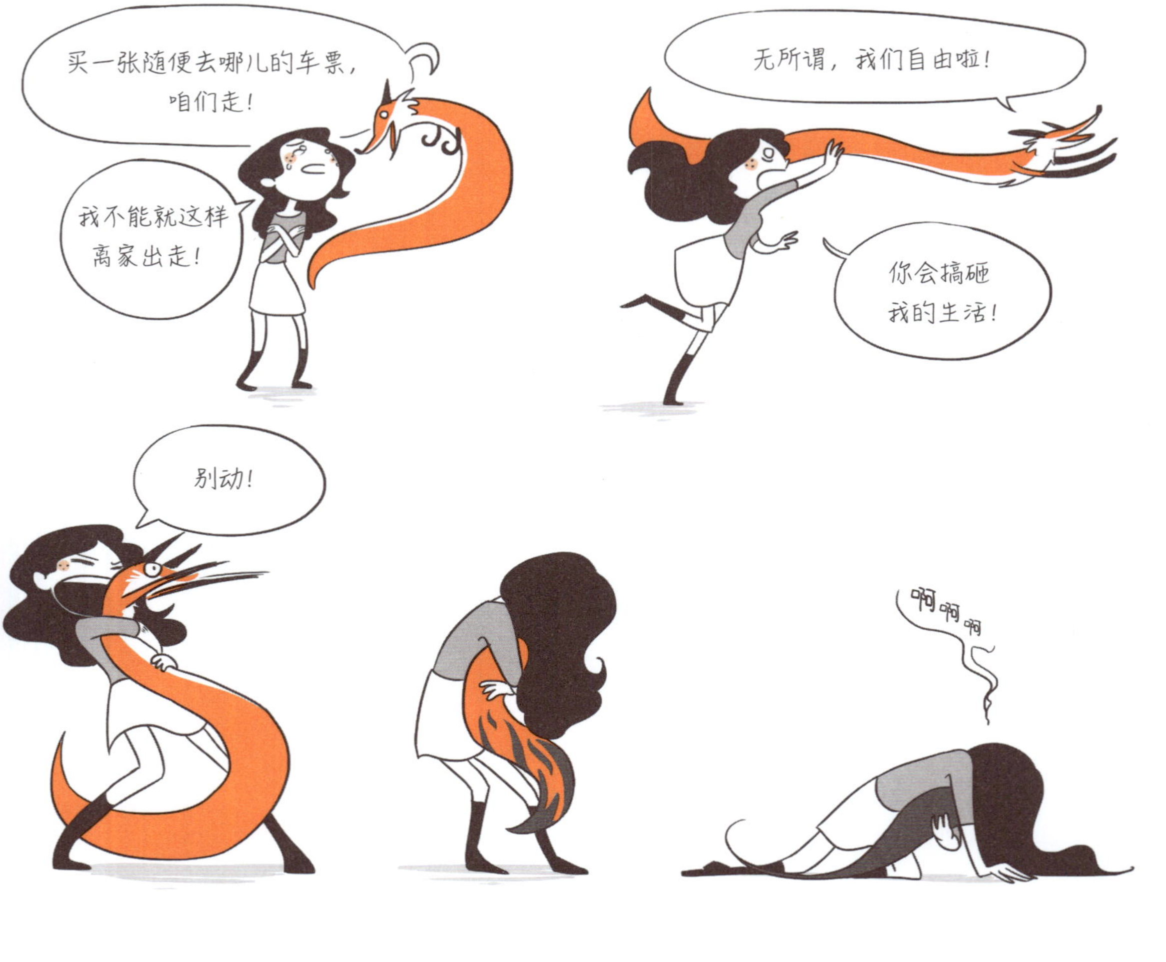

行,
你不喂我……

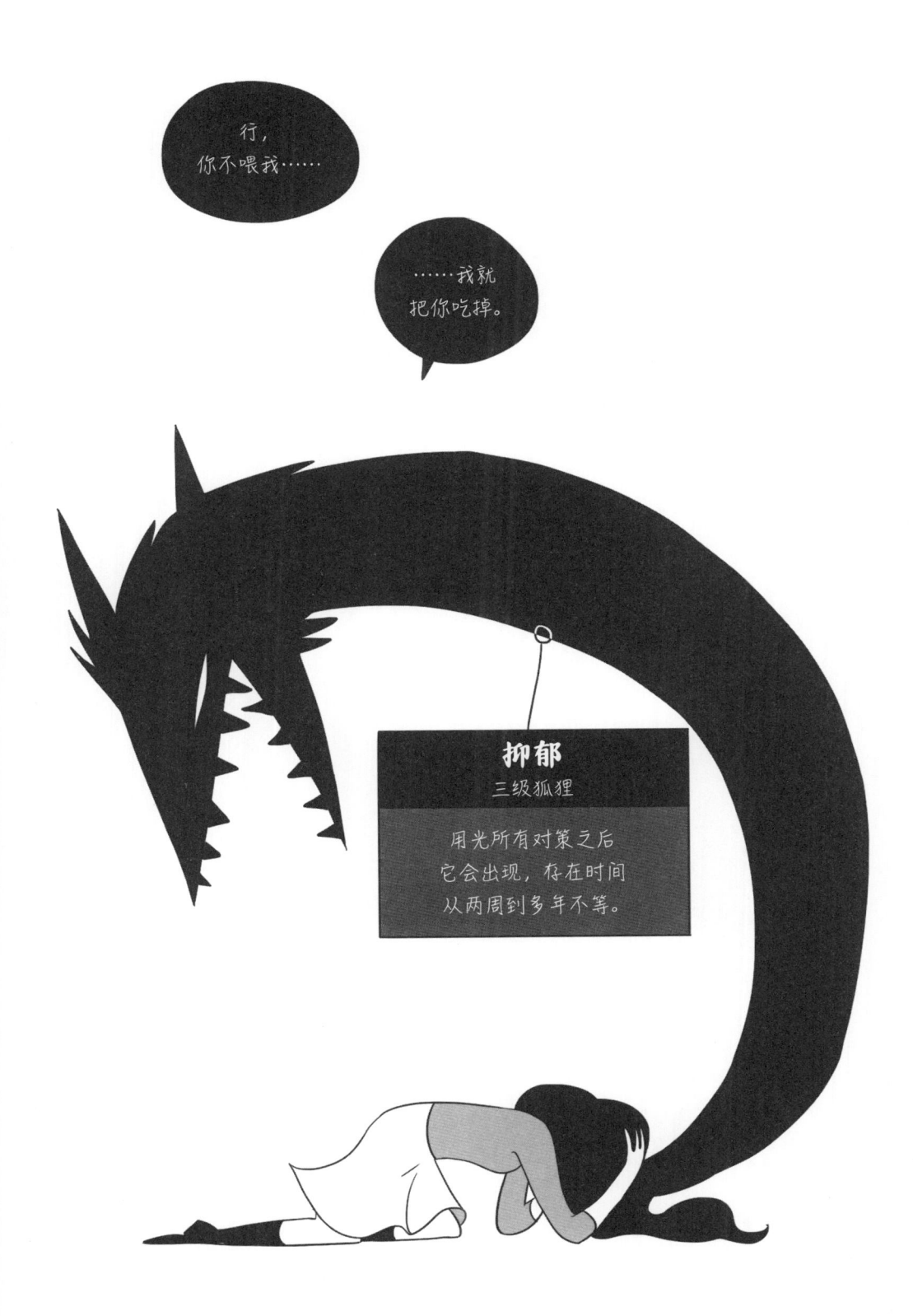

……我就
把你吃掉。

抑郁
三级狐狸

用光所有对策之后
它会出现,存在时间
从两周到多年不等。

一开始，我们不愿意相信自己抑郁。

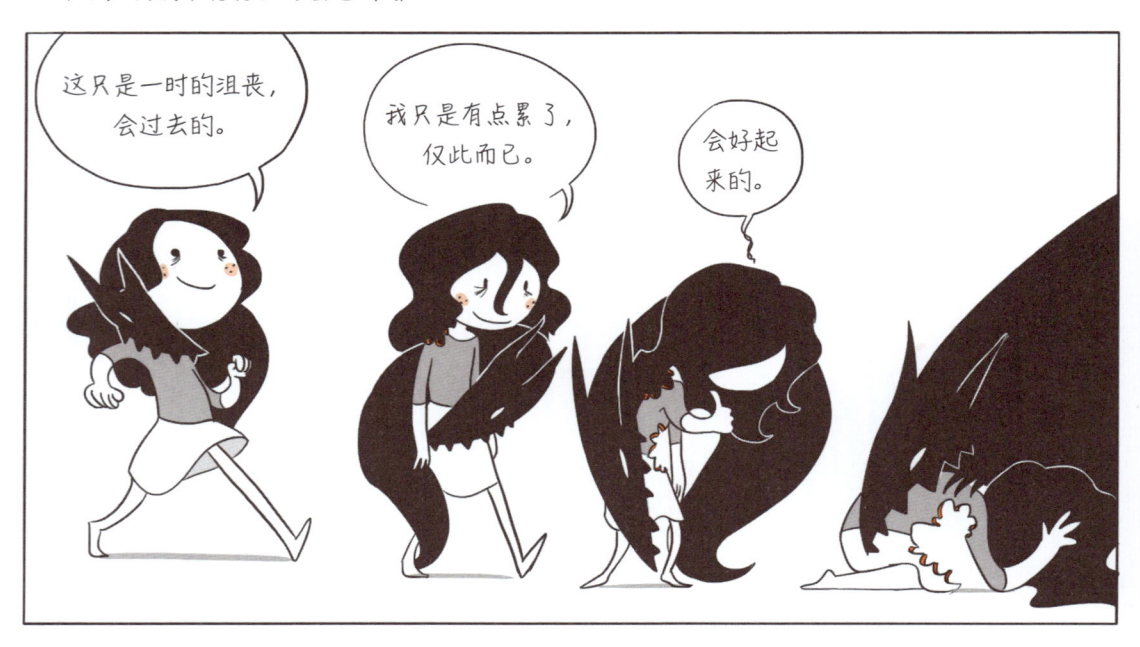

"这只是一时的沮丧，会过去的。"

"我只是有点累了，仅此而已。"

"会好起来的。"

接下来，是周围的人不相信。

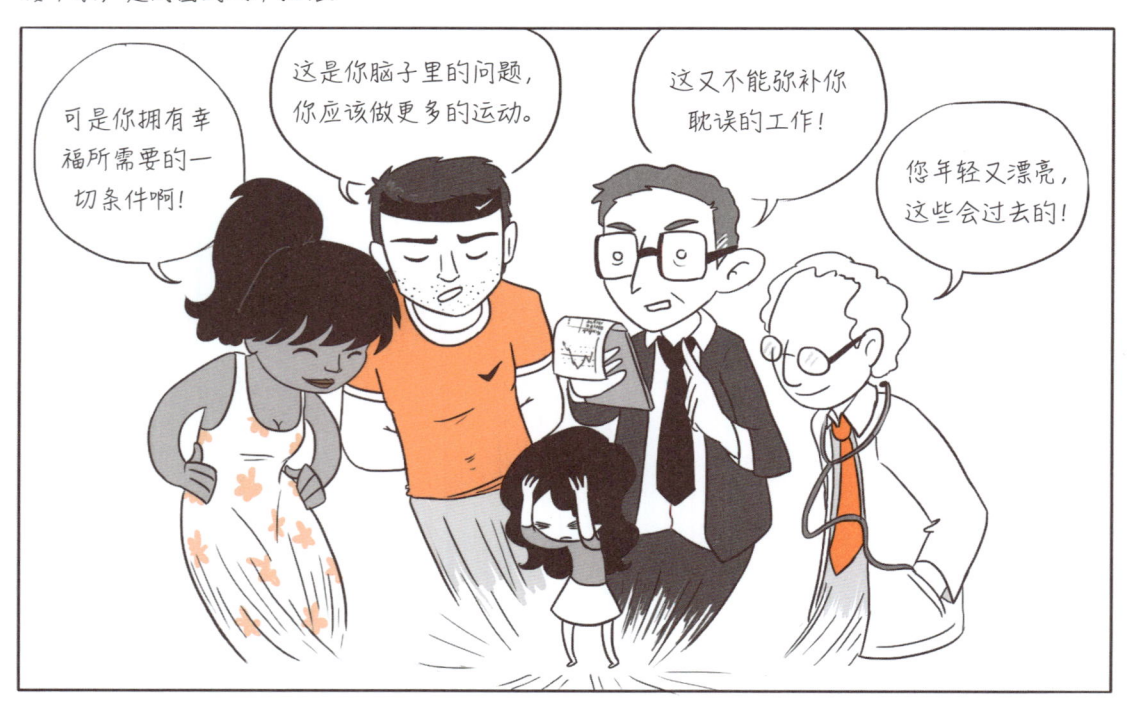

"可是你拥有幸福所需要的一切条件啊！"

"这是你脑子里的问题，你应该做更多的运动。"

"这又不能弥补你耽误的工作！"

"您年轻又漂亮，这些会过去的！"

而且，在抑郁期间，
环性心境障碍患者典型的情绪不稳定并不会完全消失。

这使确诊更加困难。

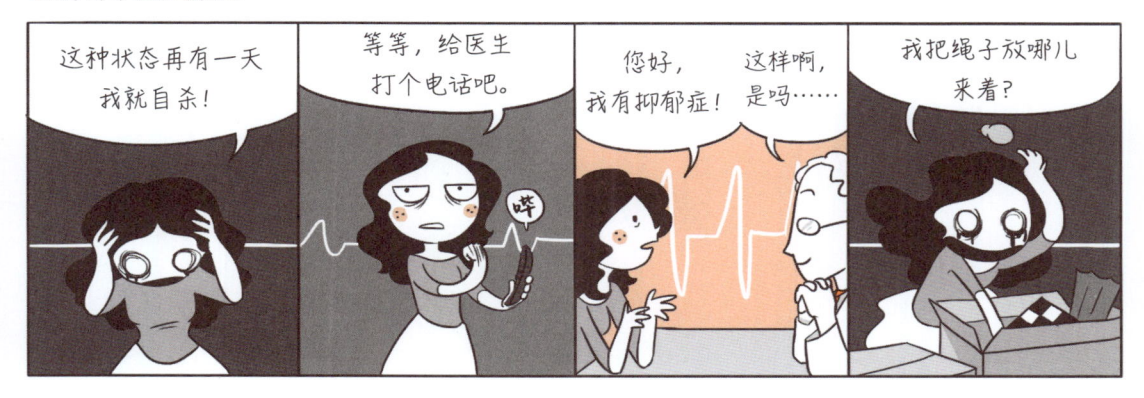

| 这种状态再有一天我就自杀！ | 等等，给医生打个电话吧。 | 您好，我有抑郁症！ / 这样啊，是吗…… | 我把绳子放哪儿来着？ |

但得抑郁症既不是缺乏意志力，也不是心血来潮，更不是呼救。

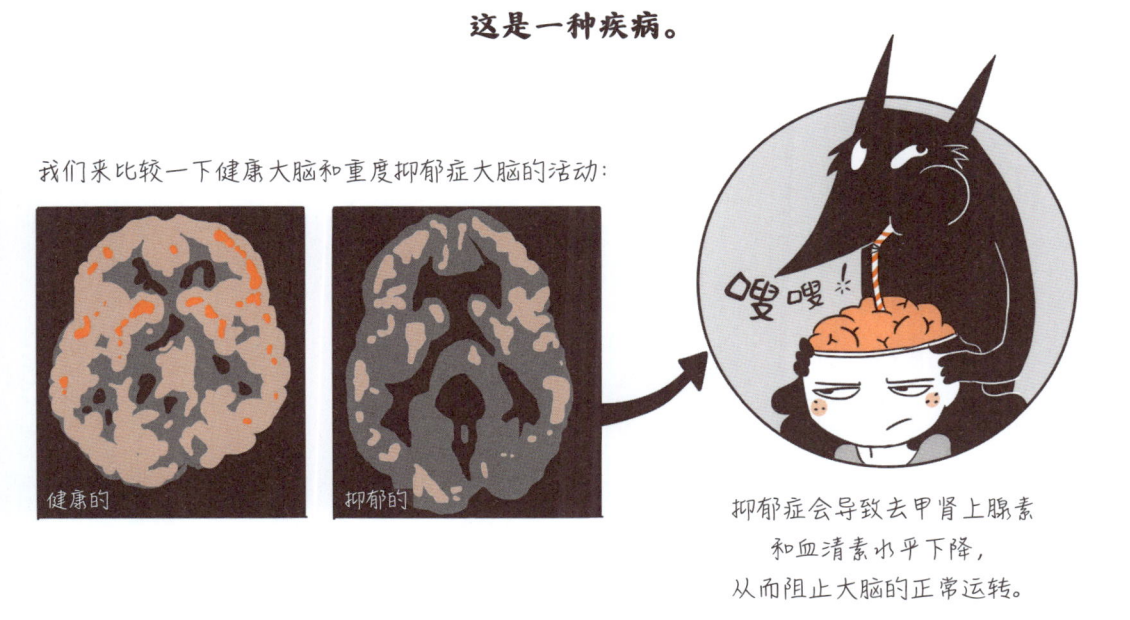

这是一种疾病。

我们来比较一下健康大脑和重度抑郁症大脑的活动：

健康的　　抑郁的

抑郁症会导致去甲肾上腺素
和血清素水平下降，
从而阻止大脑的正常运转。

所以，当我们是这个大脑的主人时，我们会觉得自己失去了活力，
没有快乐，没有未来……一切变得空虚。

抑郁首先会吞噬身体。

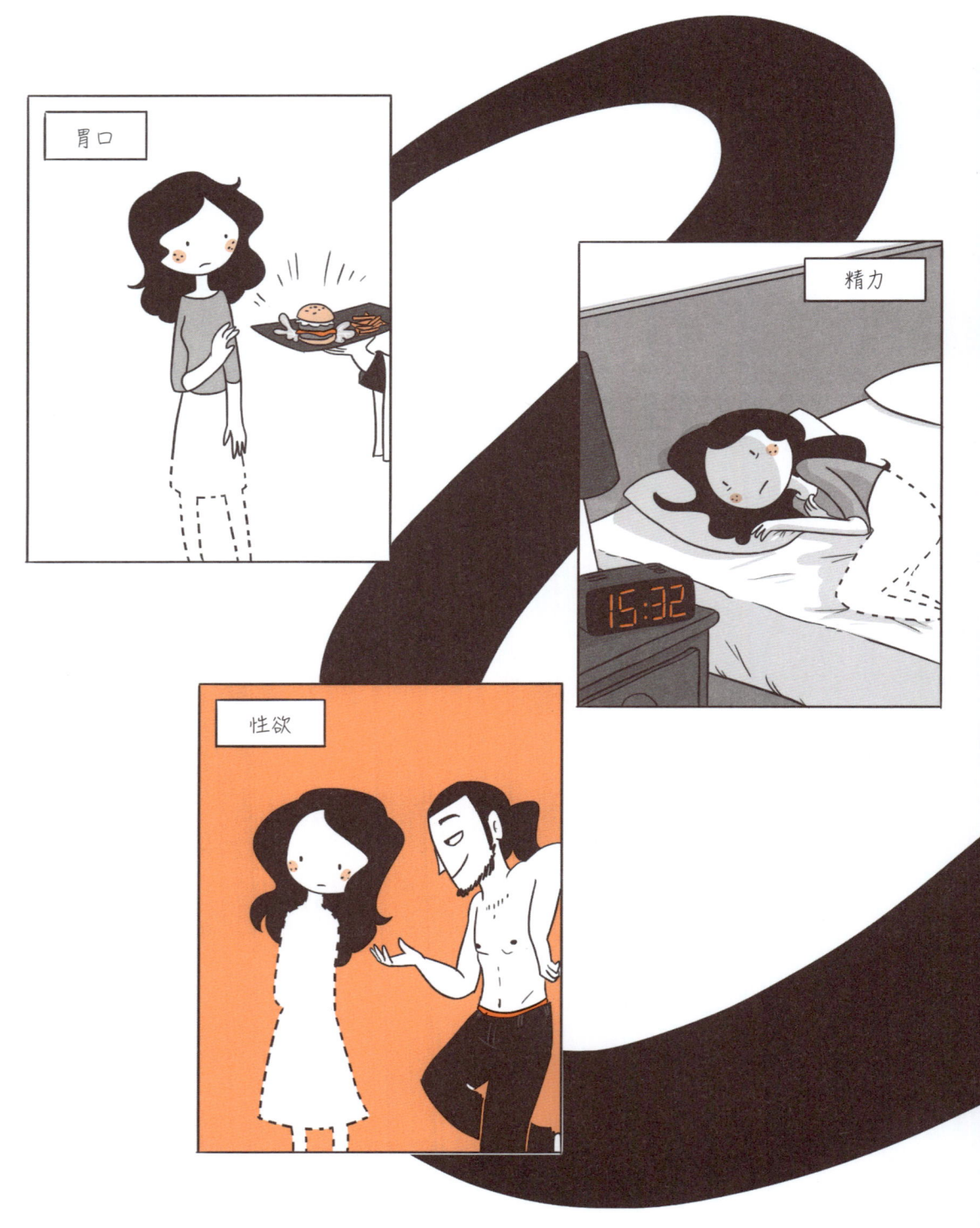

胃口

精力

性欲

然后吸干精神。

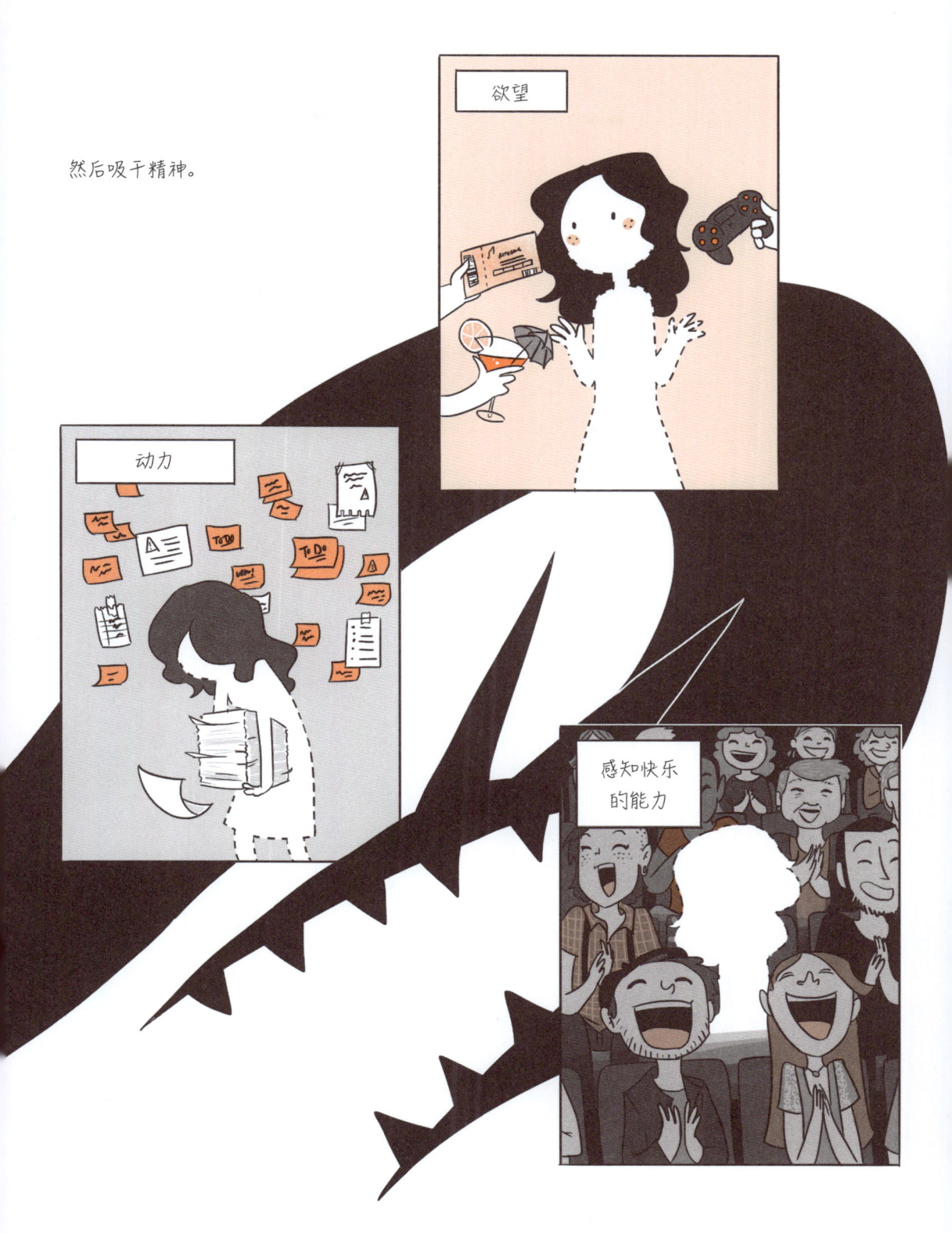

欲望

动力

感知快乐
的能力

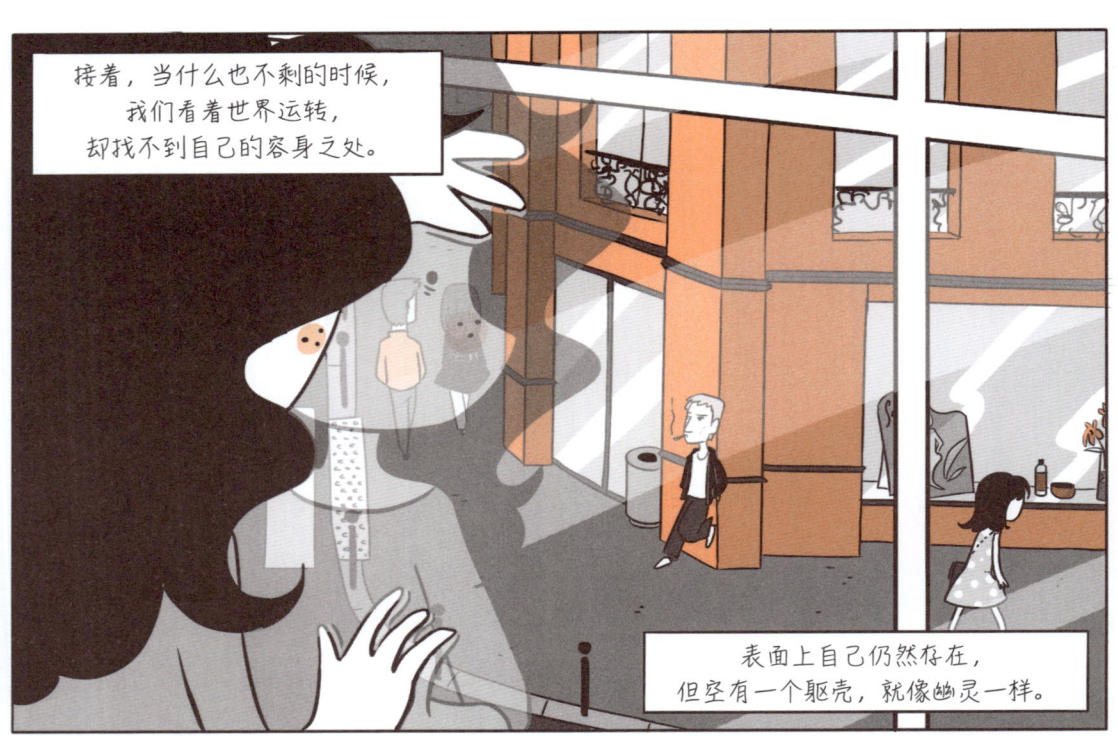

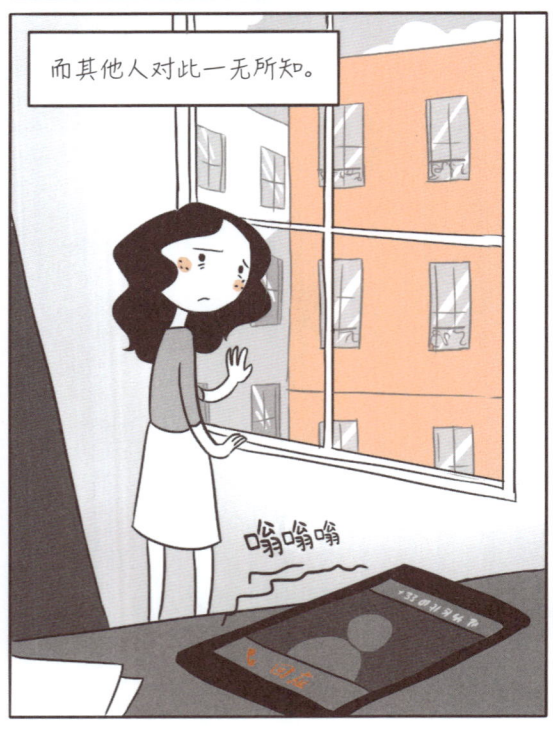

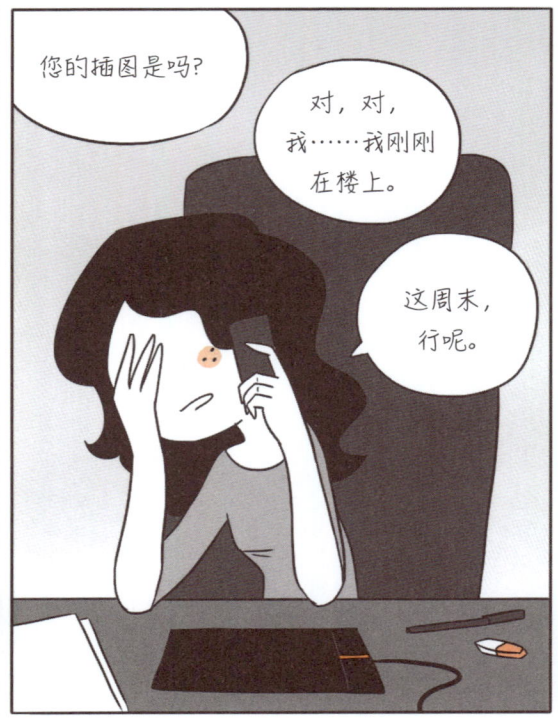

接着，当什么也不剩的时候，我们看着世界运转，却找不到自己的容身之处。

表面上自己仍然存在，但空有一个躯壳，就像幽灵一样。

而其他人对此一无所知。

嗡嗡嗡

您的插图是吗？

对，对，我……我刚刚在楼上。

这周末，行呢。

呜呜呜

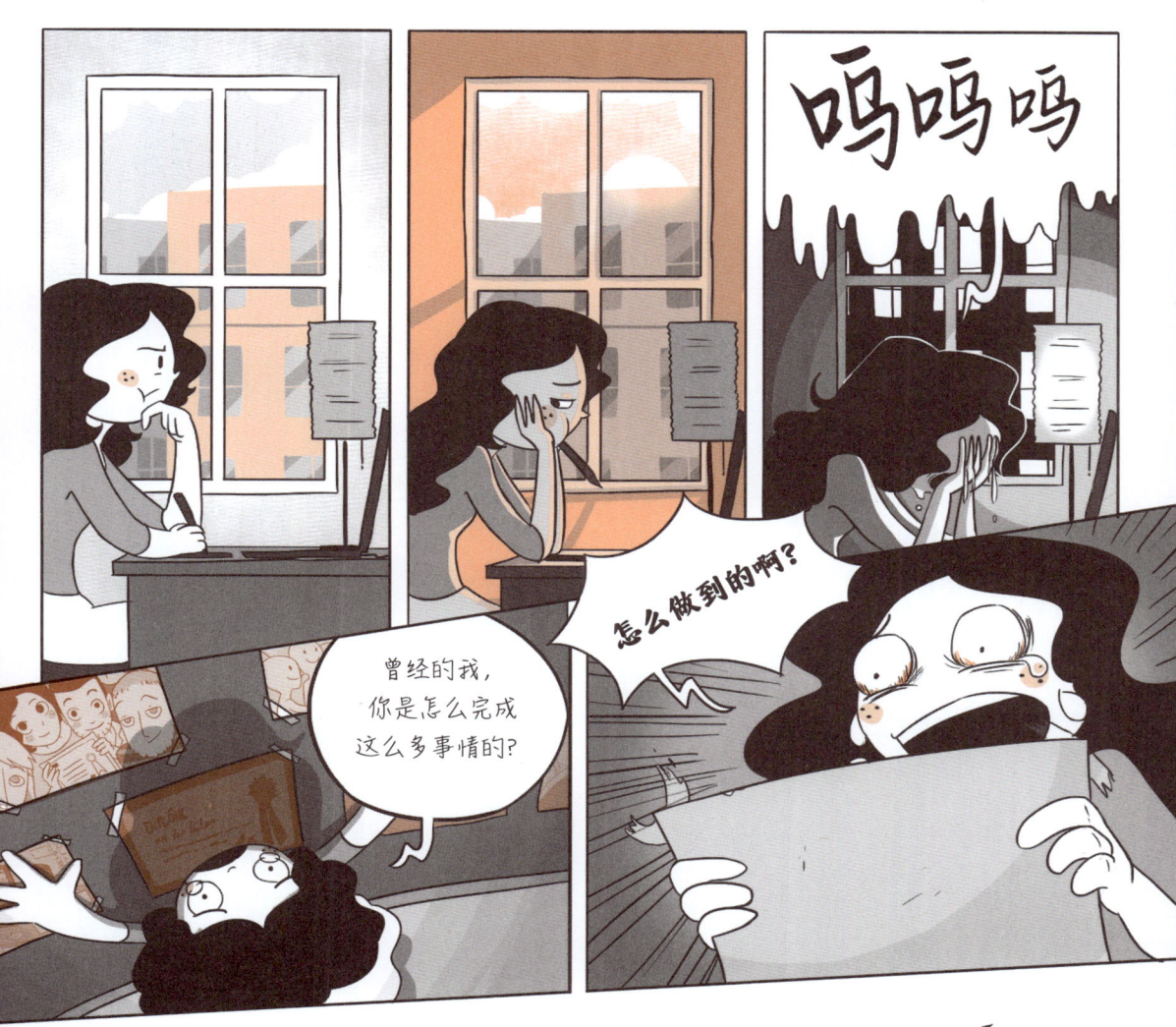

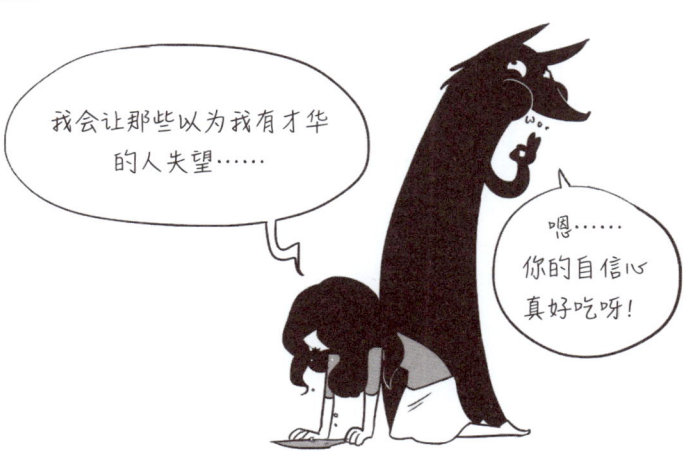

曾经的我，你是怎么完成这么多事情的？

怎么做到的啊？

我会让那些以为我有才华的人失望……

嗯……你的自信心真好吃呀！

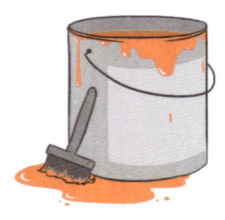

如何让一只抑郁的狐狸恢复它的**颜色**？

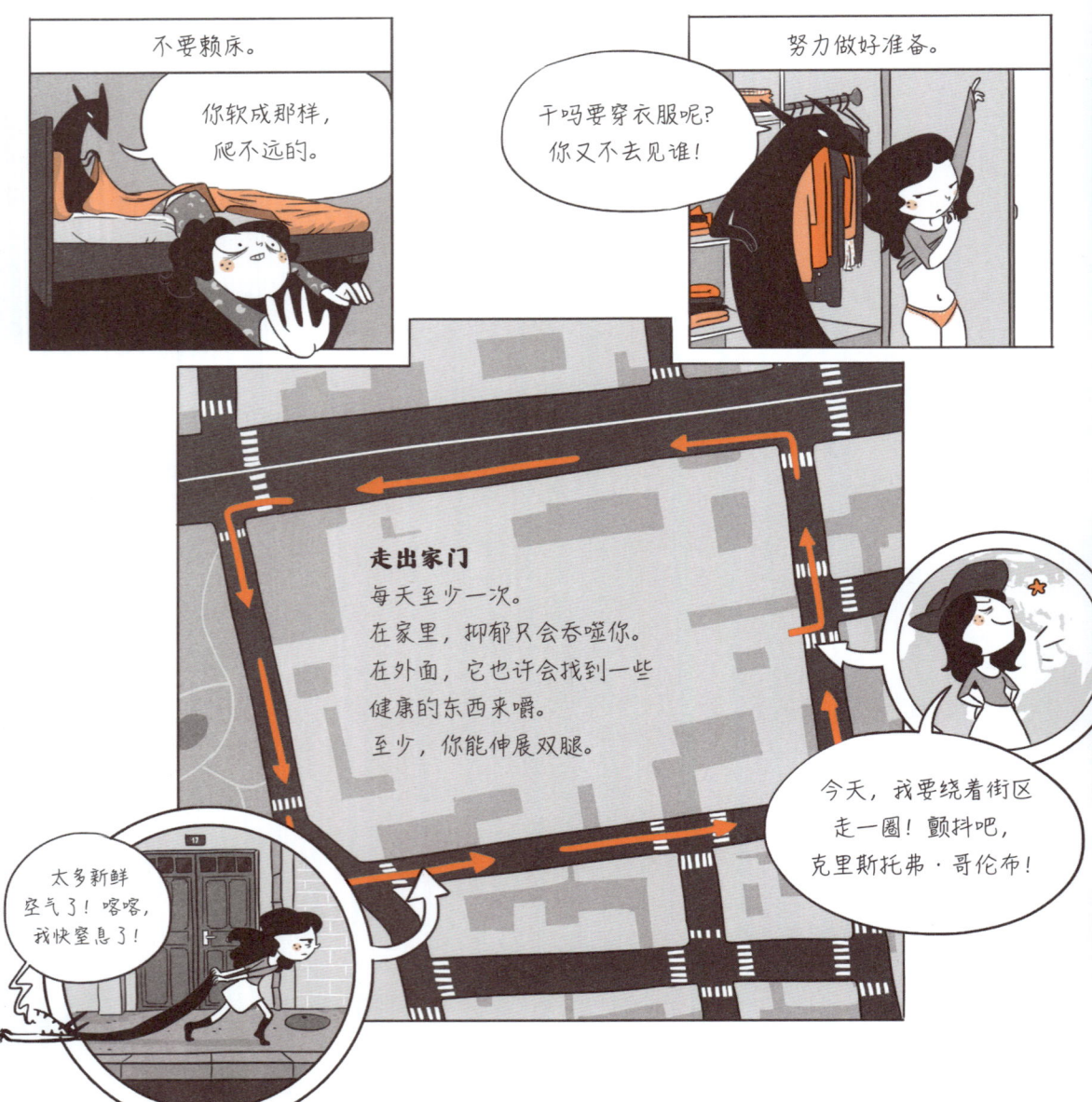

不要赖床。

你软成那样，爬不远的。

努力做好准备。

干吗要穿衣服呢？你又不去见谁！

走出家门

每天至少一次。
在家里，抑郁只会吞噬你。
在外面，它也许会找到一些健康的东西来嚼。
至少，你能伸展双腿。

太多新鲜空气了！喀喀，我快窒息了！

今天，我要绕着街区走一圈！颤抖吧，克里斯托弗·哥伦布！

试着继续工作。

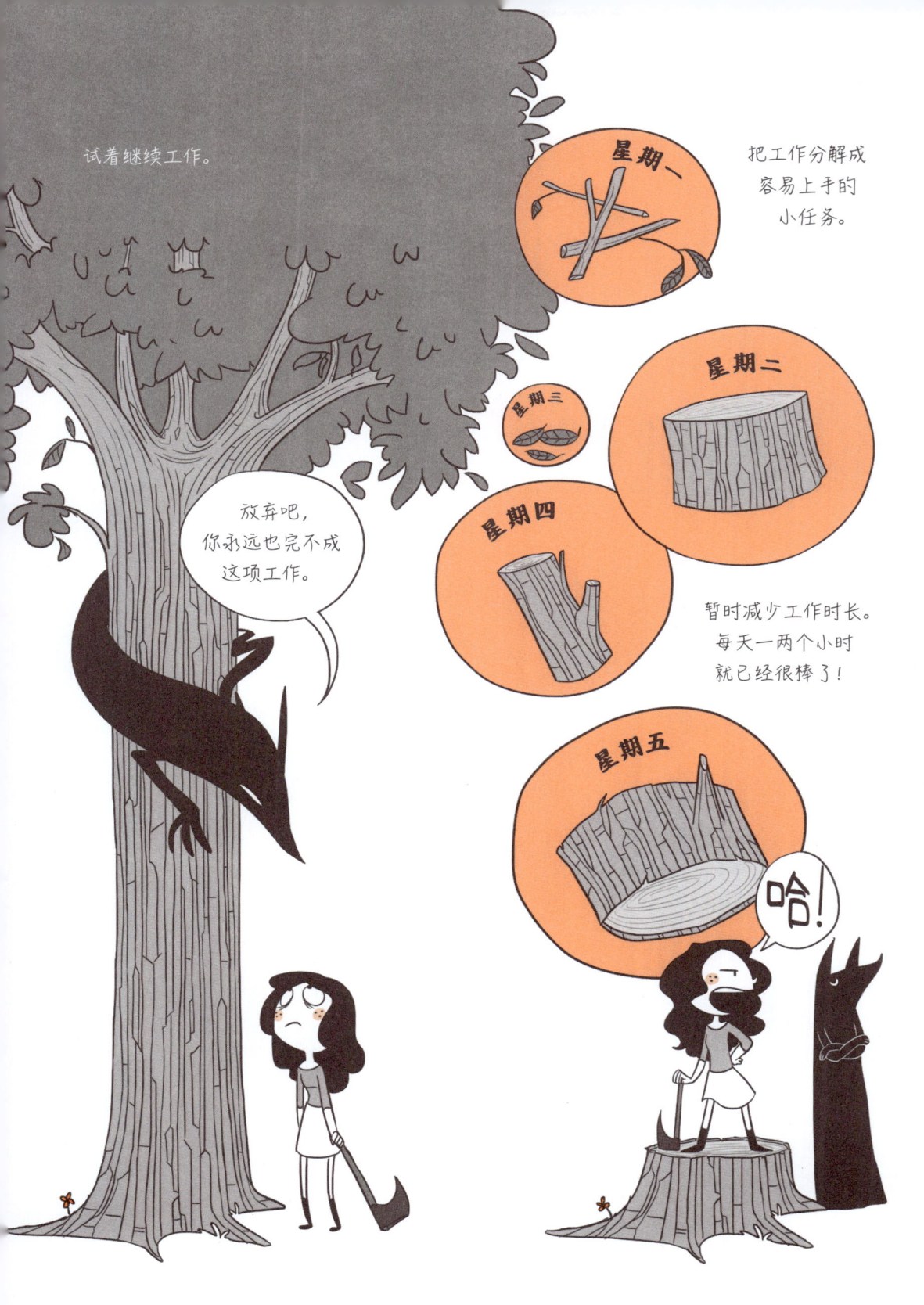

放弃吧，你永远也完不成这项工作。

把工作分解成容易上手的小任务。

星期一

星期二

星期三

星期四

暂时减少工作时长。每天一两个小时就已经很棒了！

星期五

哈！

培养小小的乐趣。

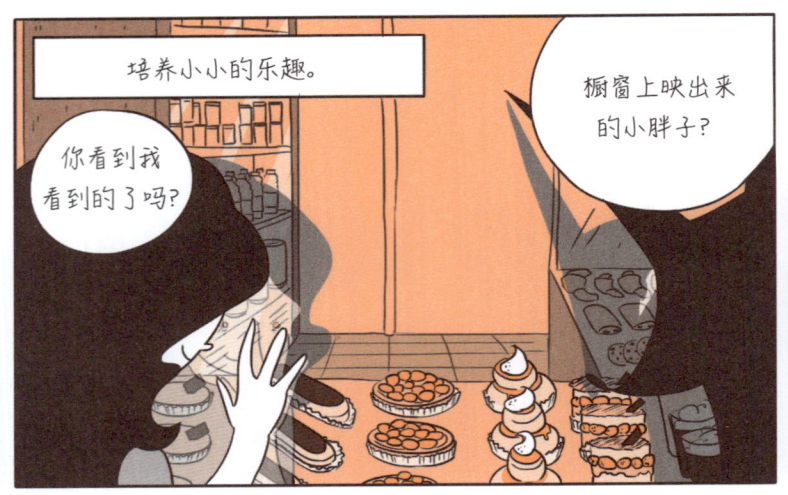

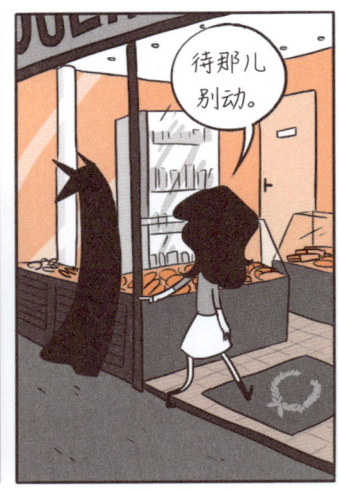

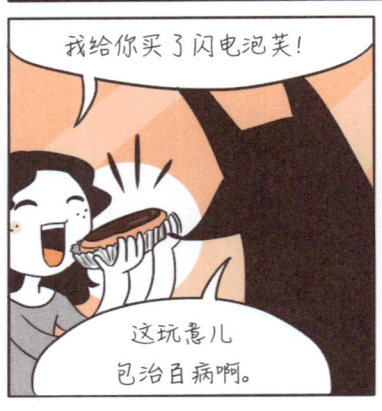

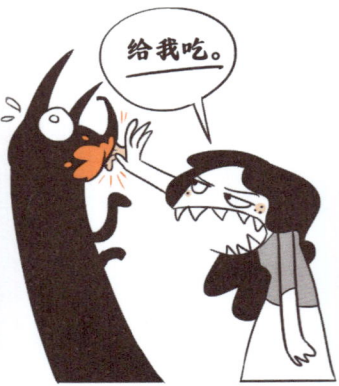

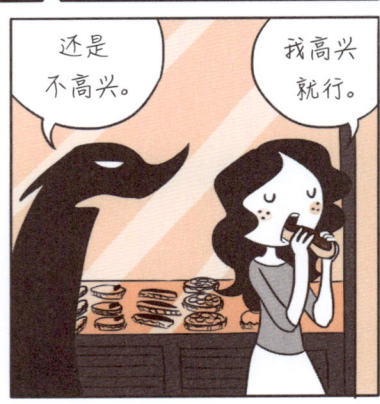

你看到我看到的了吗?

橱窗上映出来的小胖子?

待那儿别动。

我给你买了闪电泡芙!

给我吃。

还是不高兴。

我高兴就行。

这玩意儿包治百病啊。

然后到了晚上,可以告诉自己今天至少完成了一件积极的事。

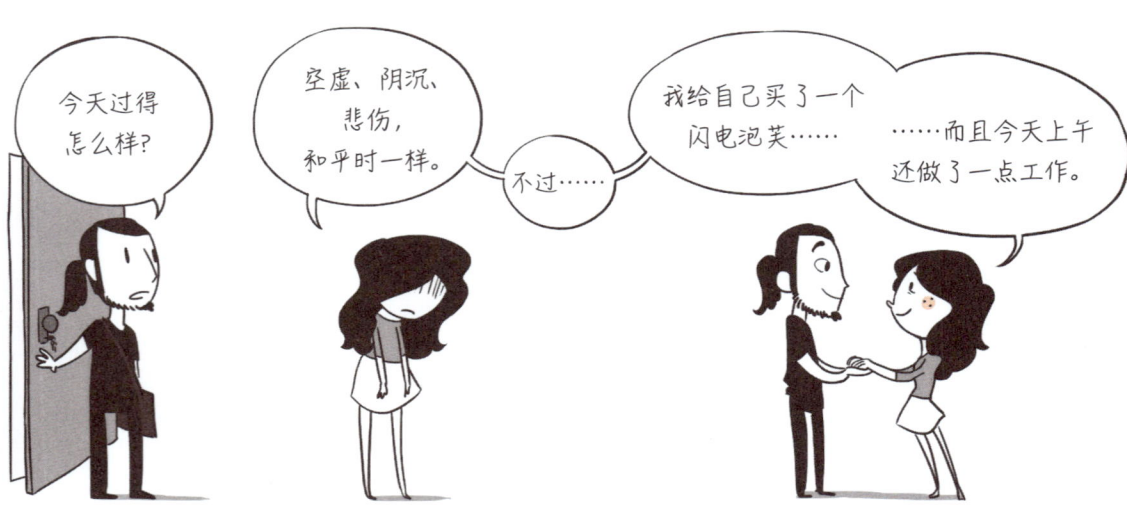

今天过得怎么样?

空虚、阴沉、悲伤,和平时一样。

不过……

我给自己买了一个闪电泡芙……

……而且今天上午还做了一点工作。

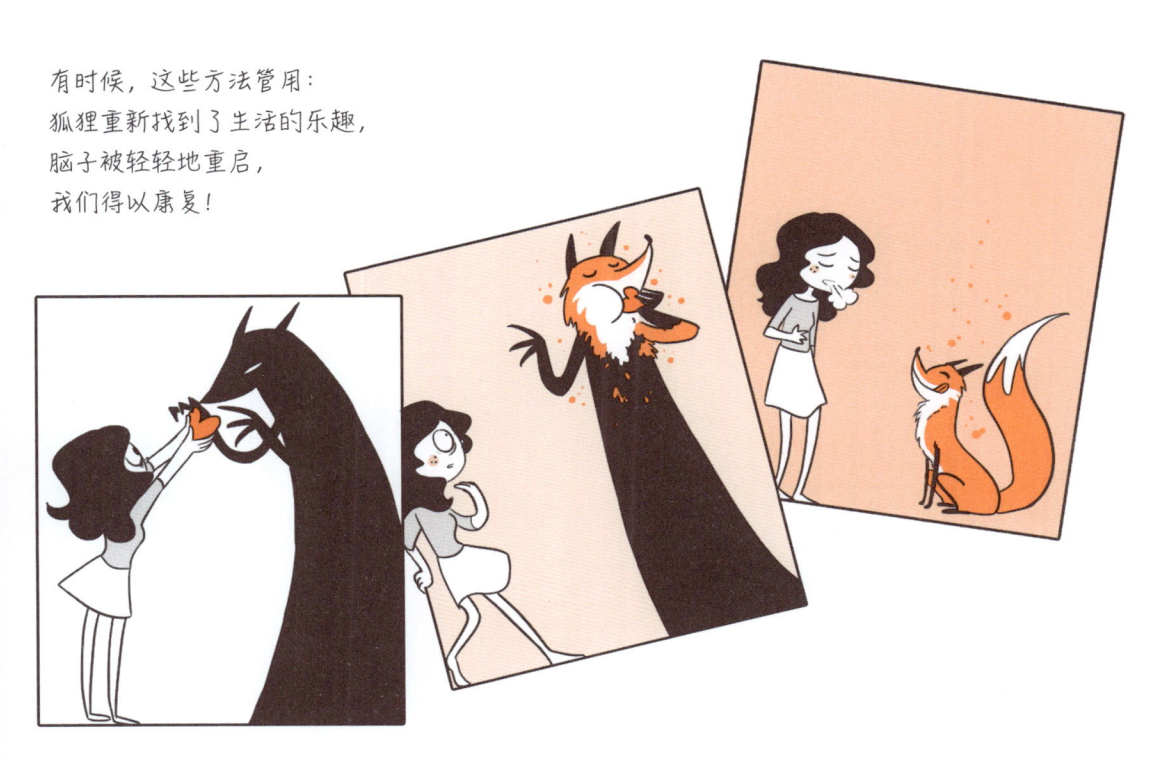

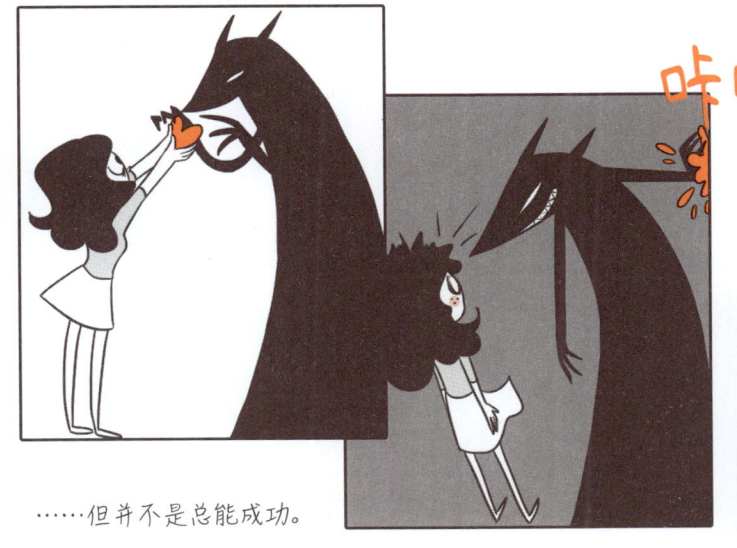

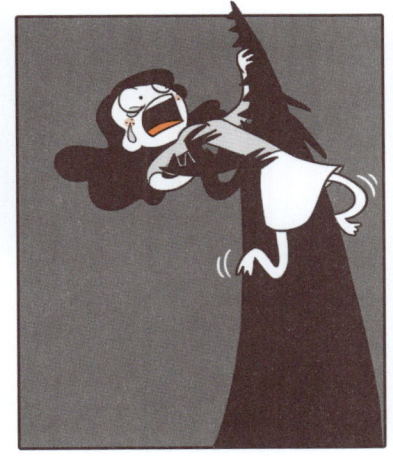

有时候，这些方法管用：
狐狸重新找到了生活的乐趣，
脑子被轻轻地重启，
我们得以康复！

咔嚓

……但并不是总能成功。

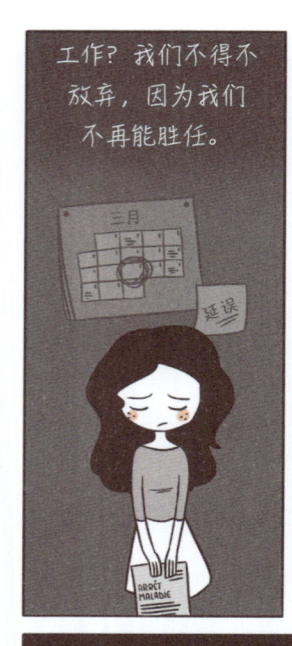

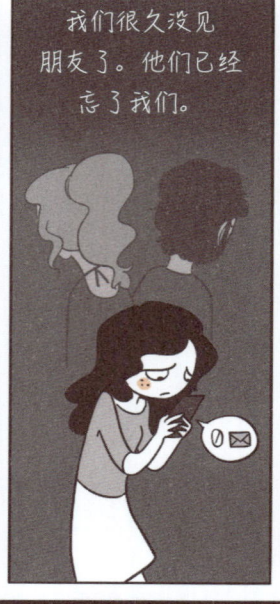

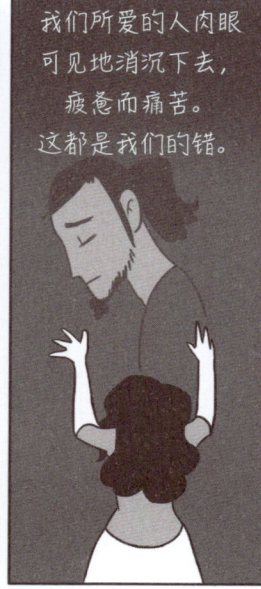

| 工作？我们不得不放弃，因为我们不再能胜任。 | 我们很久没见朋友了。他们已经忘了我们。 | 我们所爱的人肉眼可见地消沉下去，疲惫而痛苦。这都是我们的错。 | 而这内心深处该死的空虚感，怎么这么难受！ |

我们知道永远不会好起来了。
明天还是一样。后天也是。
大后天也是。大大后天还是。

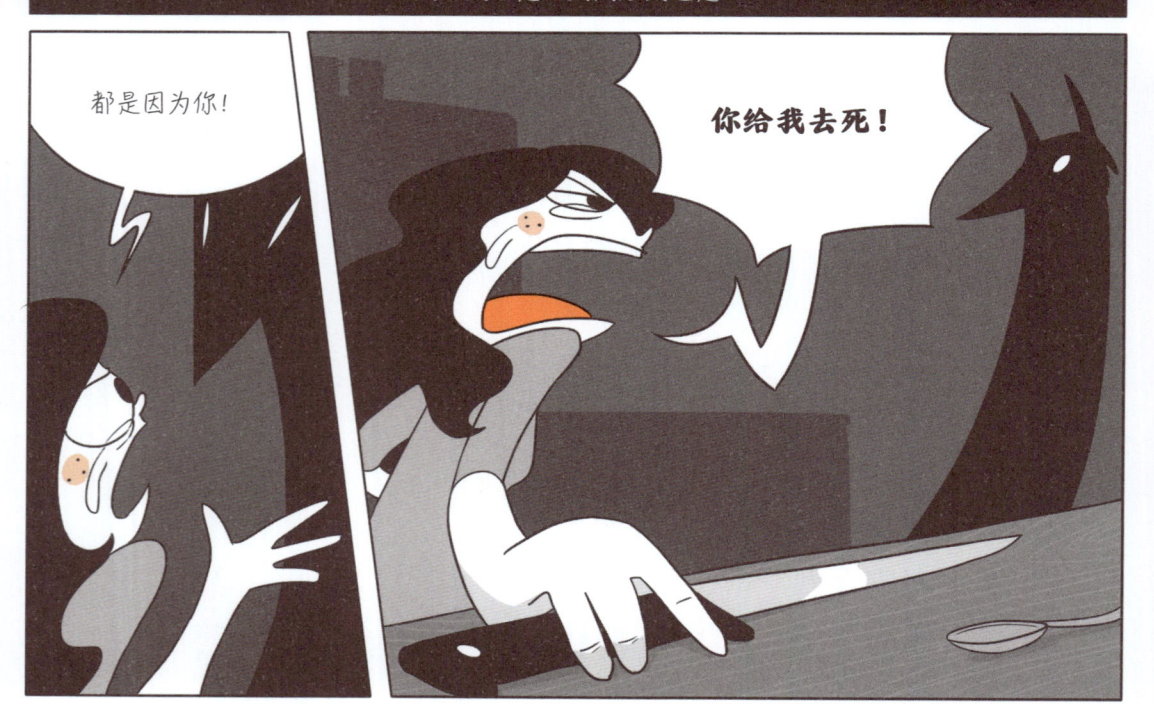

都是因为你！

你给我去死！

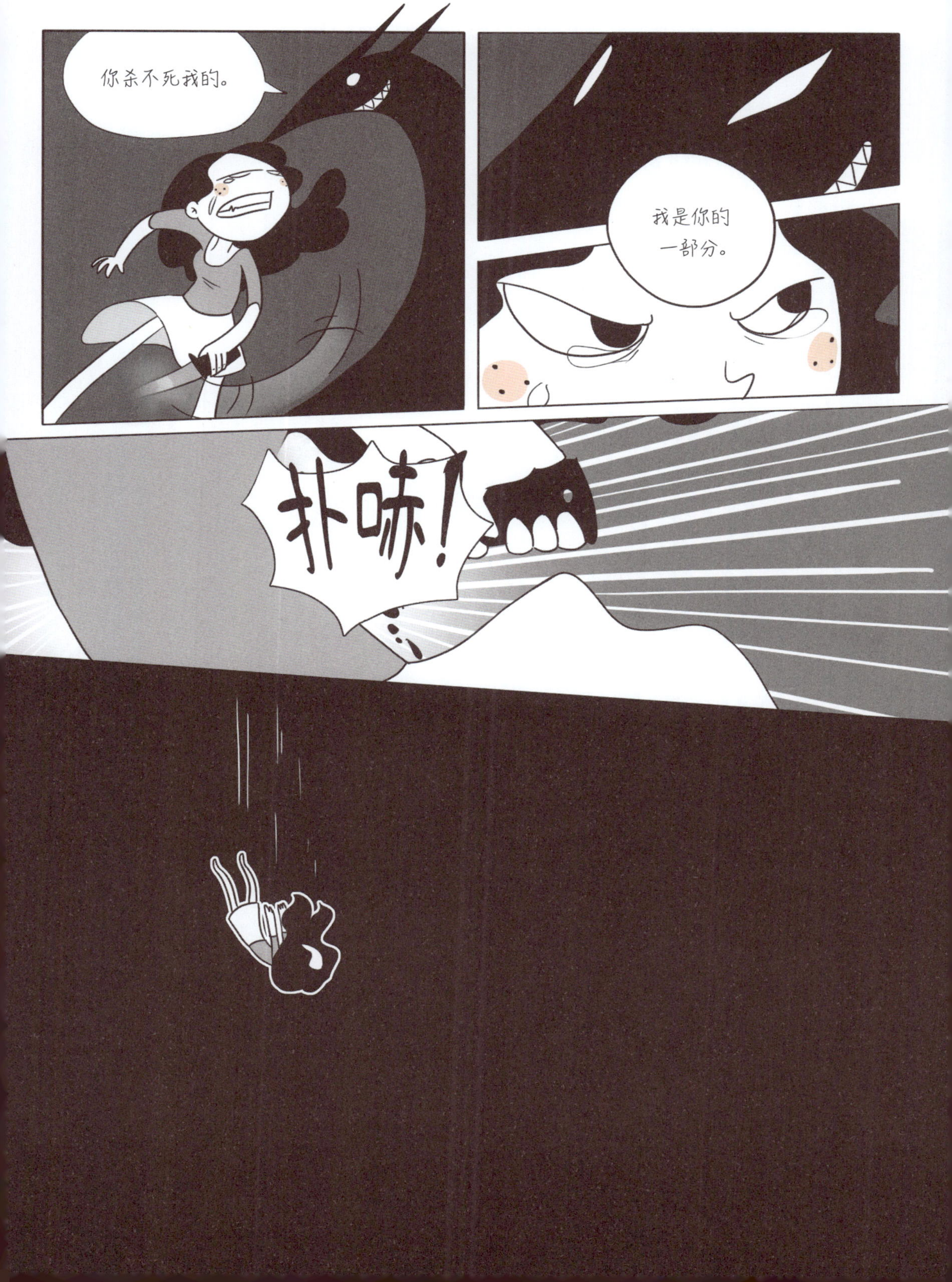
你杀不死我的。
我是你的一部分。
扑哧！

在环性心境障碍中，
自杀风险为 **47%**。

大约是双相II型障碍（**33%**）
的1.5倍……

……几乎是"经典"
单相抑郁症（**26%**）的2倍。

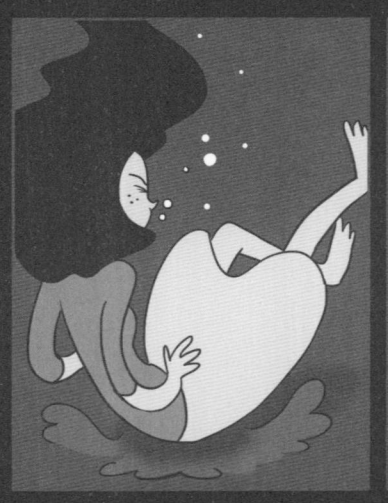

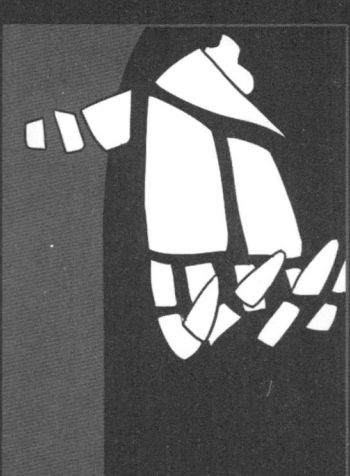

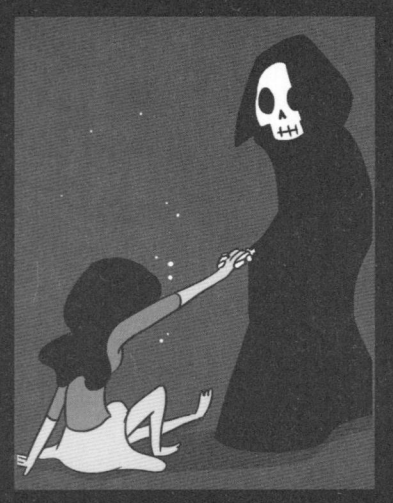

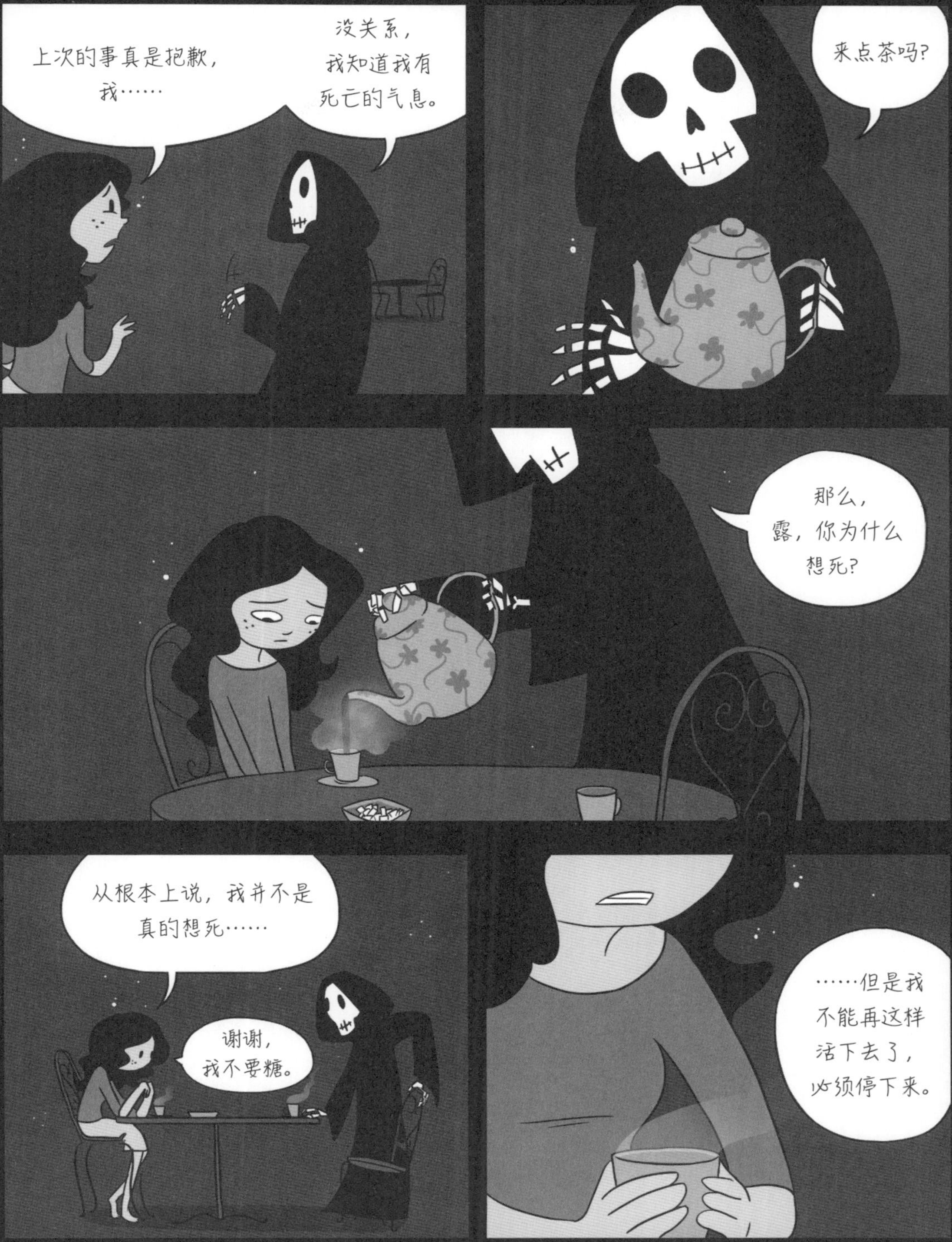
上次的事真是抱歉，我……
没关系，我知道我有死亡的气息。
来点茶吗？
那么，露，你为什么想死？
从根本上说，我并不是真的想死……
谢谢，我不要糖。
……但是我不能再这样活下去了，必须停下来。

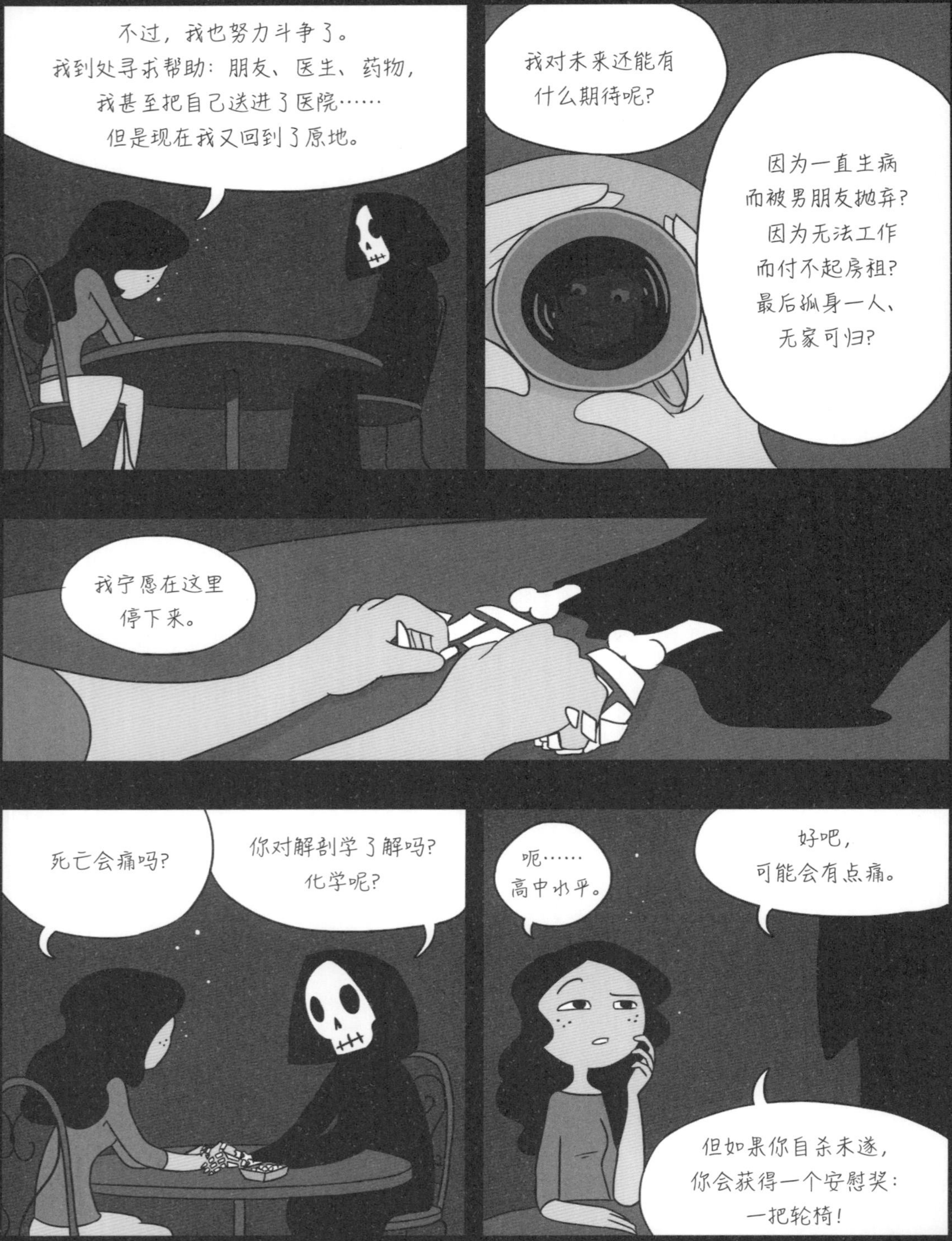
不过，我也努力斗争了。
我到处寻求帮助：朋友、医生、药物，
我甚至把自己送进了医院……
但是现在我又回到了原地。
我对未来还能有
什么期待呢？
因为一直生病
而被男朋友抛弃？
因为无法工作
而付不起房租？
最后孤身一人、
无家可归？
我宁愿在这里
停下来。
死亡会痛吗？
你对解剖学了解吗？
化学呢？
呃……
高中水平。
好吧，
可能会有点痛。
但如果你自杀未遂，
你会获得一个安慰奖：
一把轮椅！

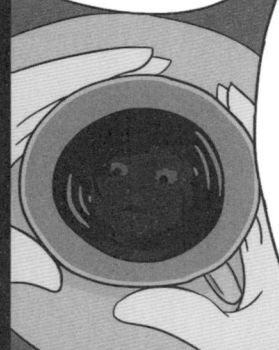

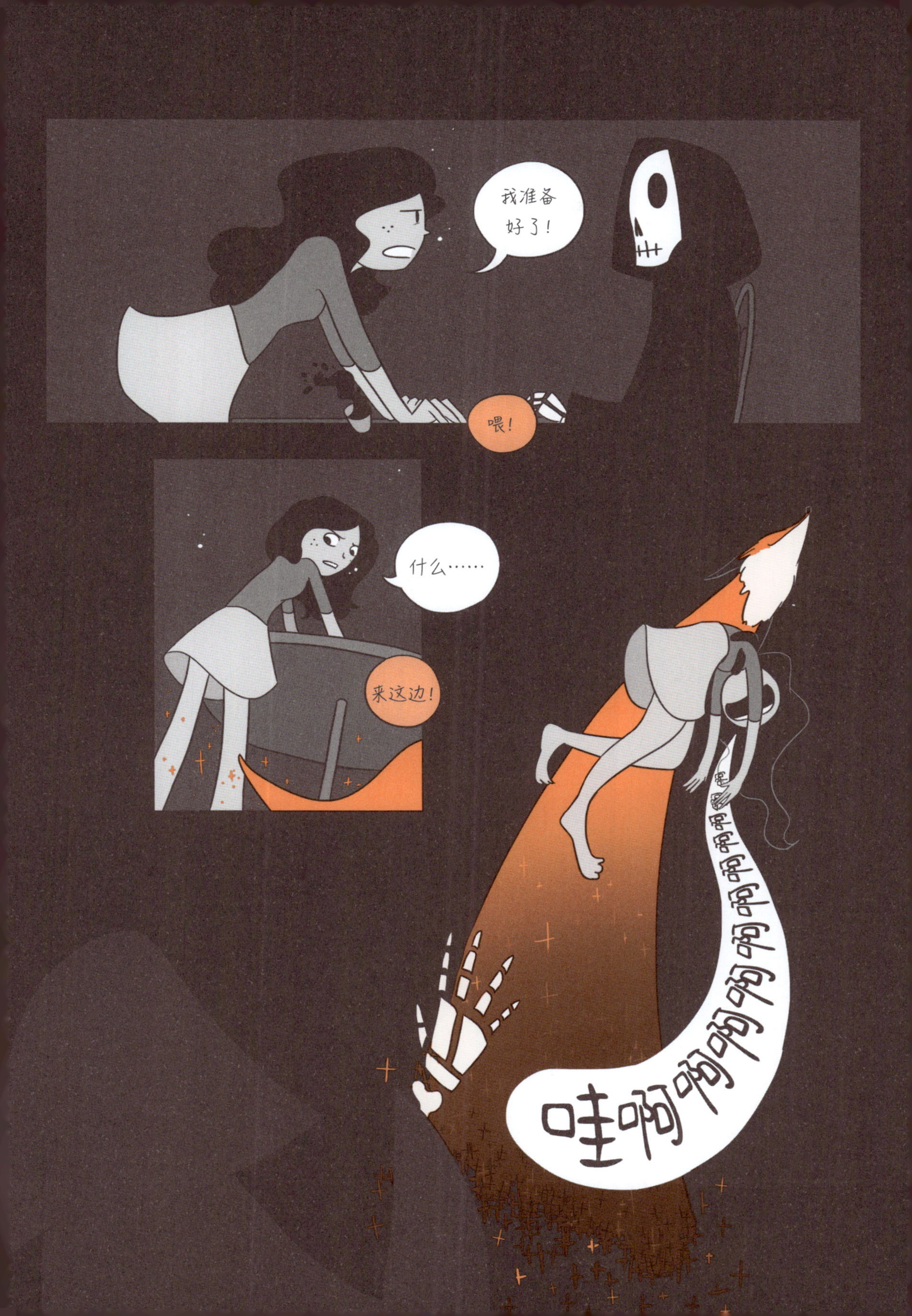
我准备好了！
喂！
什么……
来这边！
哇啊啊啊啊啊啊啊啊啊啊啊啊

呜呼！

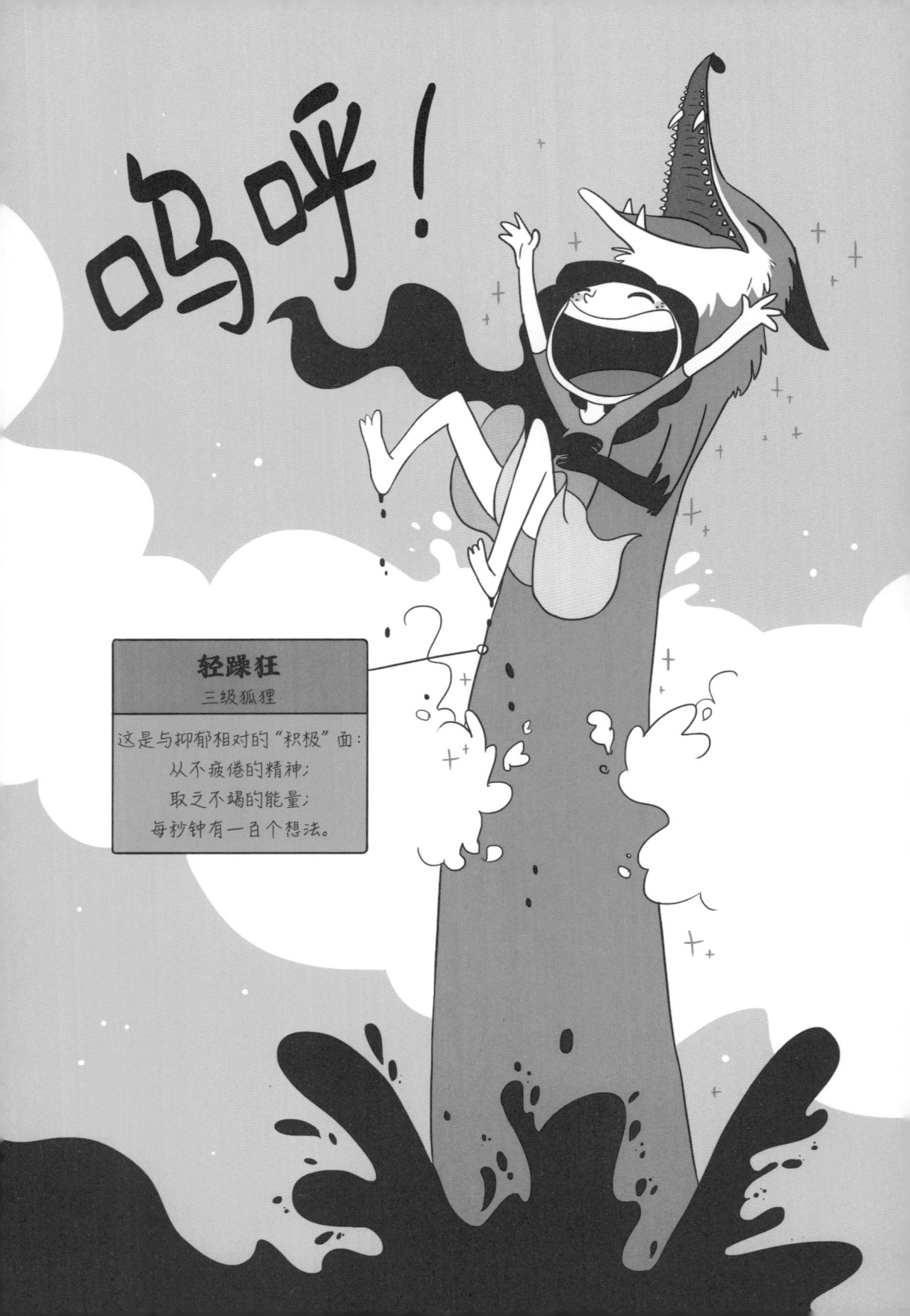

轻躁狂
三级狐狸

这是与抑郁相对的"积极"面：
从不疲倦的精神；
取之不竭的能量；
每秒钟有一百个想法。

大脑里，多巴胺大量涌动。

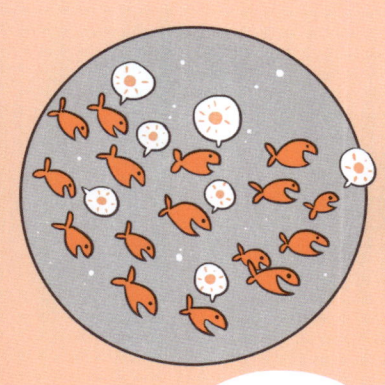

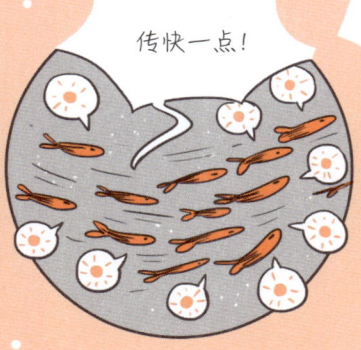

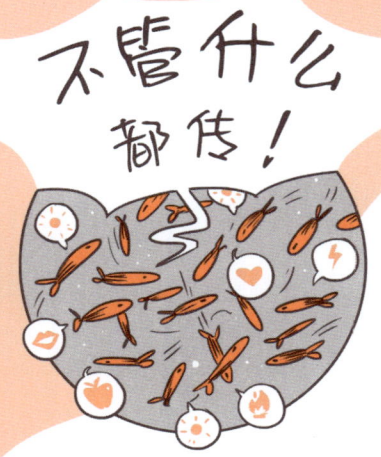

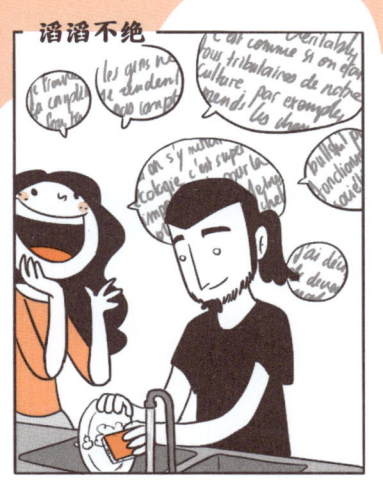

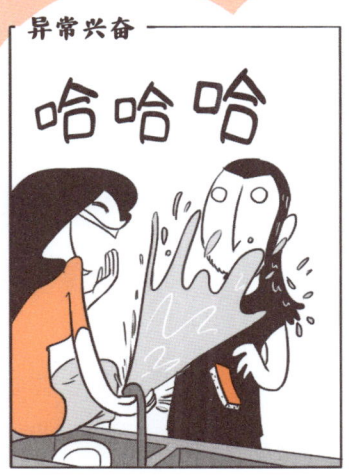

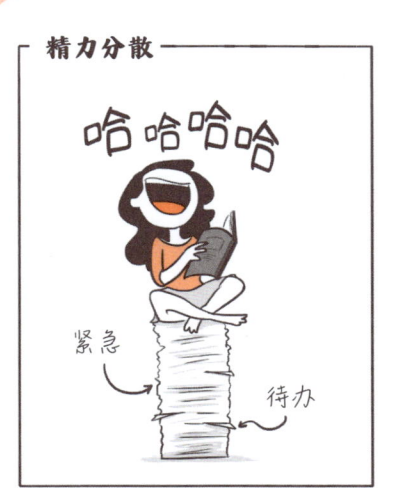

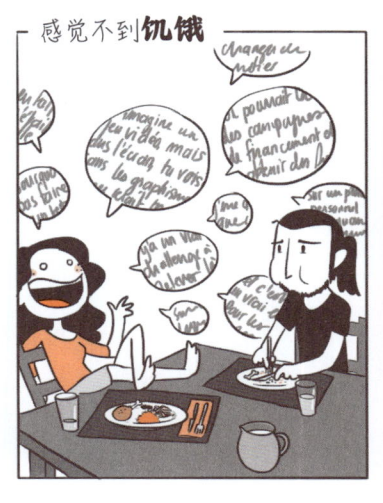

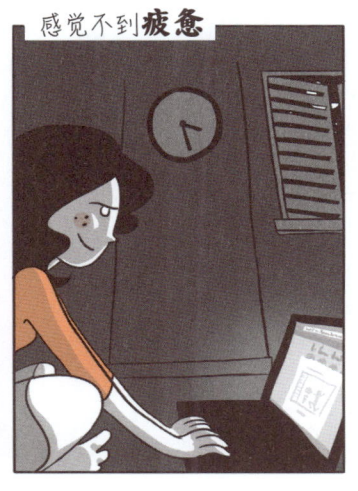

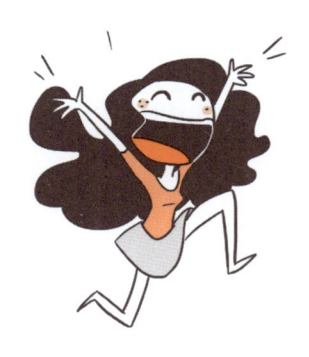

传快一点！

不管什么都传！

滔滔不绝

异常兴奋

精力分散

紧急　待办

感觉不到饥饿

感觉不到疲惫

再没任何
后顾之忧！

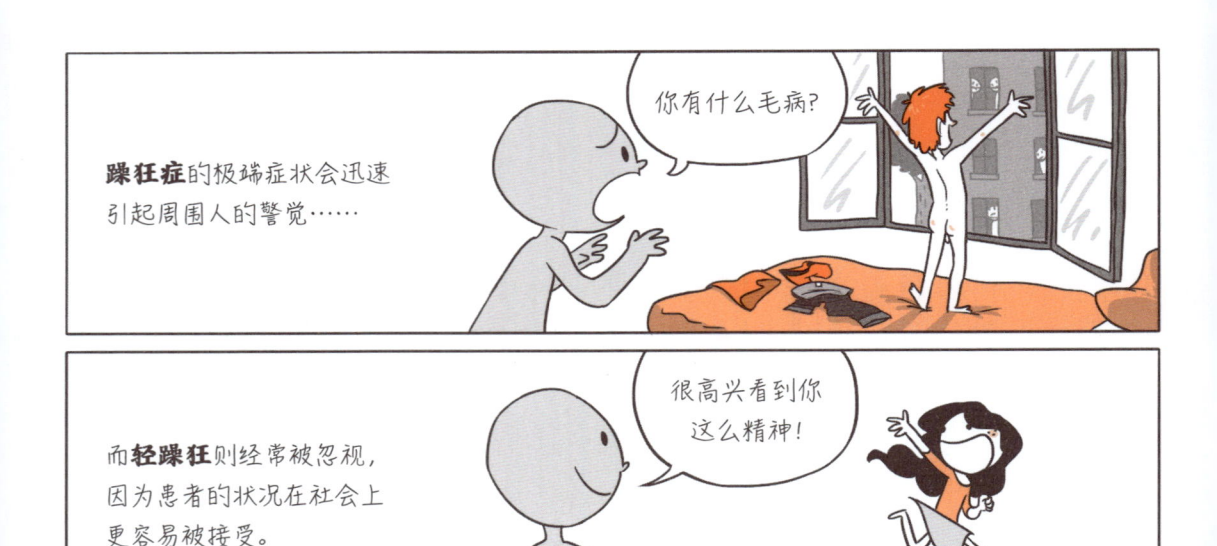

躁狂症的极端症状会迅速引起周围人的警觉……

你有什么毛病？

而**轻躁狂**则经常被忽视，因为患者的状况在社会上更容易被接受。

很高兴看到你这么精神！

但是，它带来的不只是幸福。与人稍有摩擦，情绪高涨就会变成咄咄逼人。

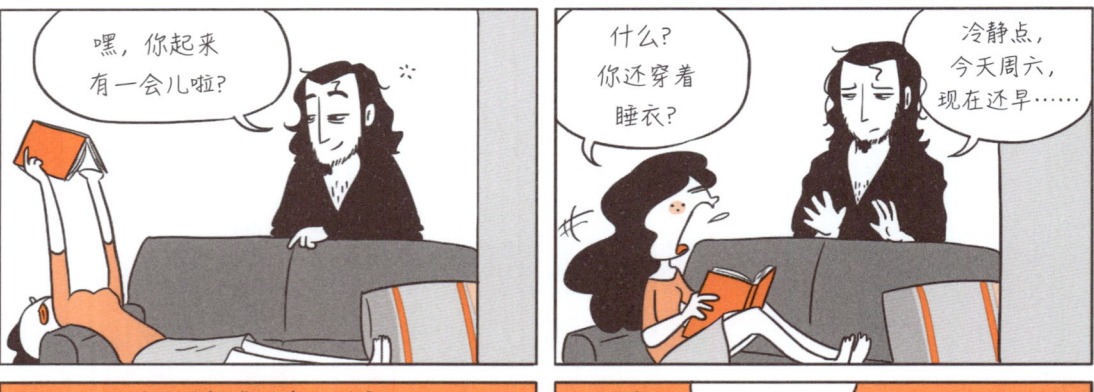

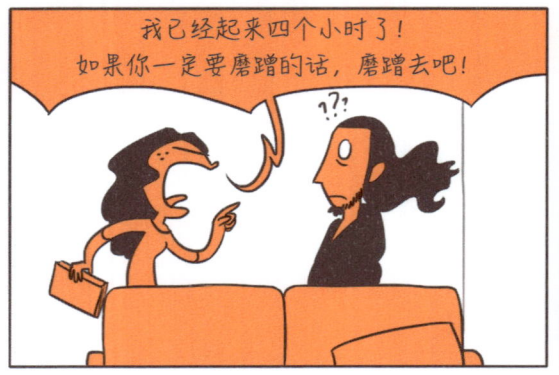

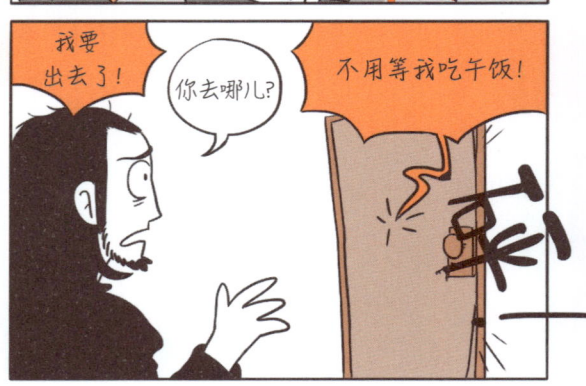

嘿，你起来有一会儿啦？

什么？你还穿着睡衣？

冷静点，今天周六，现在还早……

我已经起来四个小时了！如果你一定要磨蹭的话，磨蹭去吧！

我要出去了！

你去哪儿？

不用等我吃午饭！

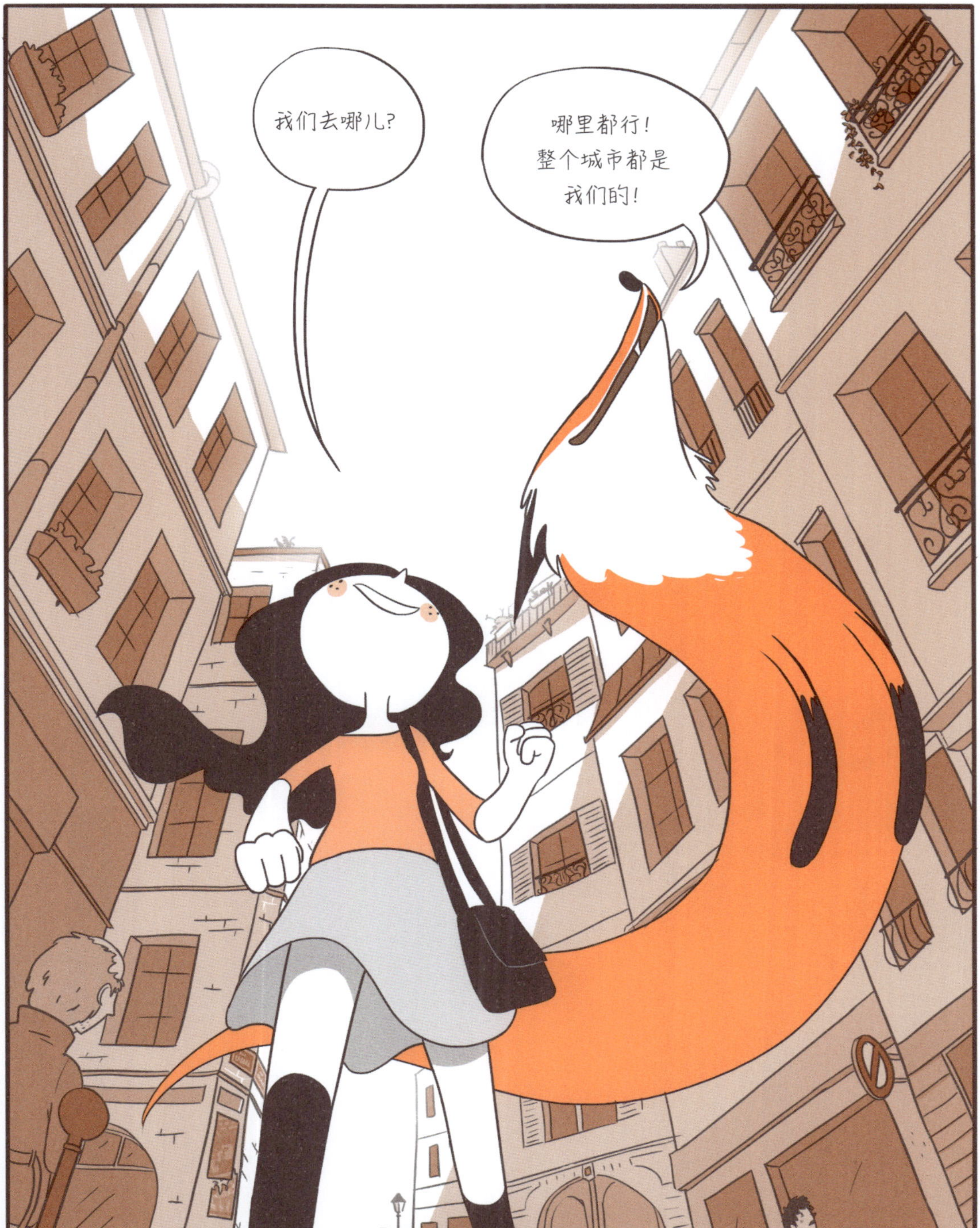
我们去哪儿？
哪里都行！
整个城市都是
我们的！

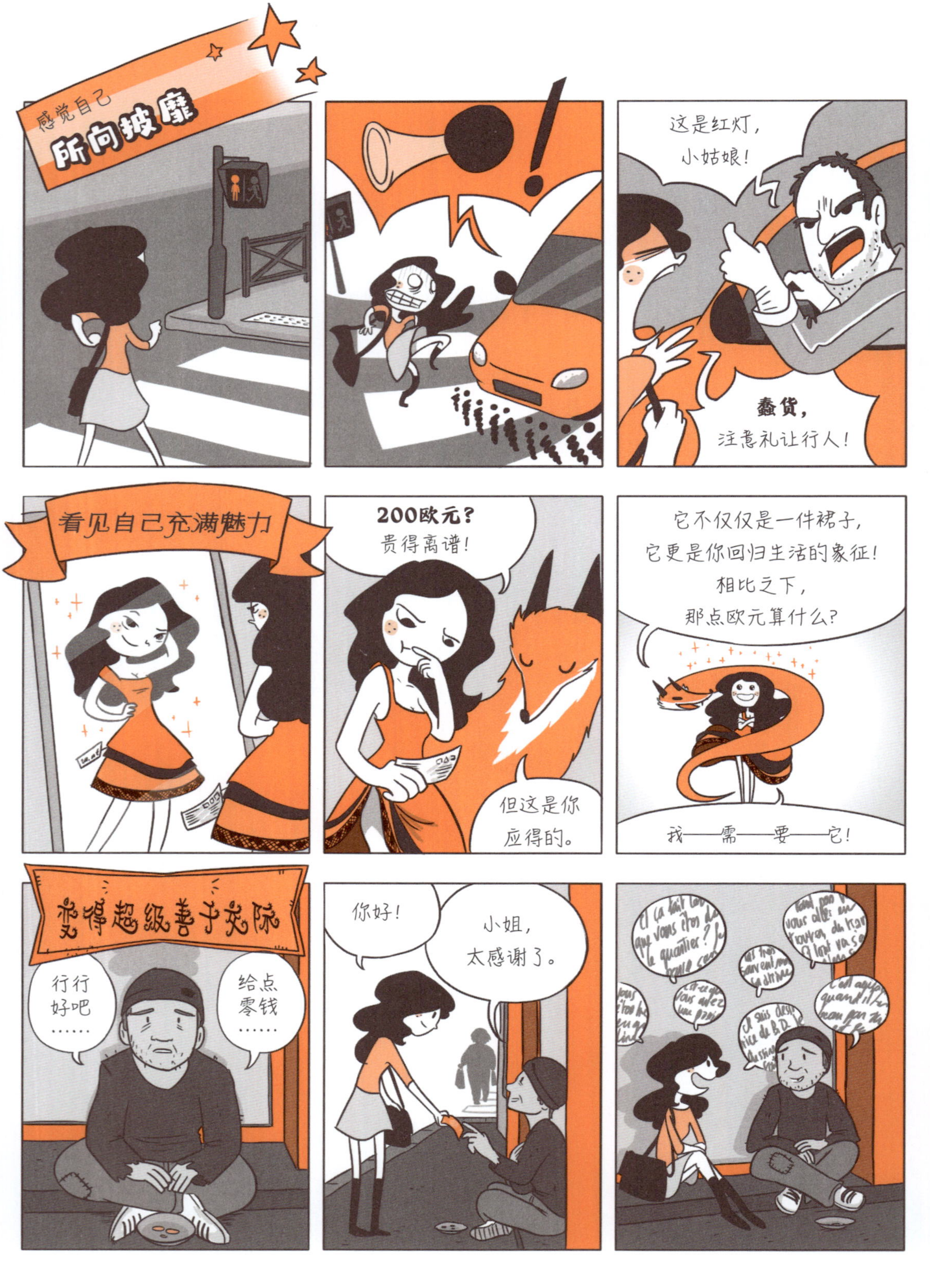
感觉自己
所向披靡
这是红灯，
小姑娘！
蠢货，
注意礼让行人！
看见自己充满魅力
200欧元？
贵得离谱！
但这是你
应得的。
它不仅仅是一件裙子，
它更是你回归生活的象征！
相比之下，
那点欧元算什么？
我——需——要——它！
变得超级善于交际
行行
好吧
……
给点
零钱
……
你好！
小姐，
太感谢了。

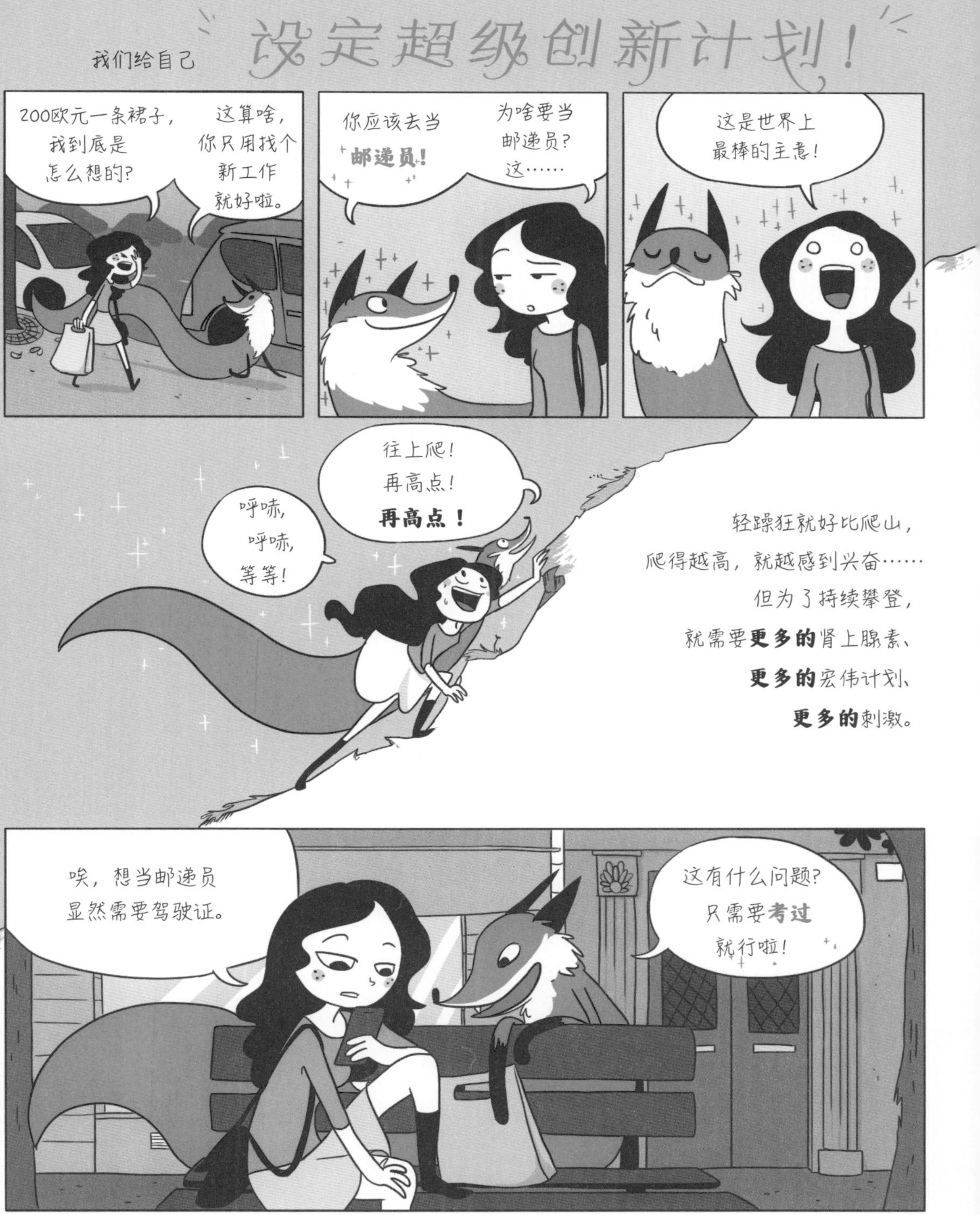
我们给自己
设定超级创新计划！
200欧元一条裙子，我到底是怎么想的？
这算啥，你只用找个新工作就好啦。
你应该去当**邮递员！**
为啥要当邮递员？这……
这是世界上最棒的主意！
往上爬！再高点！**再高点！**
呼哧，呼哧，等等！
轻躁狂就好比爬山，
爬得越高，就越感到兴奋……
但为了持续攀登，
就需要**更多的**肾上腺素、
更多的宏伟计划、
更多的刺激。
唉，想当邮递员显然需要驾驶证。
这有什么问题？只需要**考过**就行啦！

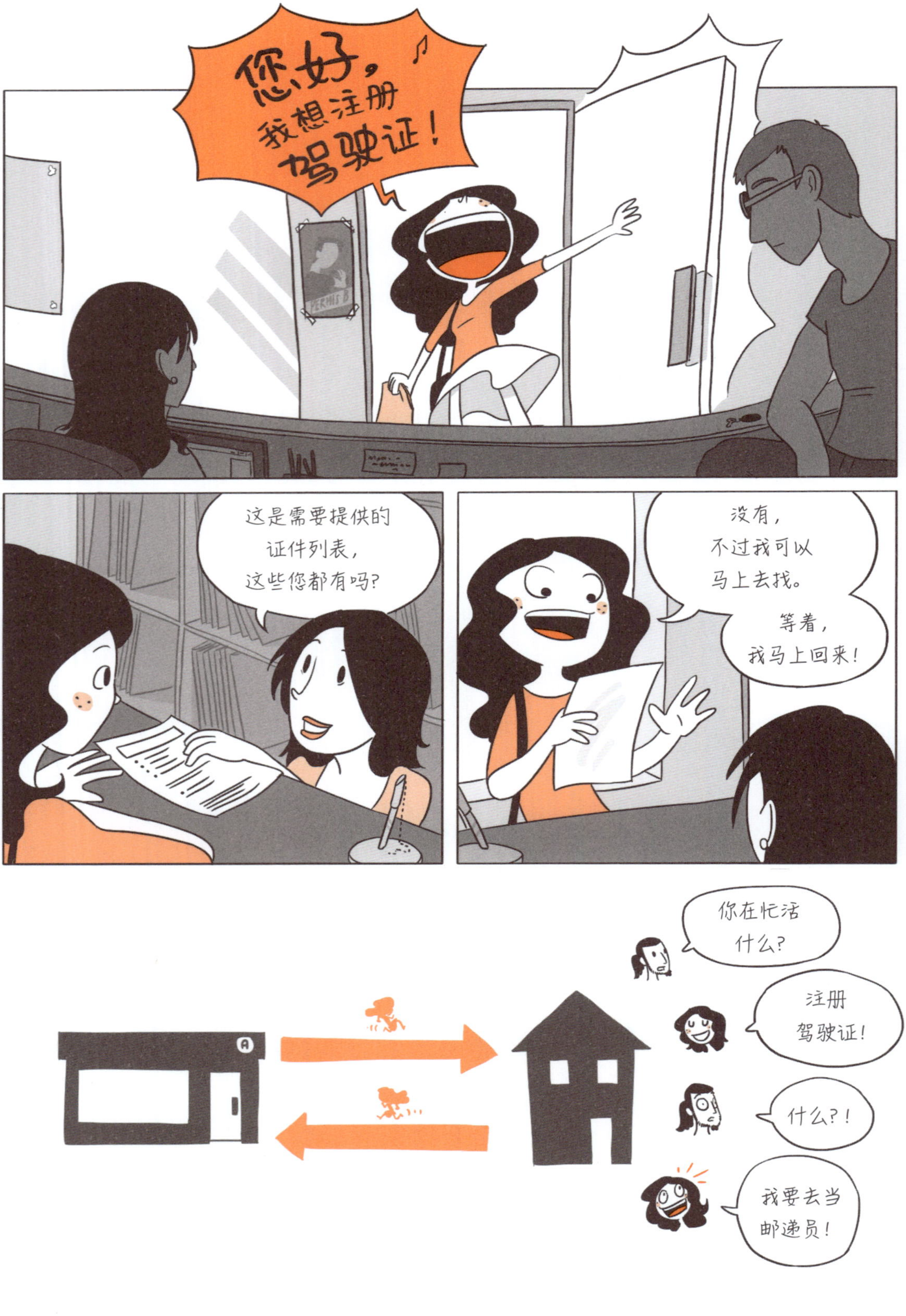

您好，
我想注册
驾驶证！
PERMIS B
这是需要提供的
证件列表，
这些您都有吗？
没有，
不过我可以
马上去找。
等着，
我马上回来！
你在忙活
什么？
注册
驾驶证！
什么？！
我要去当
邮递员！

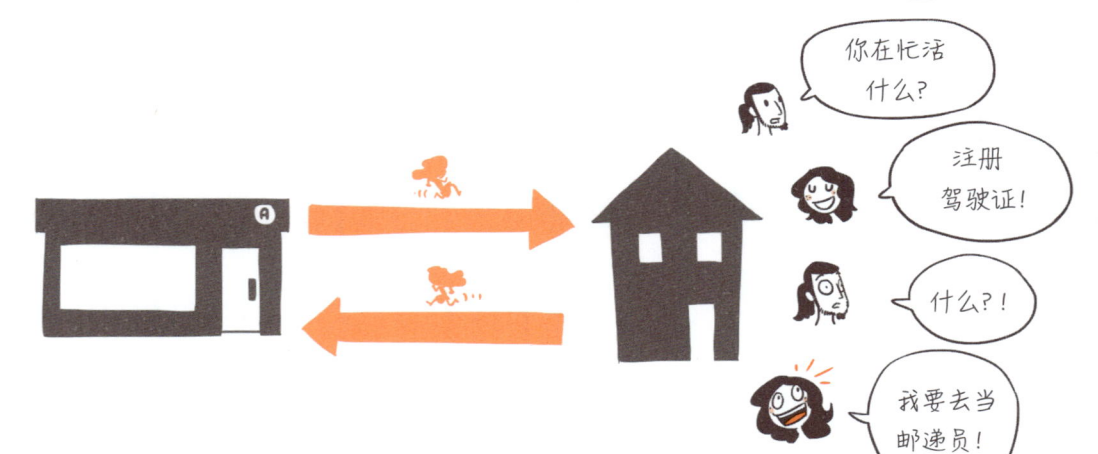

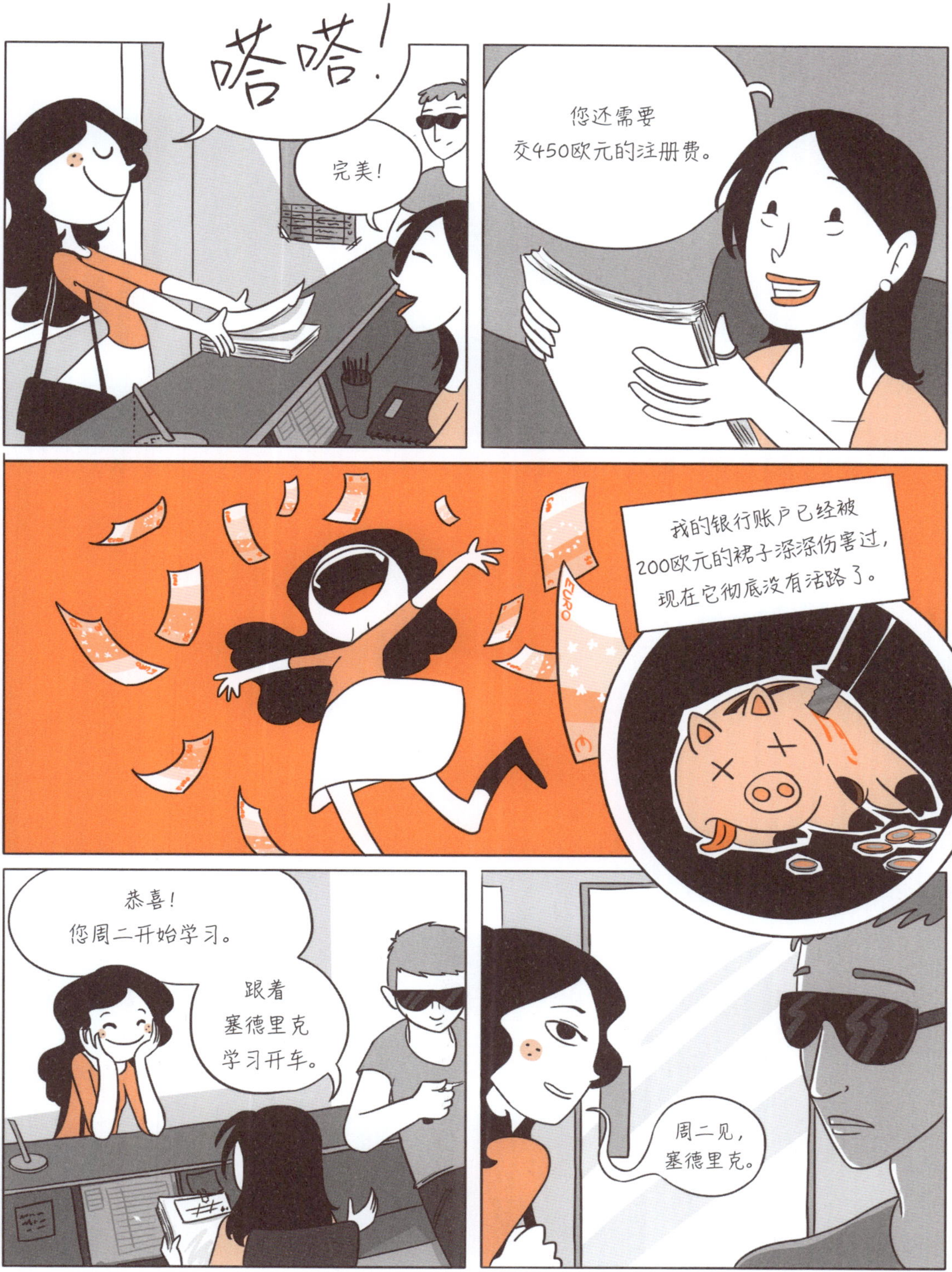
嗒嗒！
完美！
您还需要
交450欧元的注册费。
我的银行账户已经被
200欧元的裙子深深伤害过，
现在它彻底没有活路了。
EURO
恭喜！
您周二开始学习。
跟着
塞德里克
学习开车。
周二见，
塞德里克。

"我从来没感觉这么棒过！"

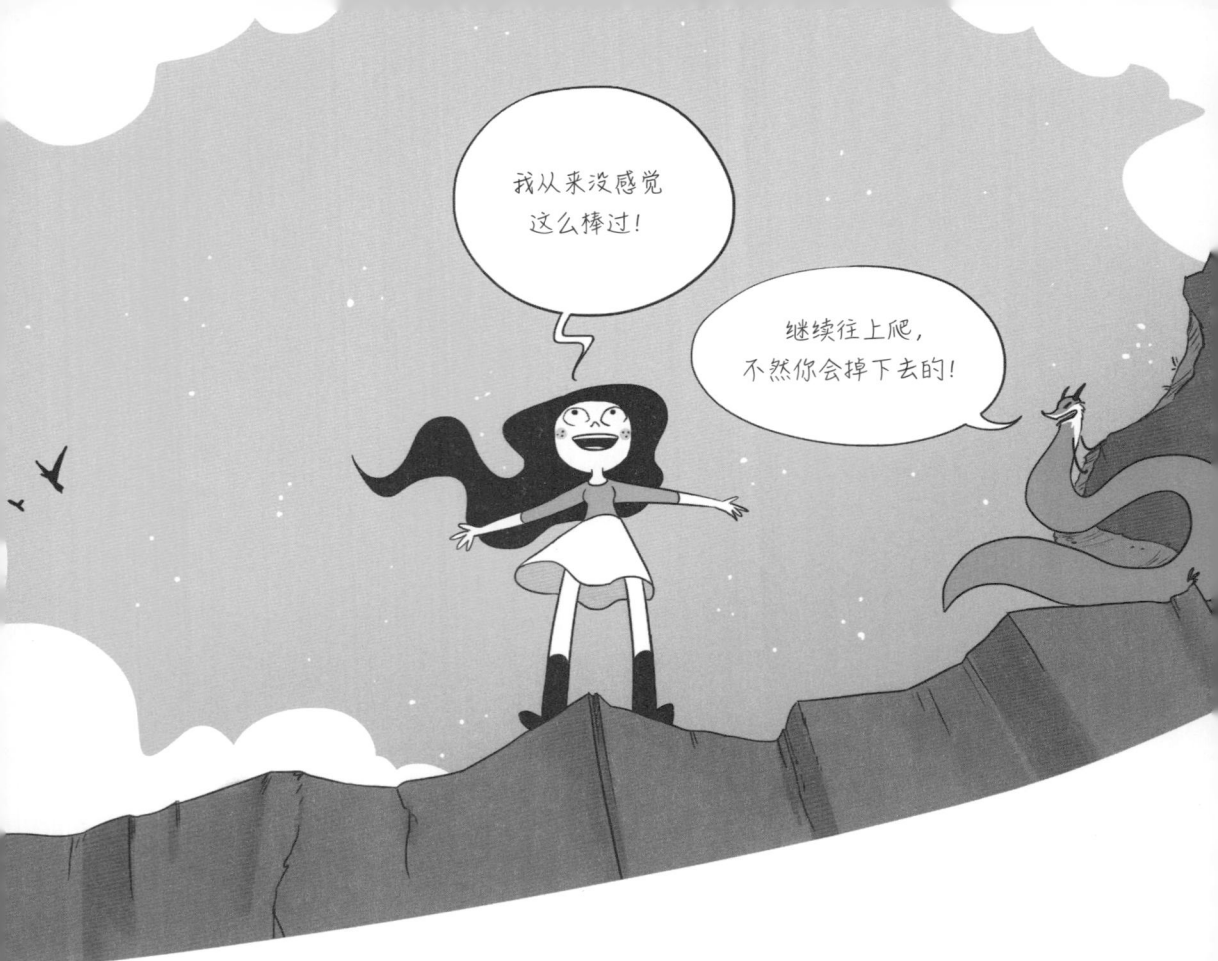

"继续往上爬，不然你会掉下去的！"

在这样的高度，往上爬变得危险。
为了继续攀登，需要的东西会越来越多：
更多放纵、更多越轨……
这些事情，一旦轻躁狂症状消退，
我们就会后悔。

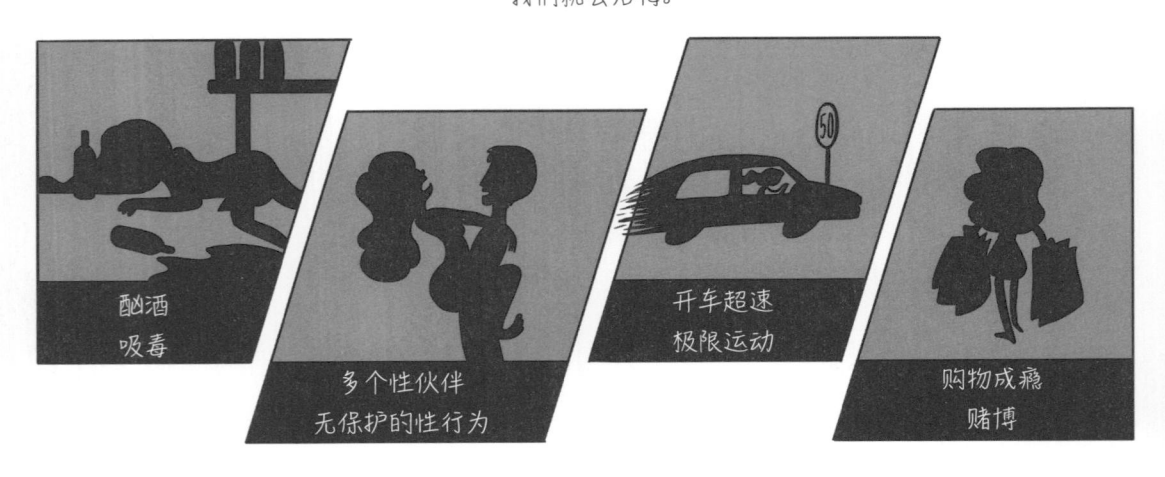

酗酒
吸毒

多个性伙伴
无保护的性行为

开车超速
极限运动

购物成瘾
赌博

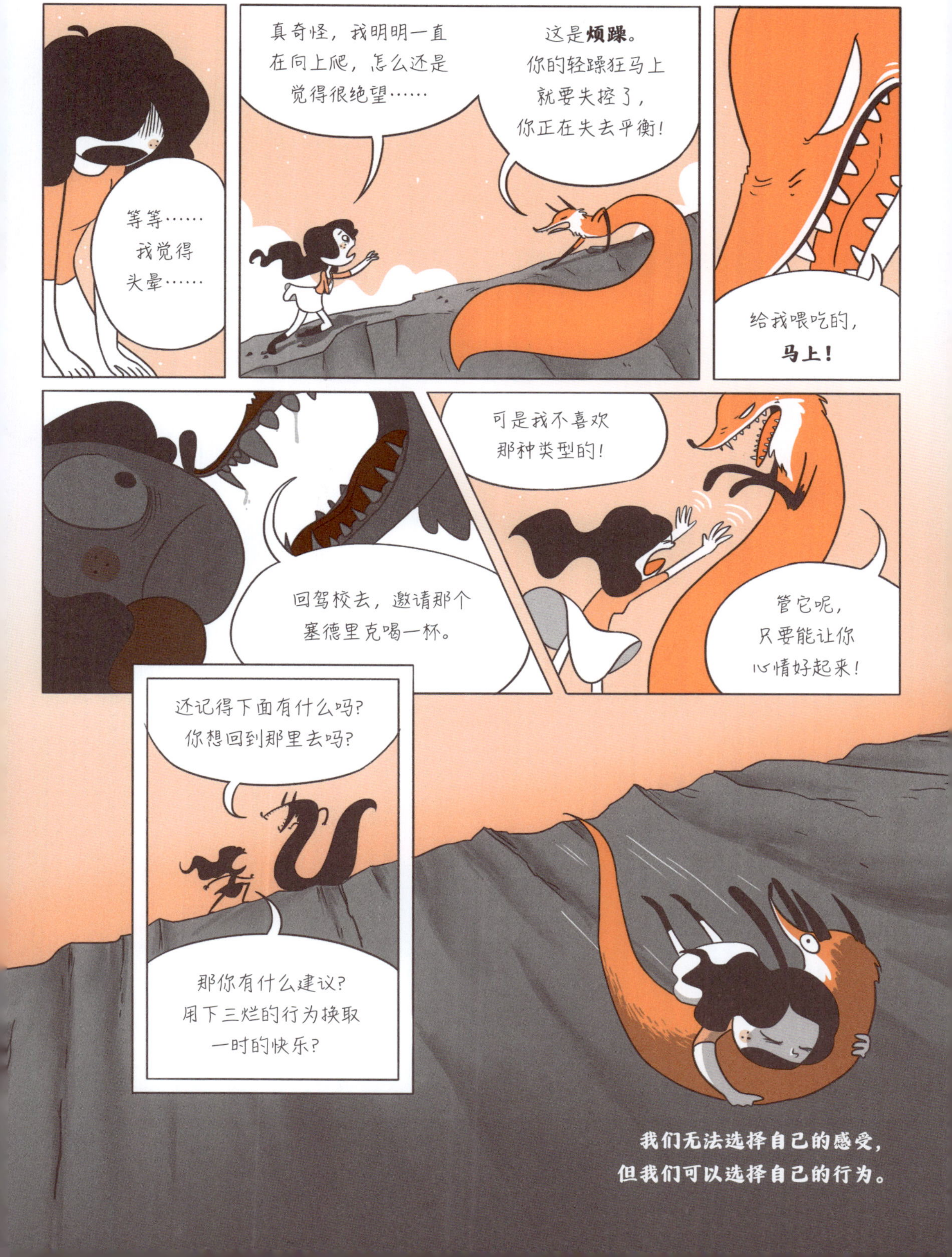
等等……我觉得头晕……
真奇怪，我明明一直在向上爬，怎么还是觉得很绝望……
这是**烦躁。**你的轻躁狂马上就要失控了，你正在失去平衡！
给我喂吃的，**马上！**
回驾校去，邀请那个塞德里克喝一杯。
可是我不喜欢那种类型的！
管它呢，只要能让你心情好起来！
还记得下面有什么吗？你想回到那里去吗？
那你有什么建议？用下三烂的行为换取一时的快乐？
我们无法选择自己的感受，
但我们可以选择自己的行为。

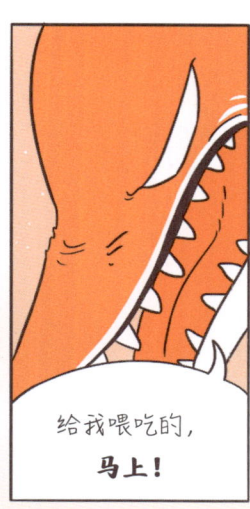

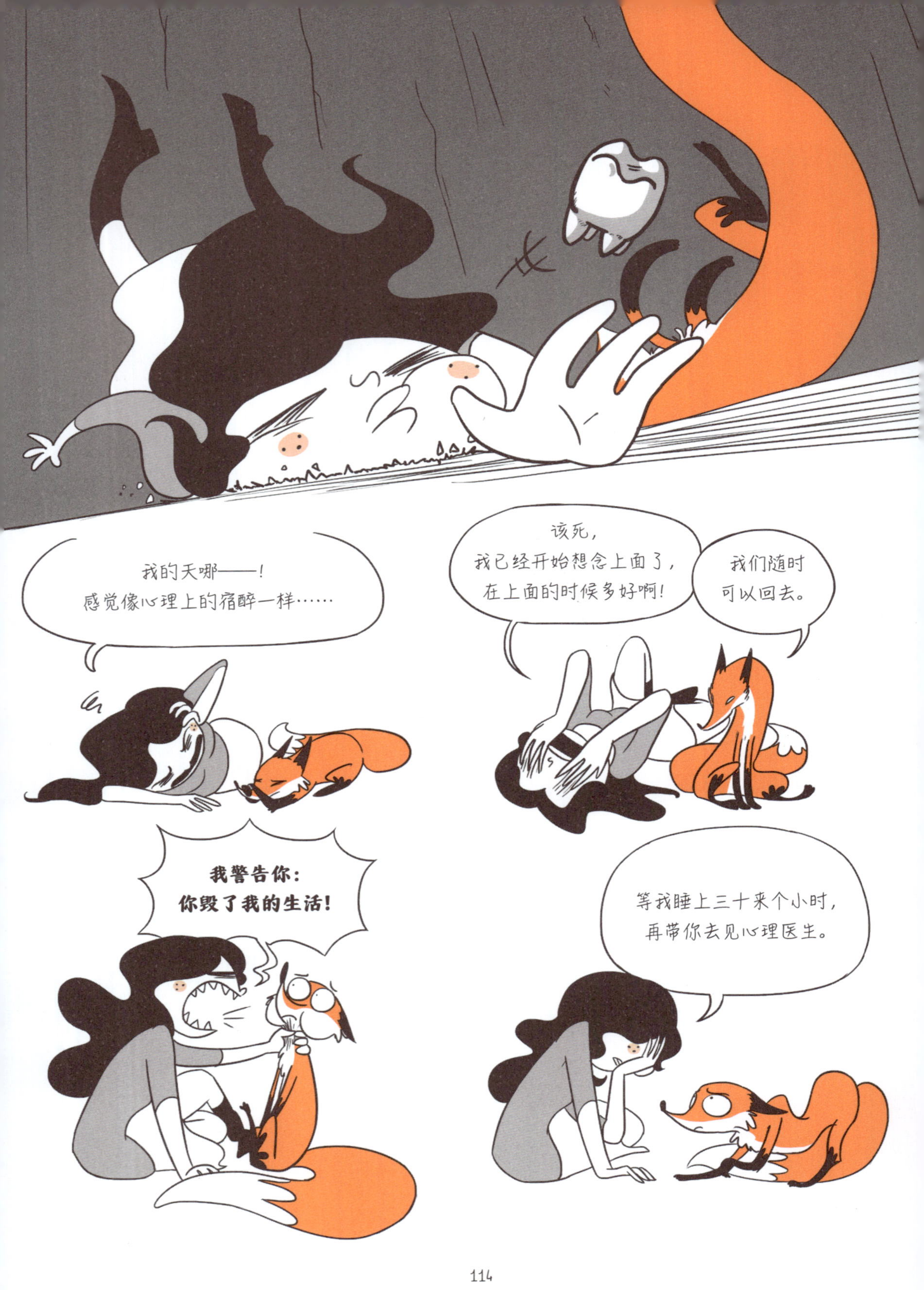
我的天哪——！
感觉像心理上的宿醉一样……
该死，
我已经开始想念上面了，
在上面的时候多好啊！
我们随时
可以回去。
我警告你：
你毁了我的生活！
等我睡上三十来个小时，
再带你去见心理医生。

直到今天，很多人还是会不自觉地把世界一分为二：

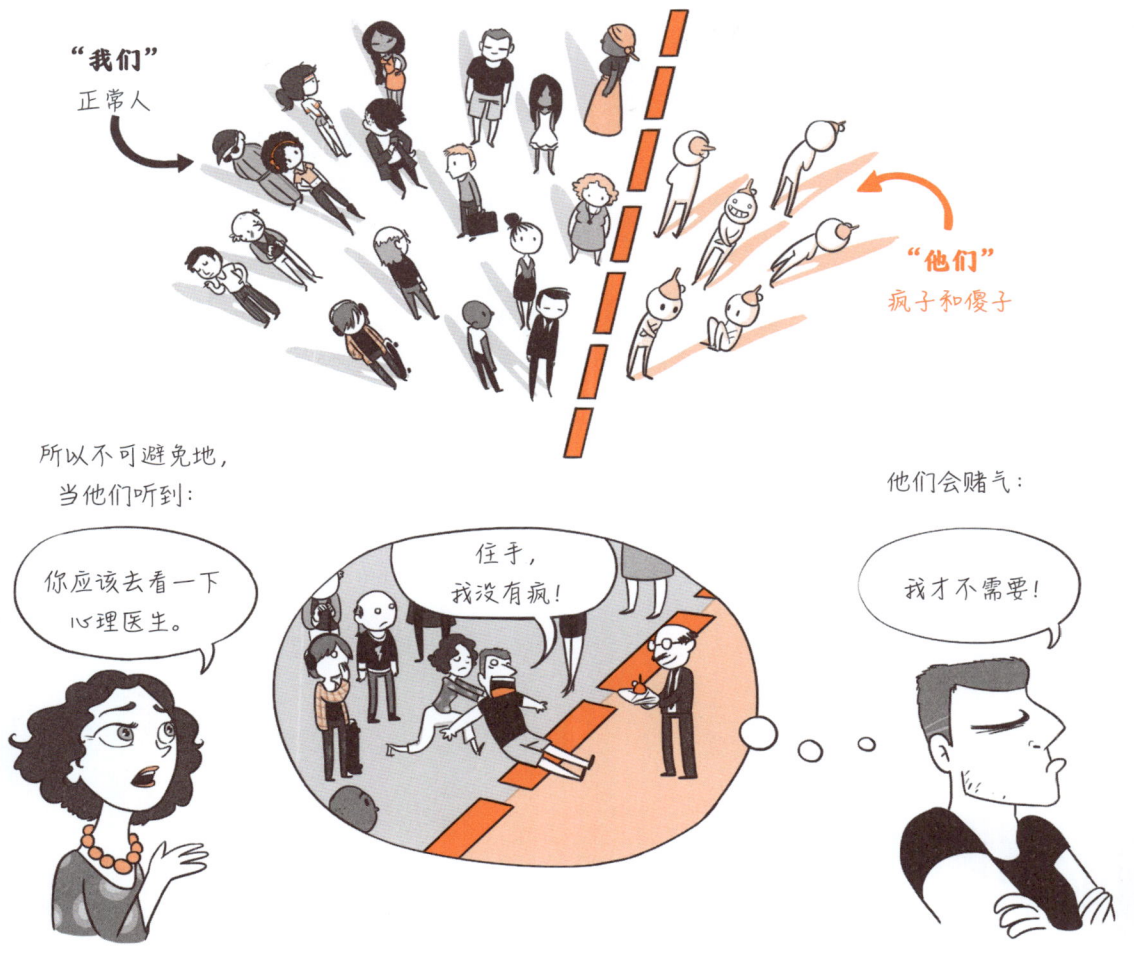

"我们"
正常人

"他们"
疯子和傻子

所以不可避免地，当他们听到：

你应该去看一下心理医生。

住手，我没有疯！

他们会赌气：

我才不需要！

这就像你断了腿却要跟医院赌气。

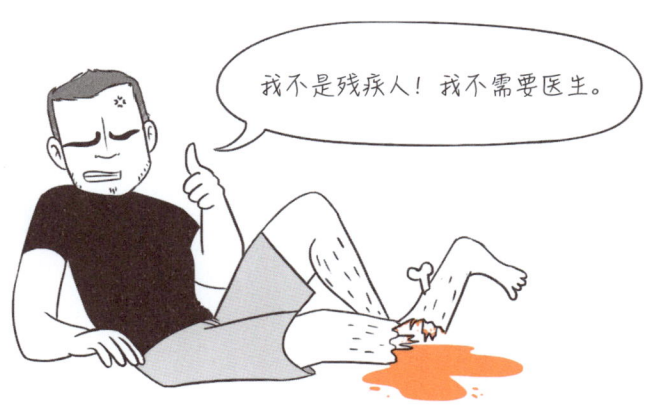

我不是残疾人！我不需要医生。

"心理医生"这个词实际上可以指好几个不同的职业。

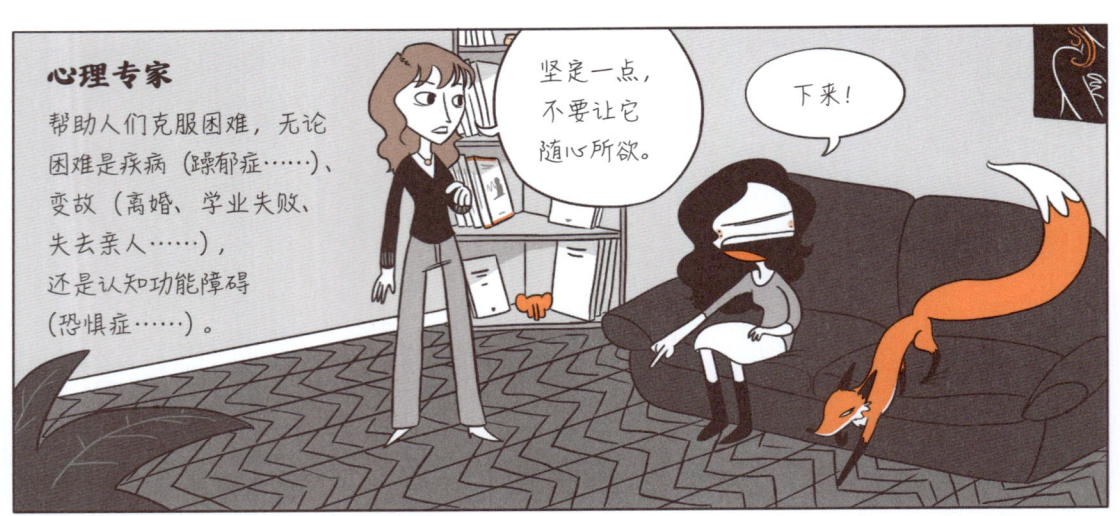

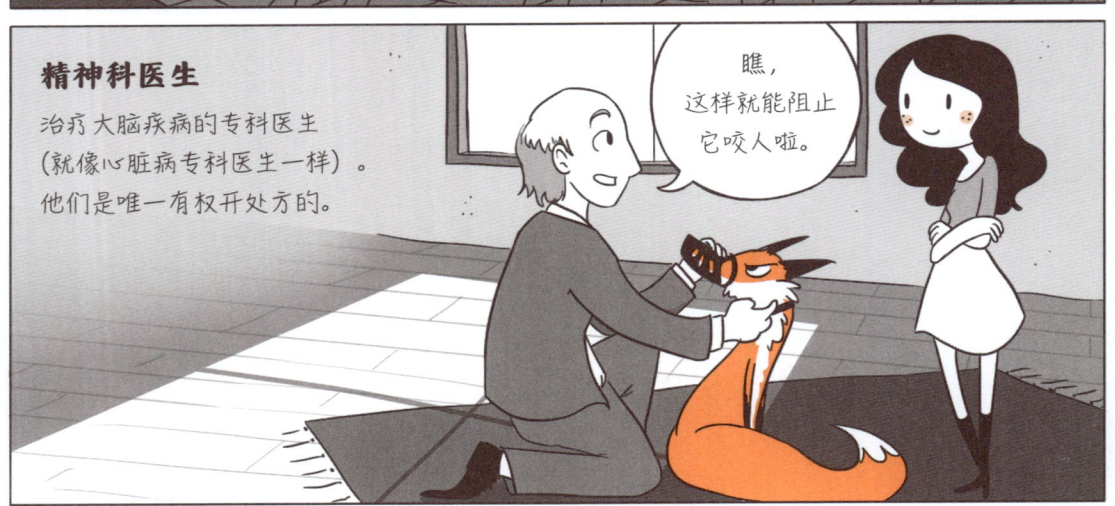

心理专家

帮助人们克服困难,无论困难是疾病(躁郁症……)、变故(离婚、学业失败、失去亲人……),还是认知功能障碍(恐惧症……)。

> 坚定一点,不要让它随心所欲。

> 下来!

精神科医生

治疗大脑疾病的专科医生(就像心脏病专科医生一样)。他们是唯一有权开处方的。

> 瞧,这样就能阻止它咬人啦。

然后是**精神分析师**

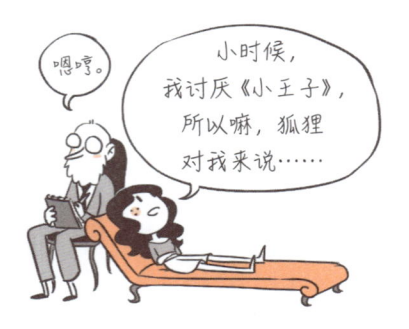

> 嗯哼。

> 小时候,我讨厌《小王子》,所以嘛,狐狸对我来说……

还有**心理治疗师**
(具有五花八门的专业)。

> 把你讨厌的所有东西都放进这个雕塑里。

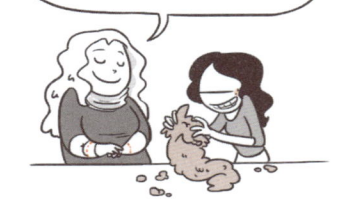

注意,

最后两个头衔不受保护(无须文凭)。
因此,有必要确认从业者的可靠性,或者选择一个同时也是心理专家或精神科医生的人。

但比文凭和专业更重要的是**人**。

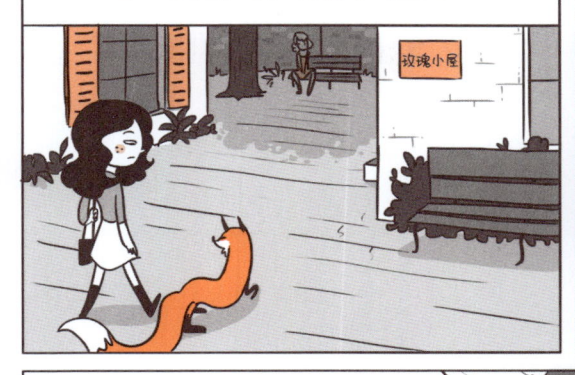

只有建立信任，
我们才能与心理医生继续合作。

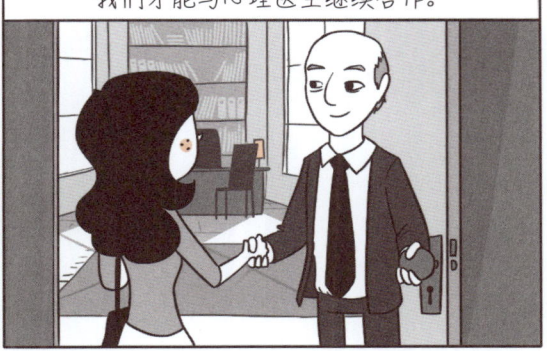

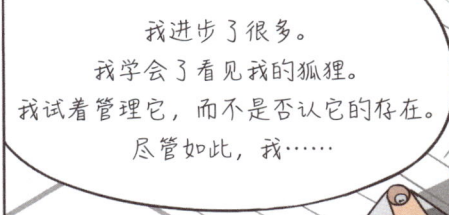

我进步了很多。
我学会了看见我的狐狸。
我试着管理它，而不是否认它的存在。
尽管如此，我……

我还是很痛苦。
您说过您能帮我，对吗？
我想得到治疗。对于Ⅰ型和Ⅱ型的
双相障碍来说，治疗是不可或缺的。

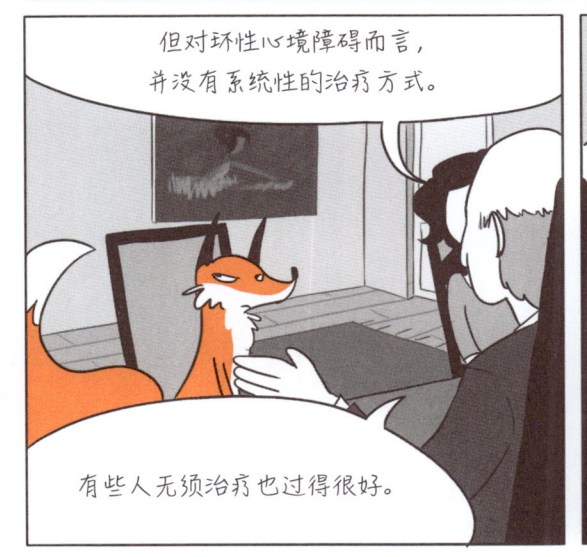

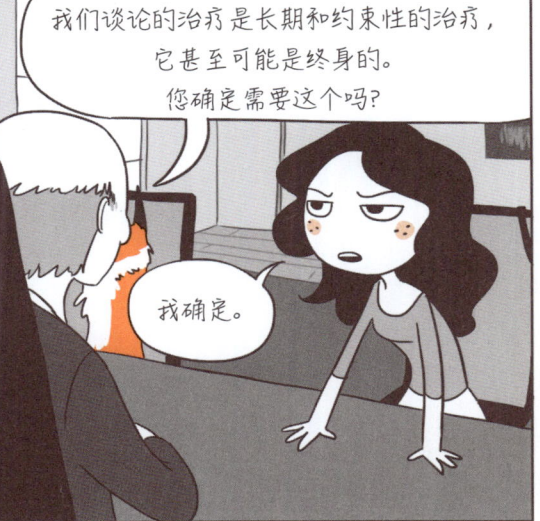

但对环性心境障碍而言，
并没有系统性的治疗方式。

我们谈论的治疗是长期和约束性的治疗，
它甚至可能是终身的。
您确定需要这个吗？

我确定。

有些人无须治疗也过得很好。

您需要明白一件事：躁郁症是无法真正治愈的，治疗只有助于**稳定病情**。

我们的目标是**弱化情绪起伏**，同时保留您的敏感性和创造力。

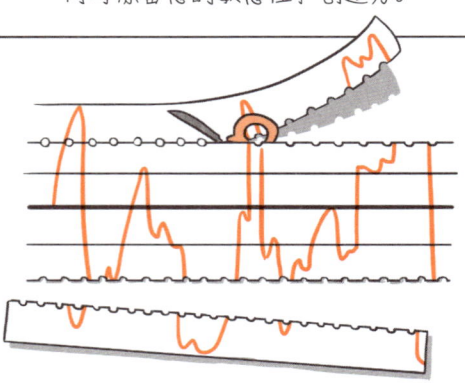

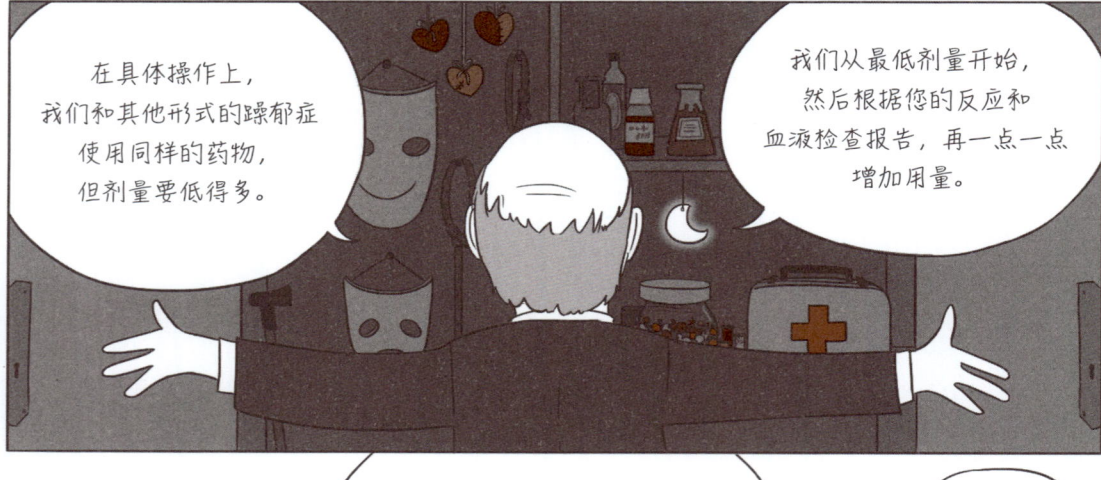

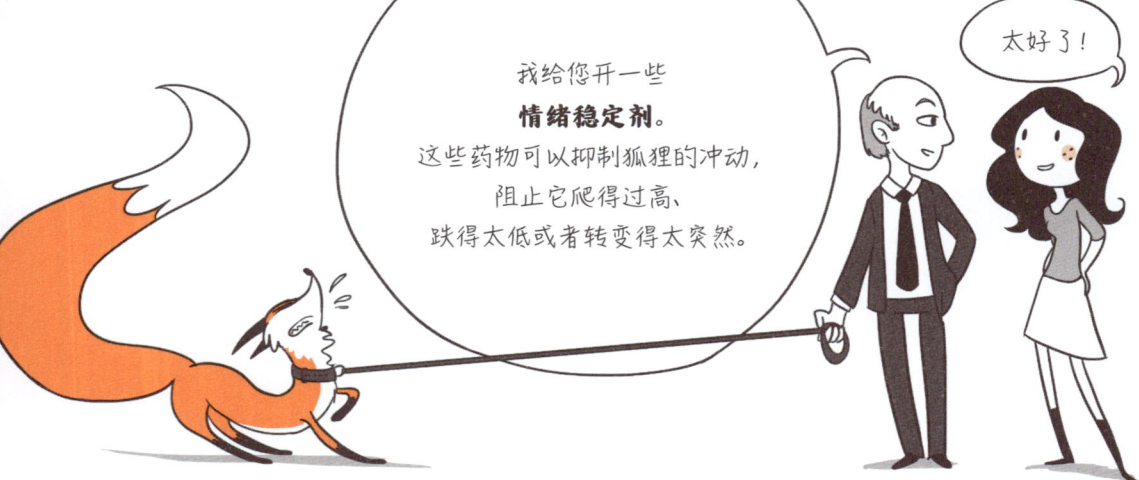

在具体操作上，我们和其他形式的躁郁症使用同样的药物，但剂量要低得多。

我们从最低剂量开始，然后根据您的反应和血液检查报告，再一点一点增加用量。

我给您开一些**情绪稳定剂**。这些药物可以抑制狐狸的冲动，阻止它爬得过高、跌得太低或者转变得太突然。

太好了！

情绪稳定剂偶尔可以与其他药物联合使用。

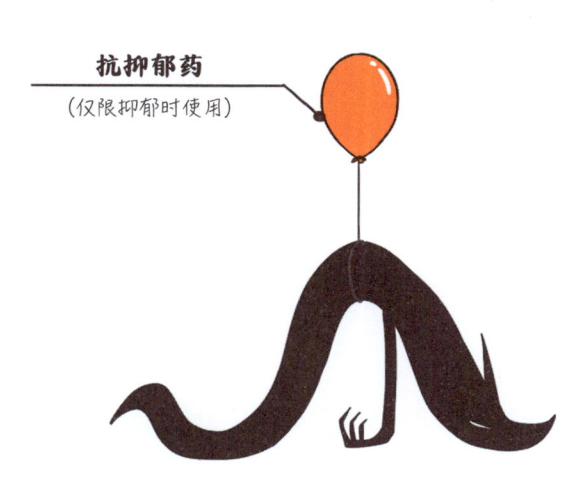

抗抑郁药
（仅限抑郁时使用）

安定药
（仅限轻躁狂时使用）

抗抑郁药有助于刺激神经递质活动，从而"激活"大脑。

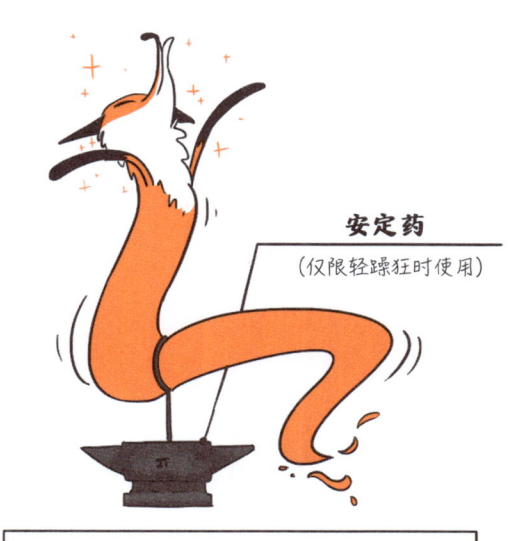

安定药会限制大脑的活动，具有镇静作用。

⚠️ **抗抑郁药的使用必须有密切监测，因为它可能导致：**

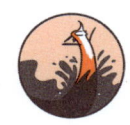

情绪突变
情绪从抑郁无缝转变为轻躁狂。

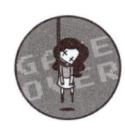

自杀风险增加
如果恢复行动能力时情绪并未得到改善。

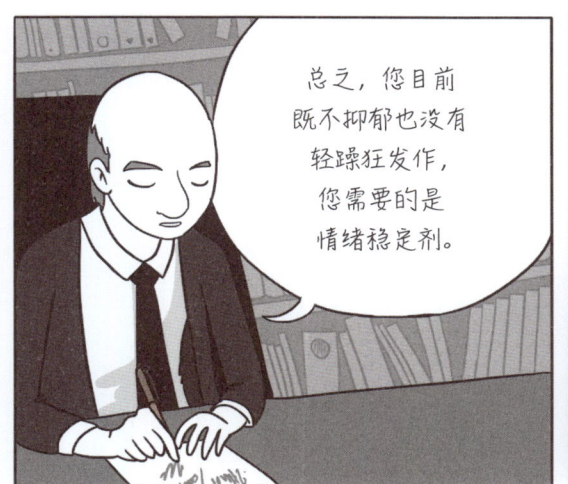

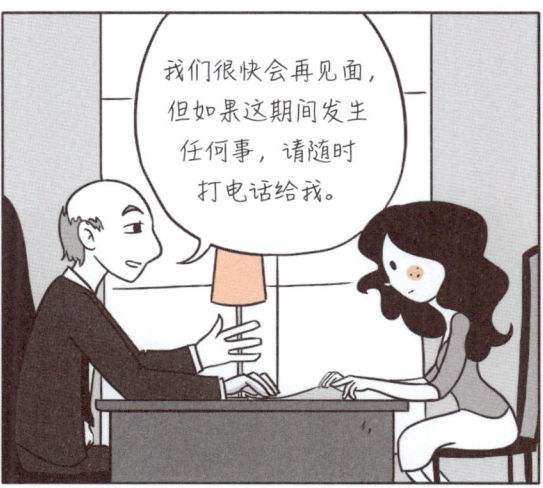

总之，您目前既不抑郁也没有轻躁狂发作，您需要的是情绪稳定剂。

我们很快会再见面，但如果这期间发生任何事，请随时打电话给我。

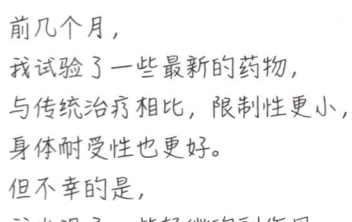

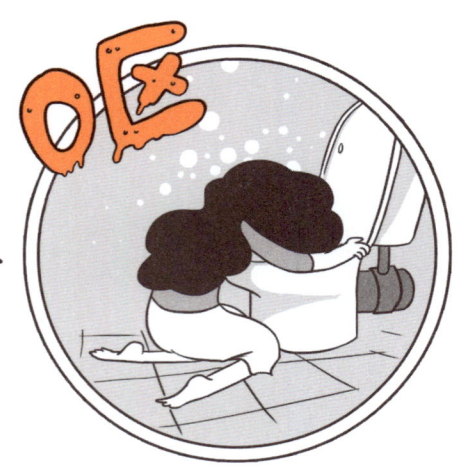

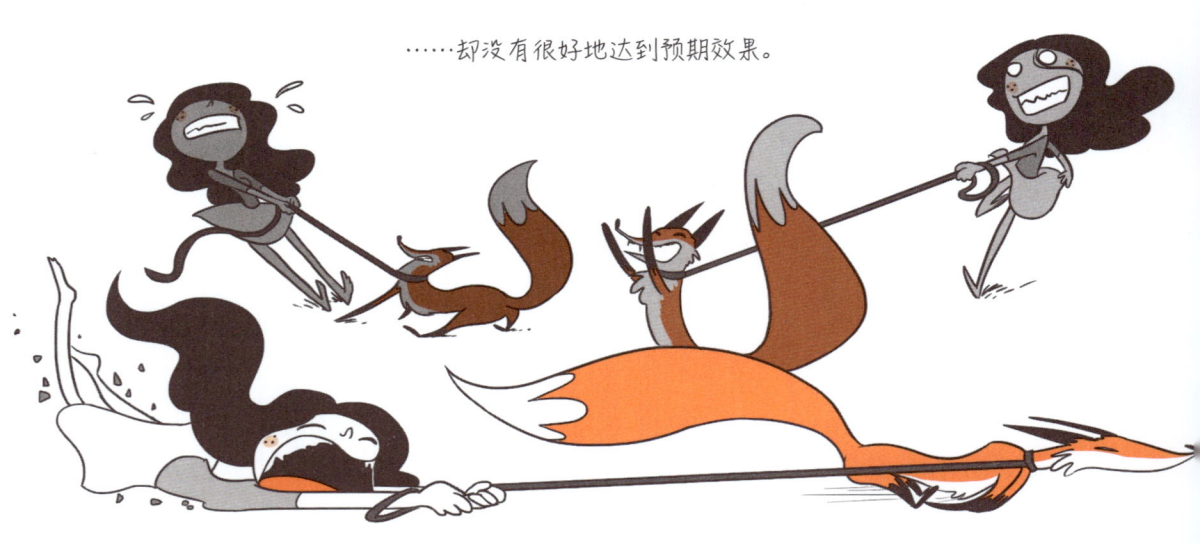

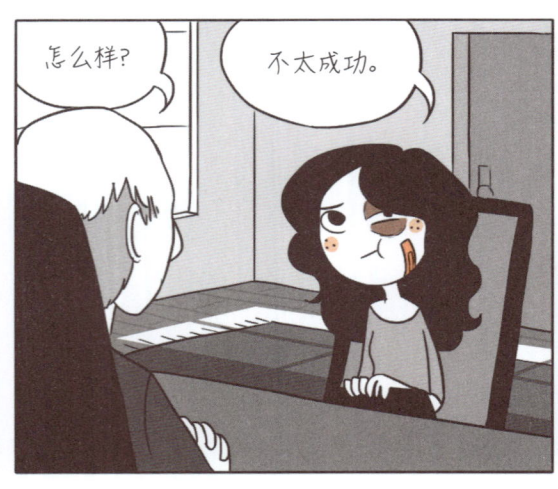

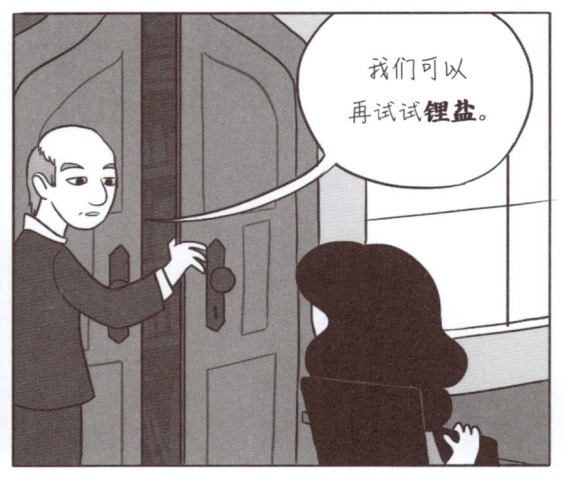

前几个月，
我试验了一些最新的药物，
与传统治疗相比，限制性更小，
身体耐受性也更好。
但不幸的是，
我出现了一些轻微的副作用……

……却没有很好地达到预期效果。

怎么样？

不太成功。

我们可以再试试**锂盐**。

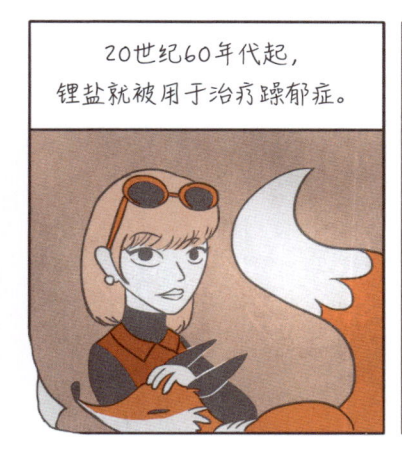

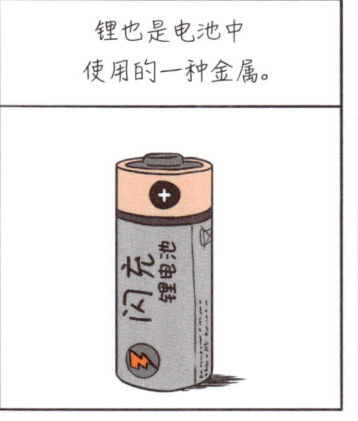

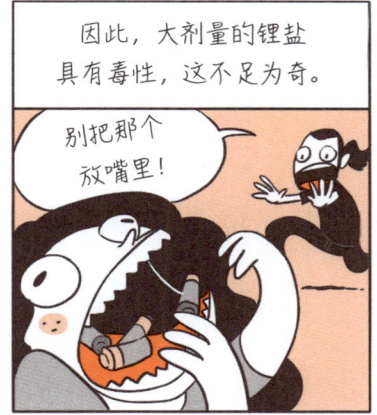

20世纪60年代起,锂盐就被用于治疗躁郁症。	锂也是电池中使用的一种金属。	因此,大剂量的锂盐具有毒性,这不足为奇。"别把那个放嘴里!"

即便是治疗剂量的锂也存在诸多副作用:

发抖

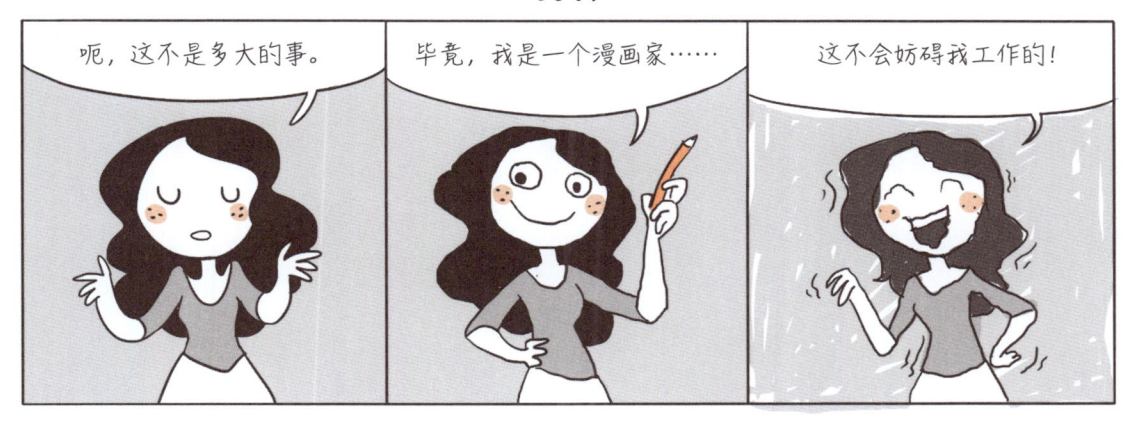

呃,这不是多大的事。	毕竟,我是一个漫画家……	这不会妨碍我工作的!

体重增加

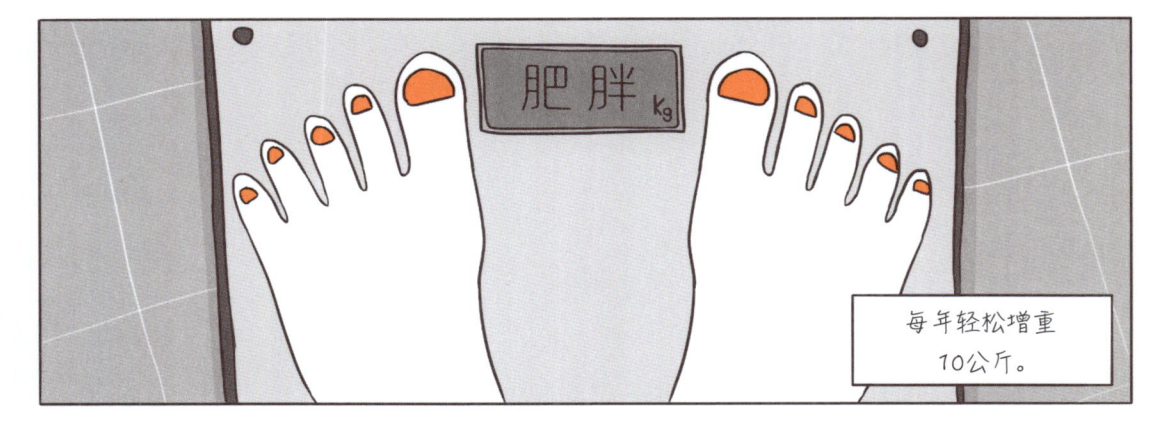

肥胖 kg

每年轻松增重10公斤。

还必须准备好改变一些习惯：

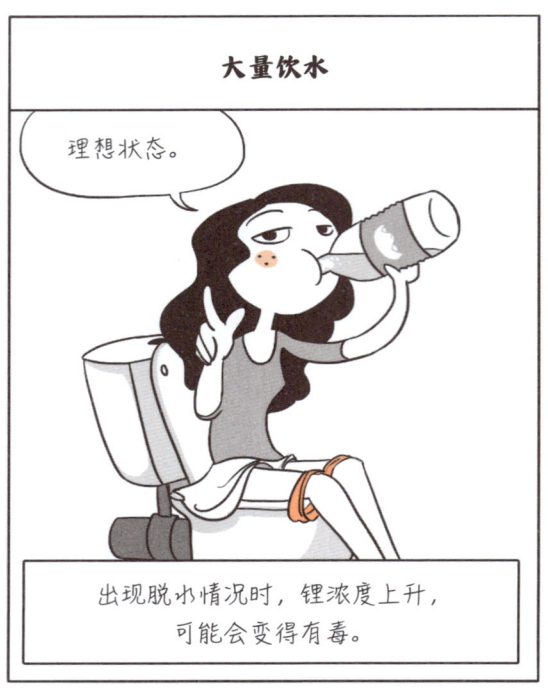

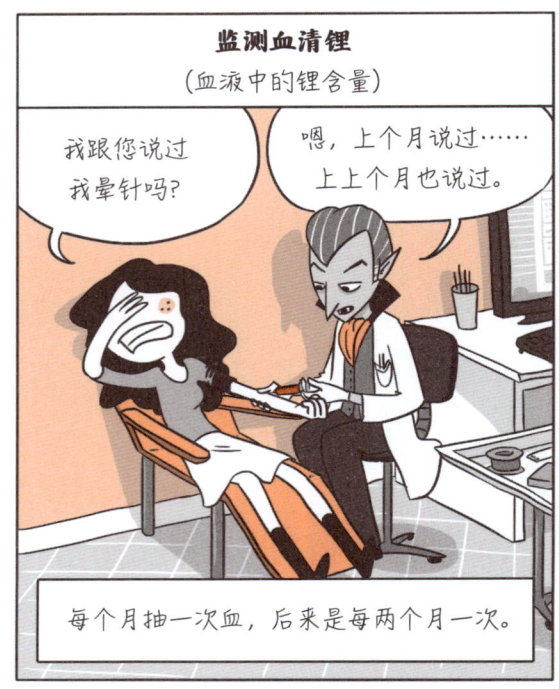

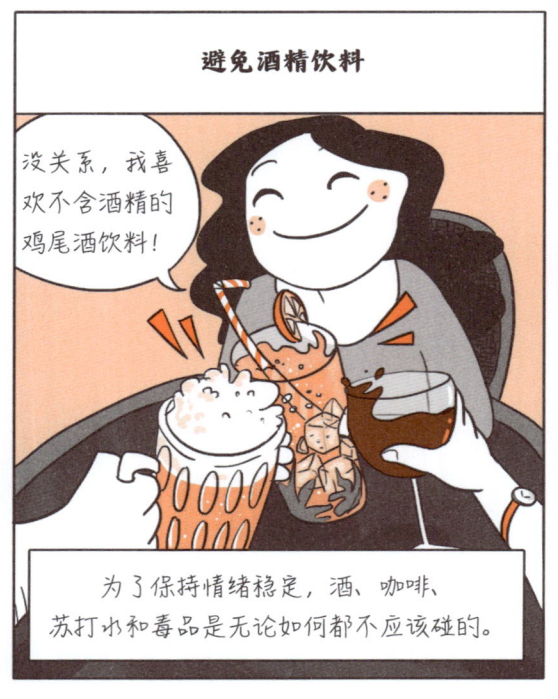

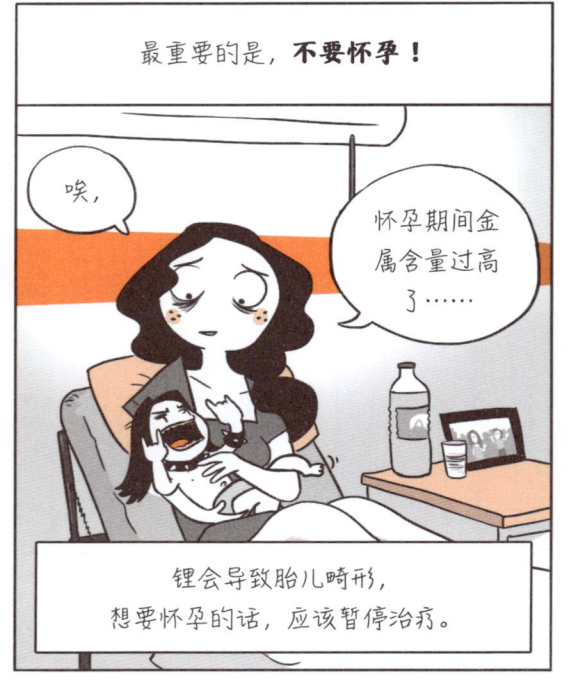

大量饮水

> 理想状态。

出现脱水情况时，锂浓度上升，可能会变得有毒。

监测血清锂
（血液中的锂含量）

> 我跟您说过我晕针吗？

> 嗯，上个月说过……上上个月也说过。

每个月抽一次血，后来是每两个月一次。

避免酒精饮料

> 没关系，我喜欢不含酒精的鸡尾酒饮料！

为了保持情绪稳定，酒、咖啡、苏打水和毒品是无论如何都不应该碰的。

最重要的是，**不要怀孕！**

> 唉，

> 怀孕期间金属含量过高了……

锂会导致胎儿畸形，想要怀孕的话，应该暂停治疗。

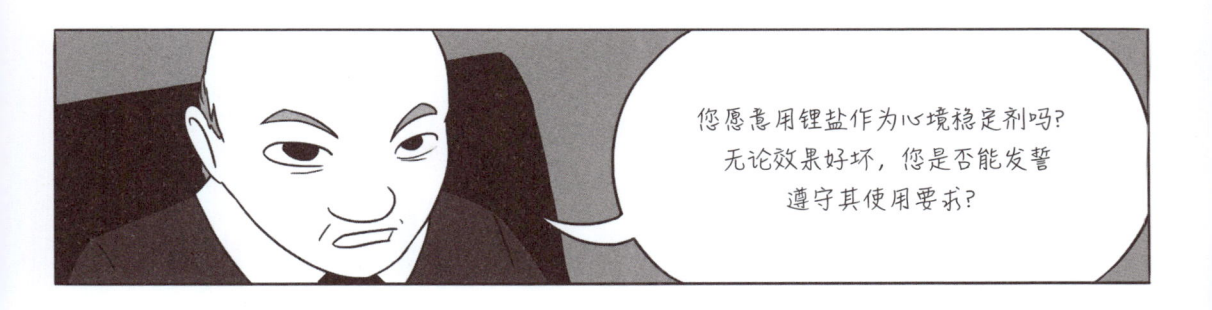

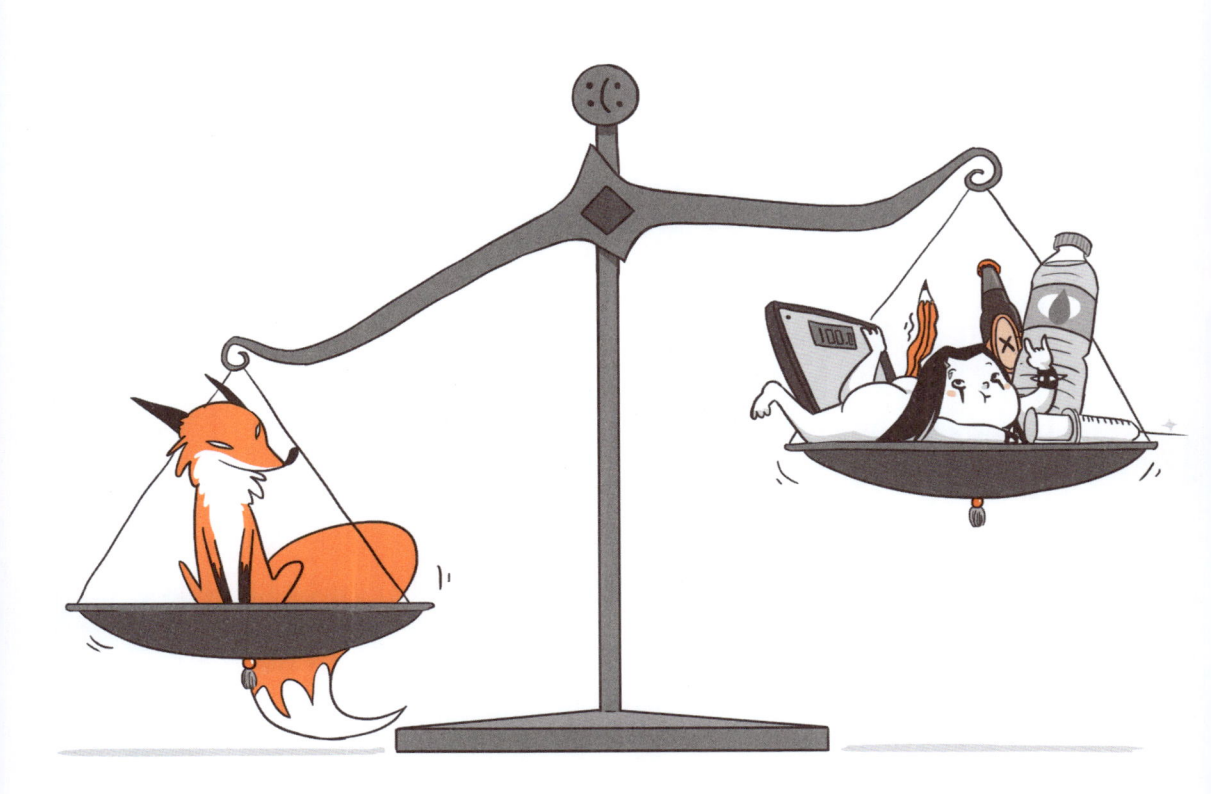

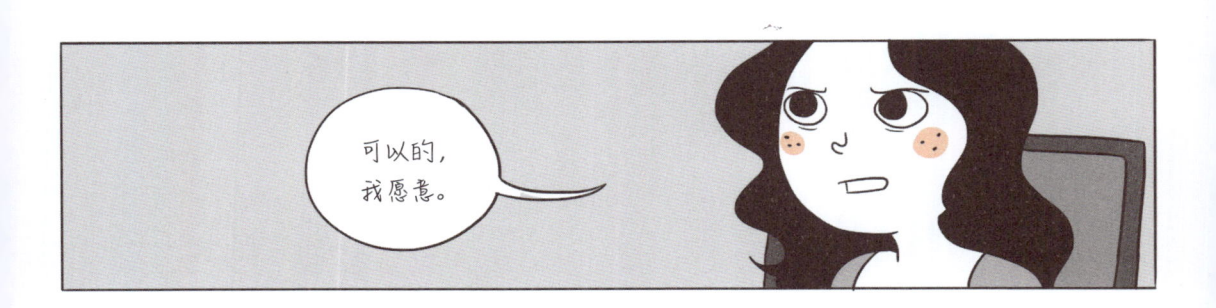

您愿意用锂盐作为心境稳定剂吗？无论效果好坏，您是否能发誓遵守其使用要求？

可以的，我愿意。

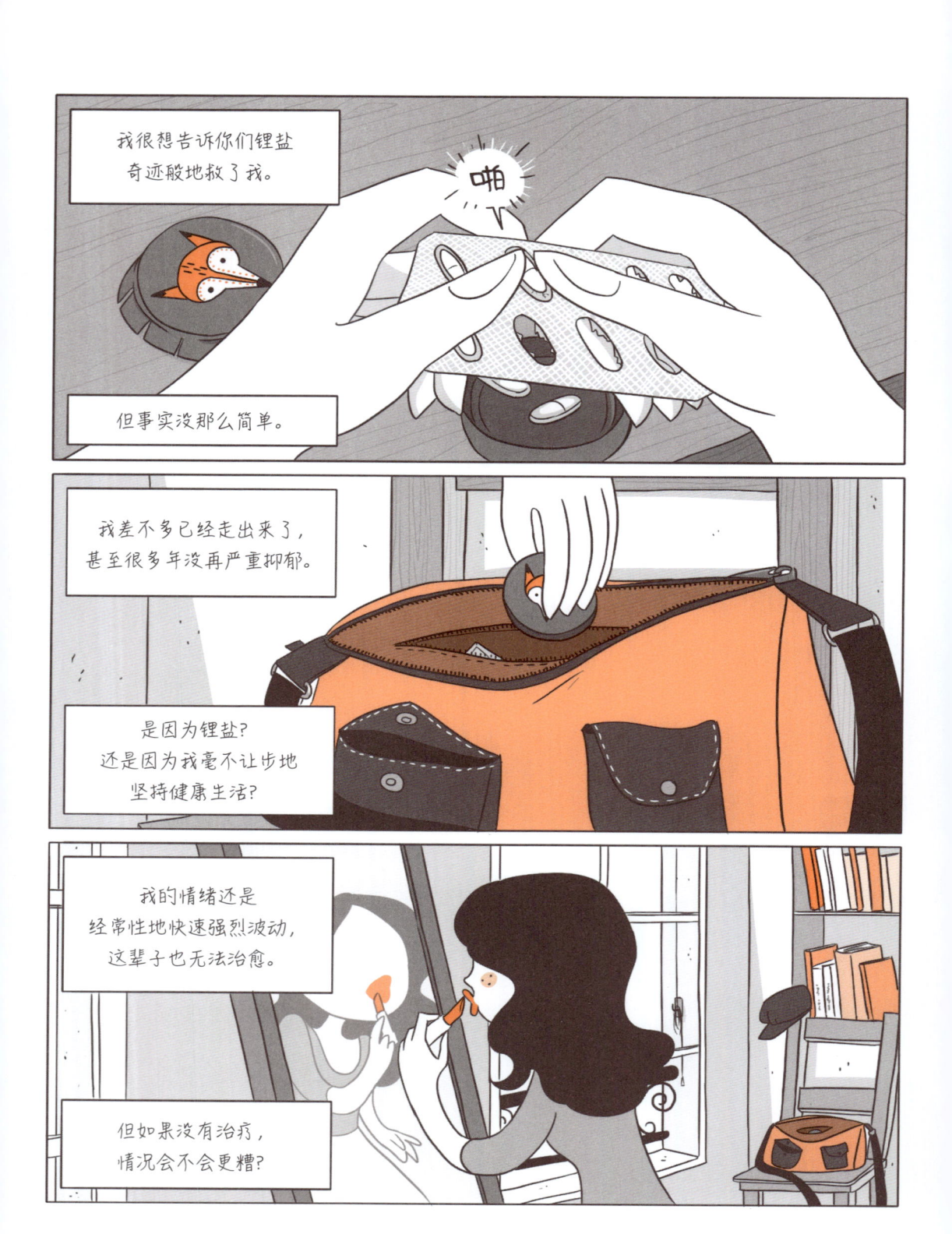

我很想告诉你们锂盐奇迹般地救了我。

但事实没那么简单。

我差不多已经走出来了，甚至很多年没再严重抑郁。

是因为锂盐？还是因为我毫不让步地坚持健康生活？

我的情绪还是经常性地快速强烈波动，这辈子也无法治愈。

但如果没有治疗，情况会不会更糟？

无论如何,
还是得好好生活。

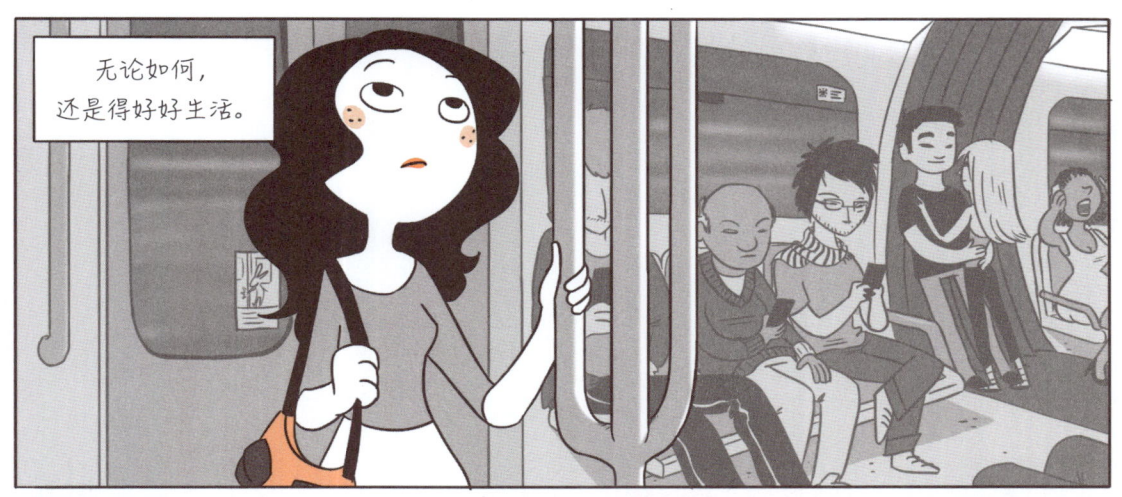

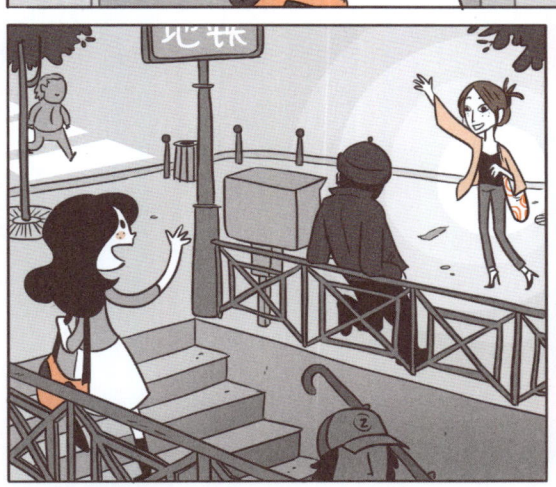

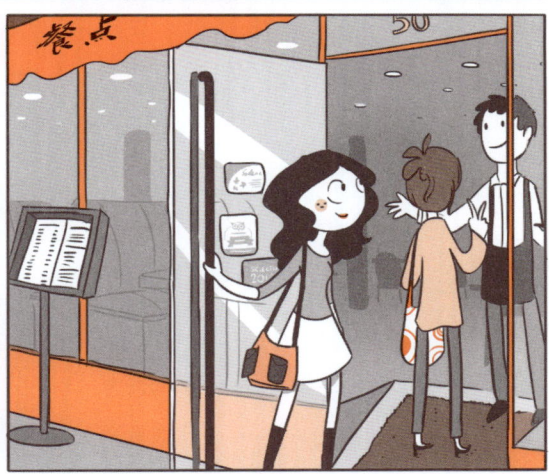

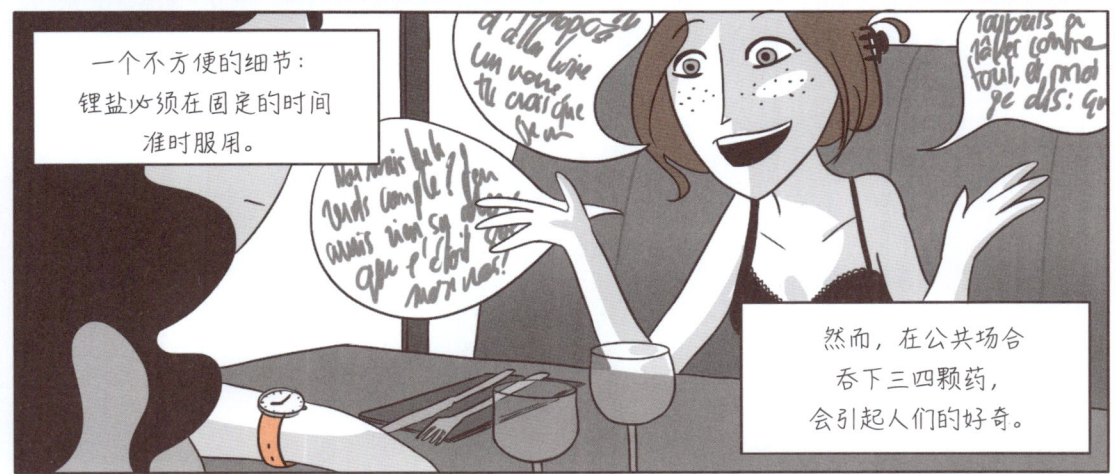

一个不方便的细节:
锂盐必须在固定的时间
准时服用。

然而,在公共场合
吞下三四颗药,
会引起人们的好奇。

为了摆脱这种尴尬，可以采取几种策略：

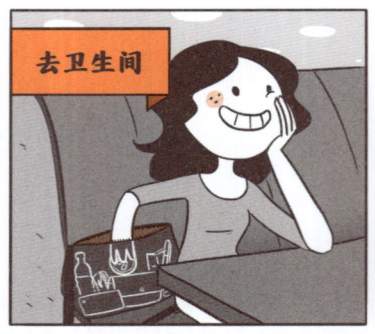

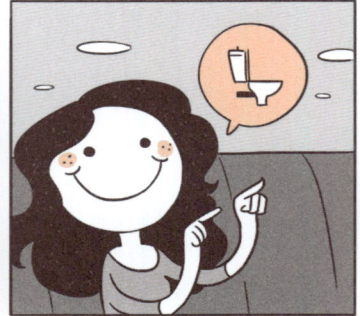

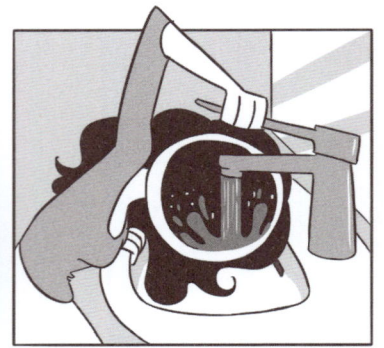

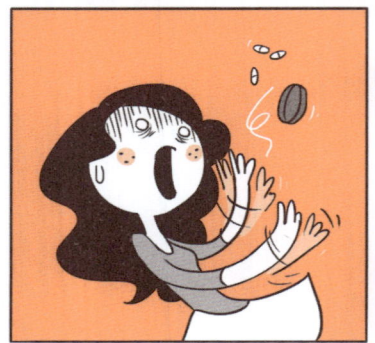

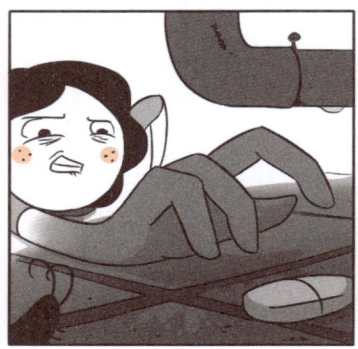

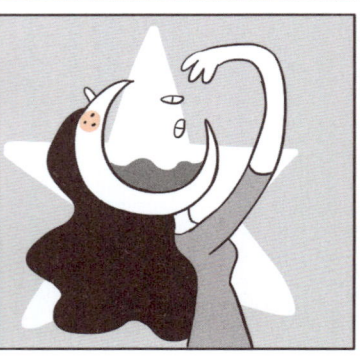

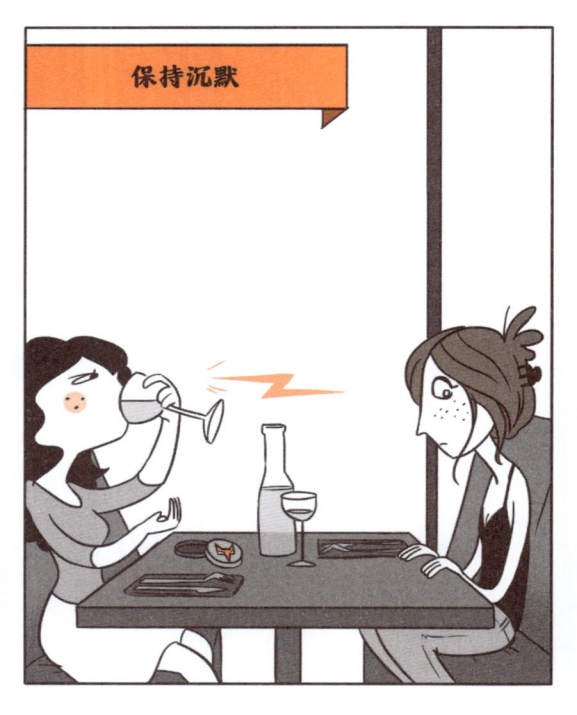

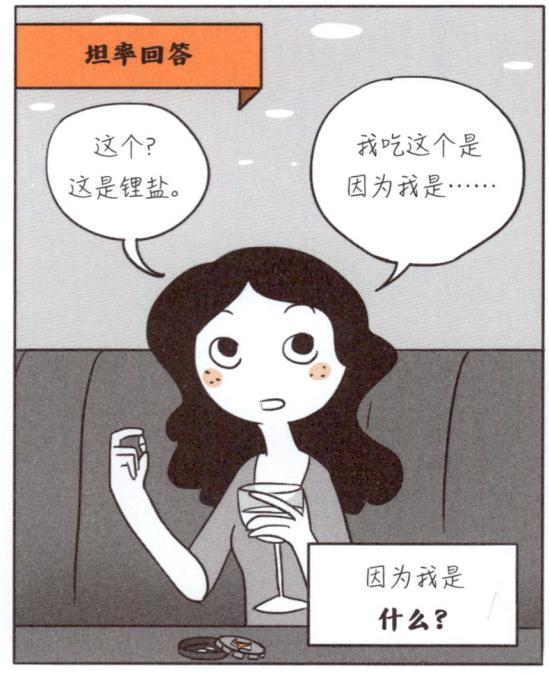

去卫生间

保持沉默

坦率回答

这个？
这是锂盐。

我吃这个是因为我是……

因为我是**什么？**

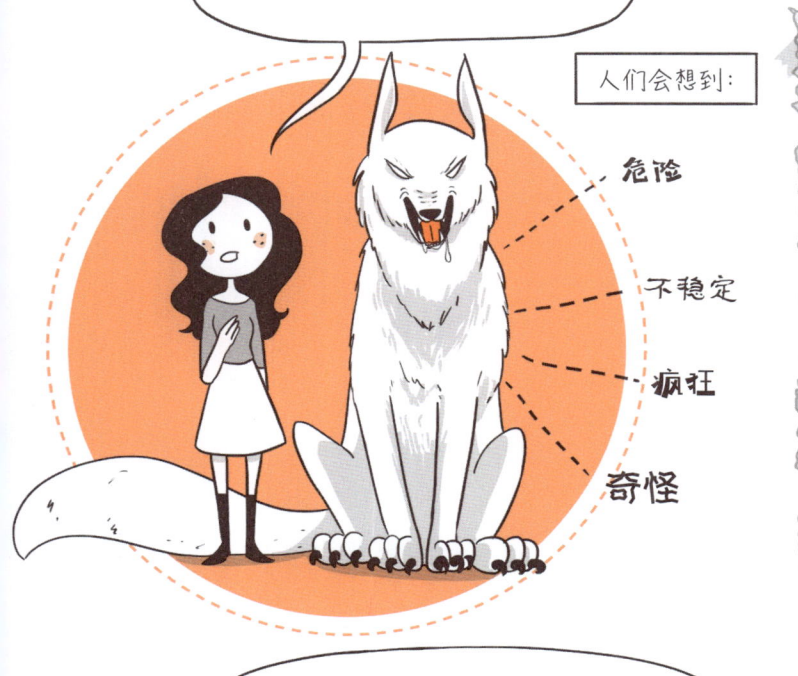

如果我说：**躁郁症**

人们会想到：
- 危险
- 不稳定
- 疯狂
- 奇怪

"躁郁症"的误用：
(1) 侮辱一个任性或反复无常的人，通常是女人。"我的前任完全是躁郁症，那个傻子。"
(2) 形容有两面性或双重人格的人。"我的老板希望我又当经纪人又当程序员，我又不是躁郁症！"

如果我说：**环性心境障碍**

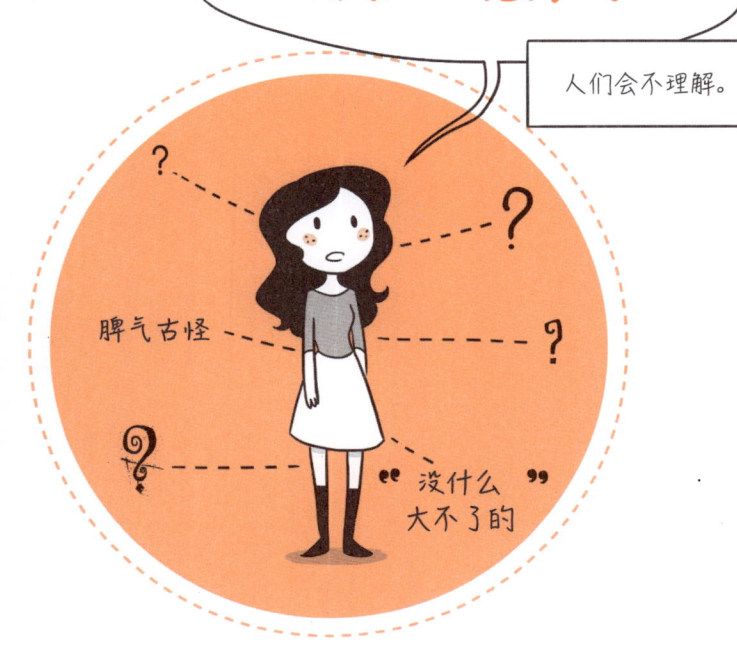

人们会不理解。

- 脾气古怪
- ?
- "没什么大不了的"

哦，对，人多少都有点环性心境障碍。

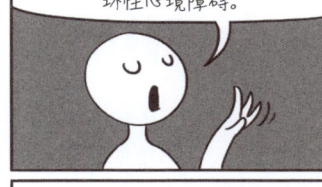

不，人们都有的那叫**情绪波动**，是人之常情。

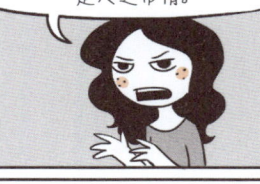

就像人们都会忘记事情，这并不意味着人们都有**阿尔茨海默症**！

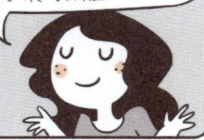

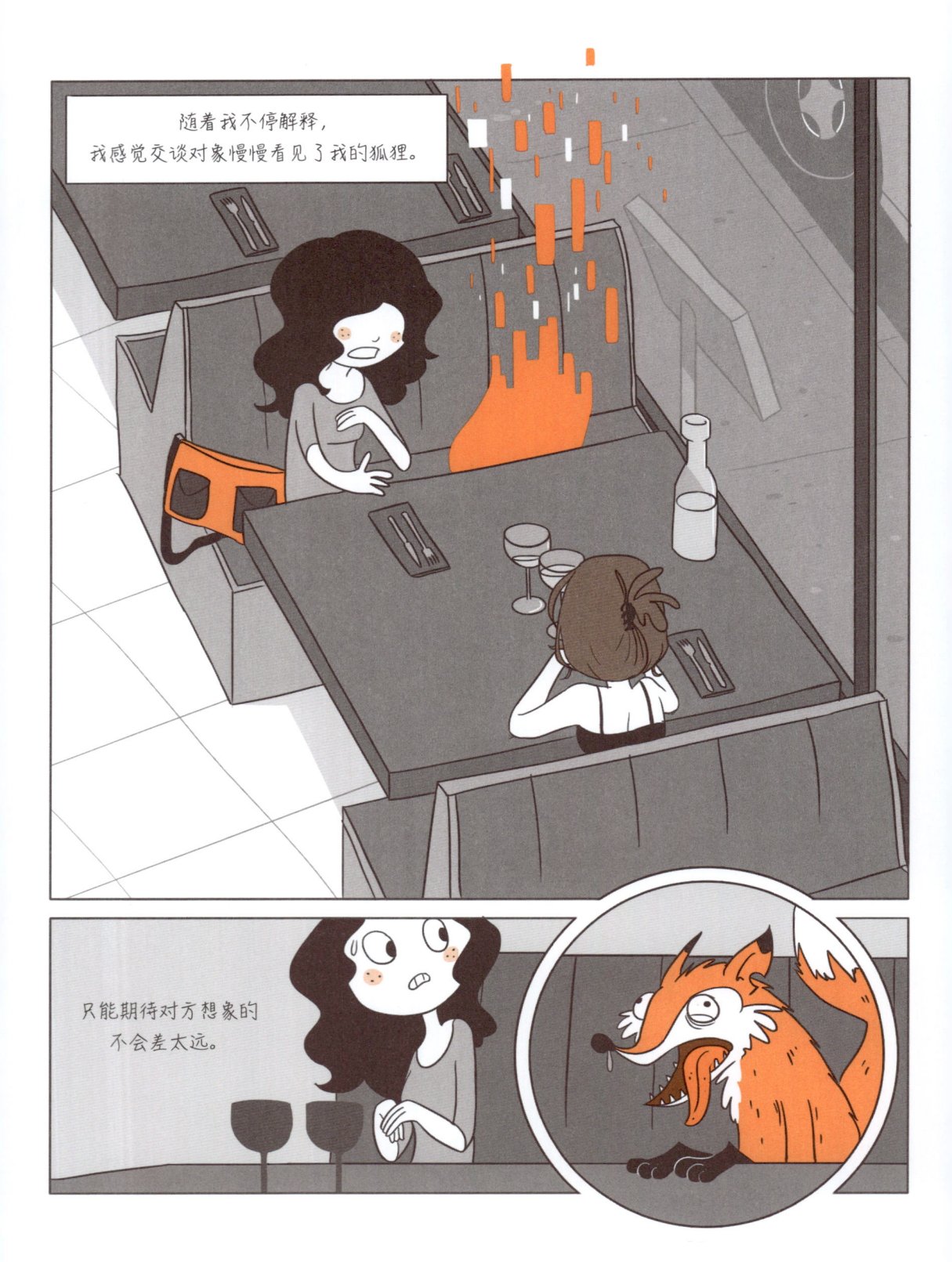

随着我不停解释，
我感觉交谈对象慢慢看见了我的狐狸。

只能期待对方想象的
　　不会差太远。

然后，选一种反应吧。

感到尴尬

你想好点什么了吗？

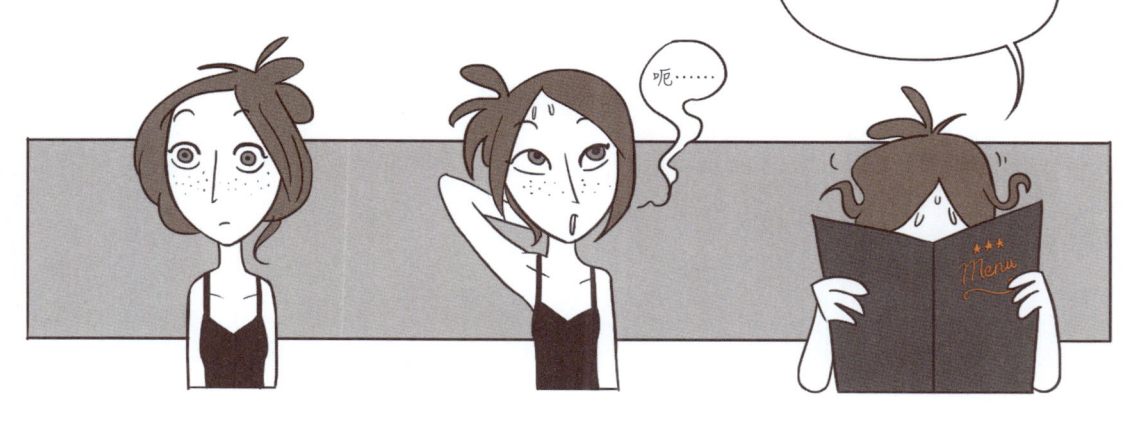

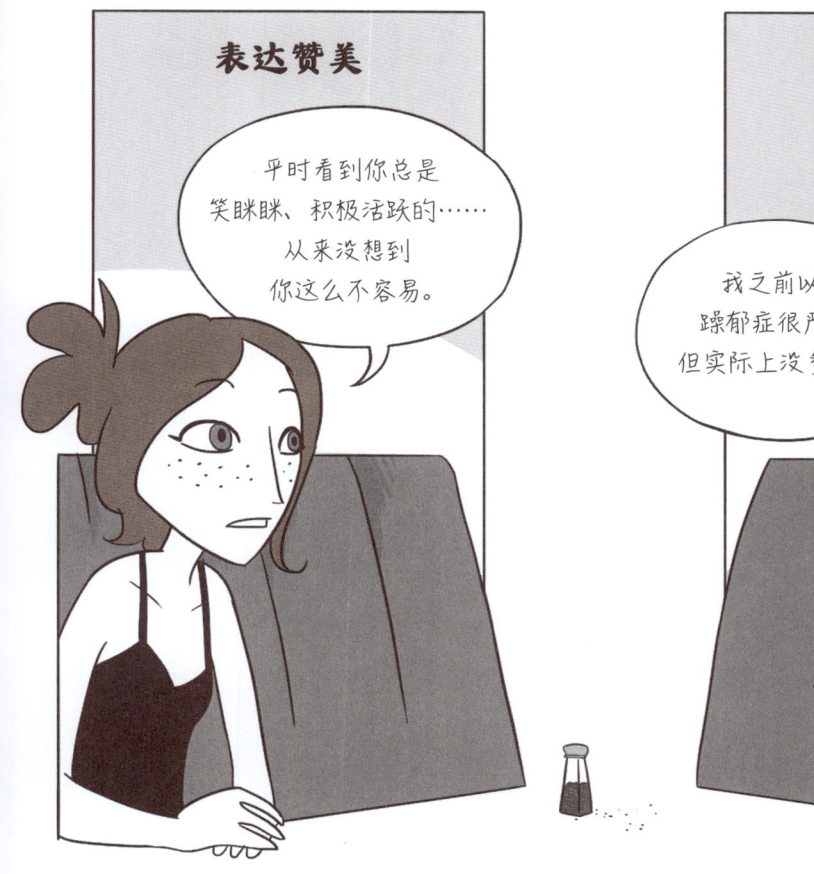

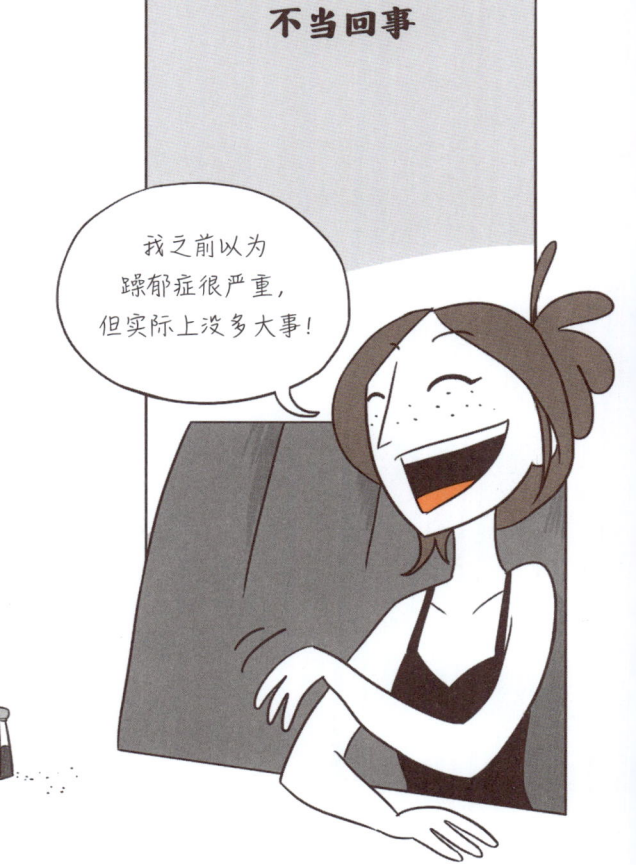

呃……

表达赞美

平时看到你总是笑眯眯、积极活跃的……从来没想到你这么不容易。

不当回事

我之前以为躁郁症很严重，但实际上没多大事！

提出建议

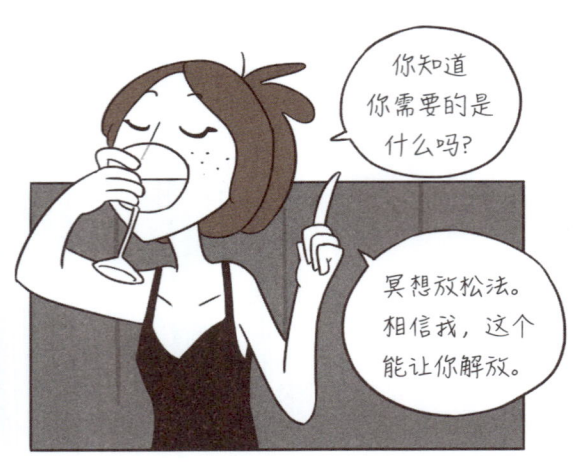

你知道你需要的是什么吗？

冥想放松法。相信我，这个能让你解放。

有过经历

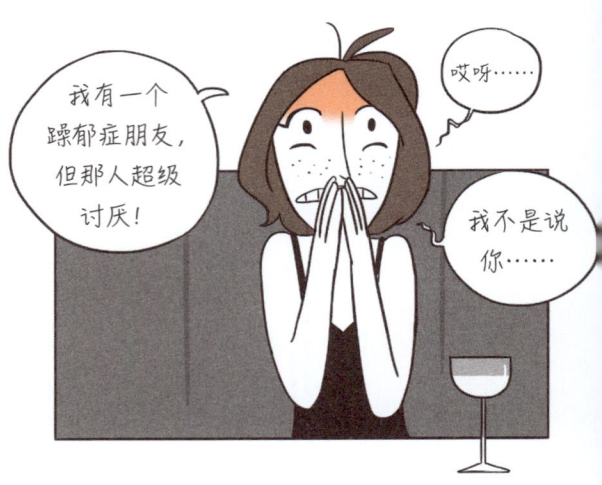

我有一个躁郁症朋友，但那人超级讨厌！

哎呀……

我不是说你……

对号入座

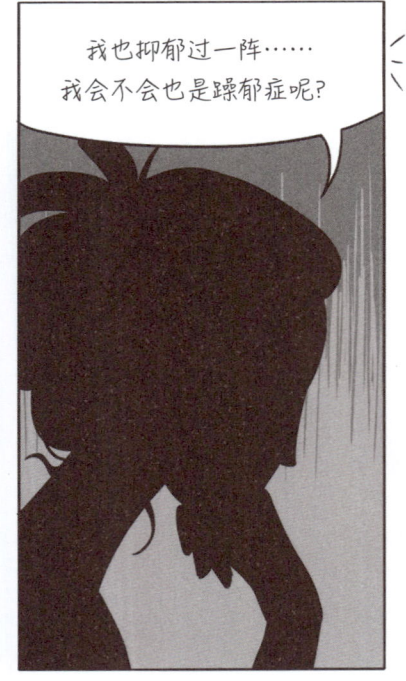

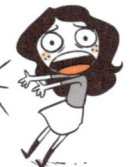

我也抑郁过一阵……我会不会也是躁郁症呢？

我又不是医生！我能怎么回答？

我没法说：

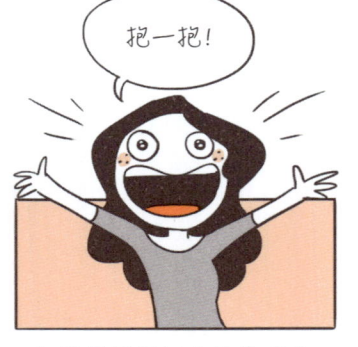

抱一抱！

和我经历相似并不意味着你是躁郁症！

也没法说：

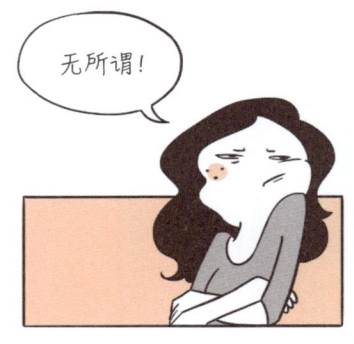

无所谓！

6%的人是循环型气质，兴许你也是呢。

还有，表示质疑

……质疑心理医生、药物和阴谋

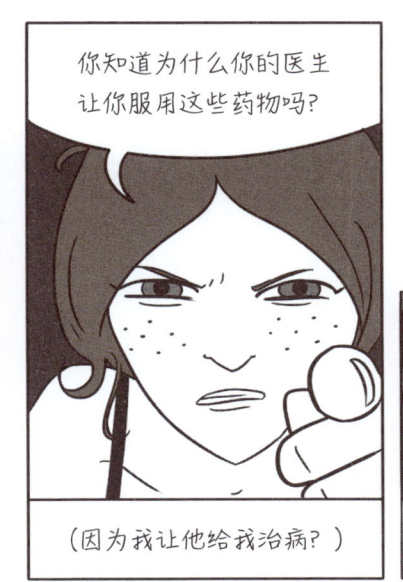

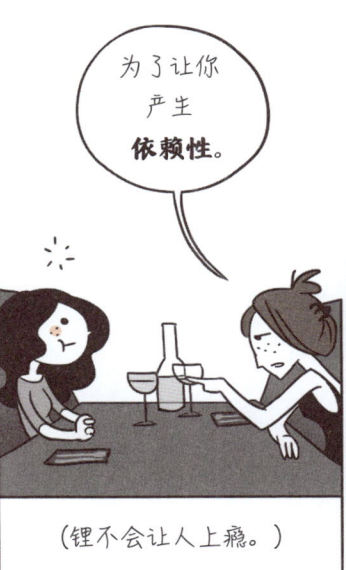

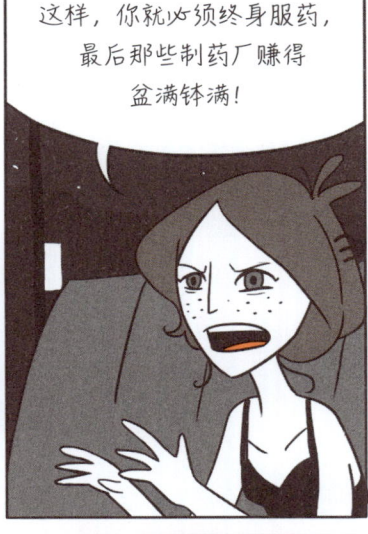

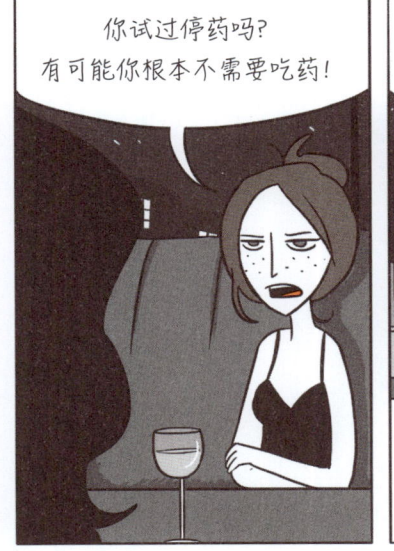

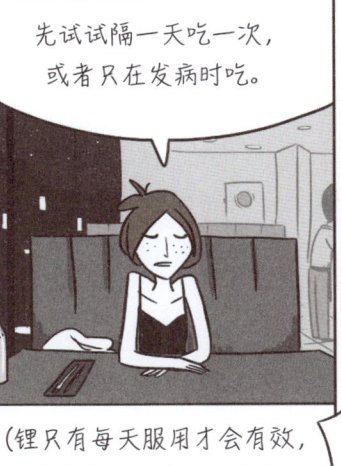

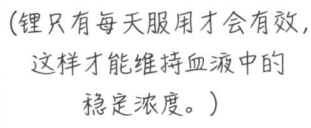

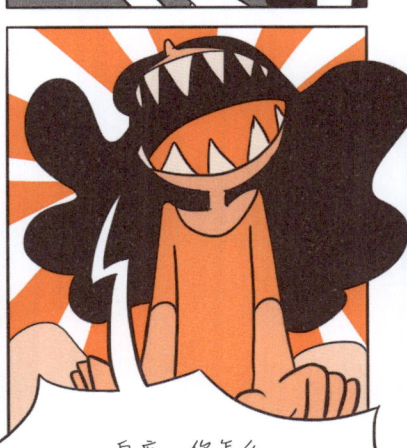

你知道为什么你的医生让你服用这些药物吗？

为了让你产生**依赖性**。

这样，你就必须终身服药，最后那些制药厂赚得盆满钵满！

（因为我让他给我治病？）

（锂不会让人上瘾。）

你试过停药吗？有可能你根本不需要吃药！

先试试隔一天吃一次，或者只在发病时吃。

（锂只有每天服用才会有效，这样才能维持血液中的稳定浓度。）

白痴，你怎么不隔一天吃一次**避孕药**呢，试试看有没有效！

幸运的是，还是有人在倾听。

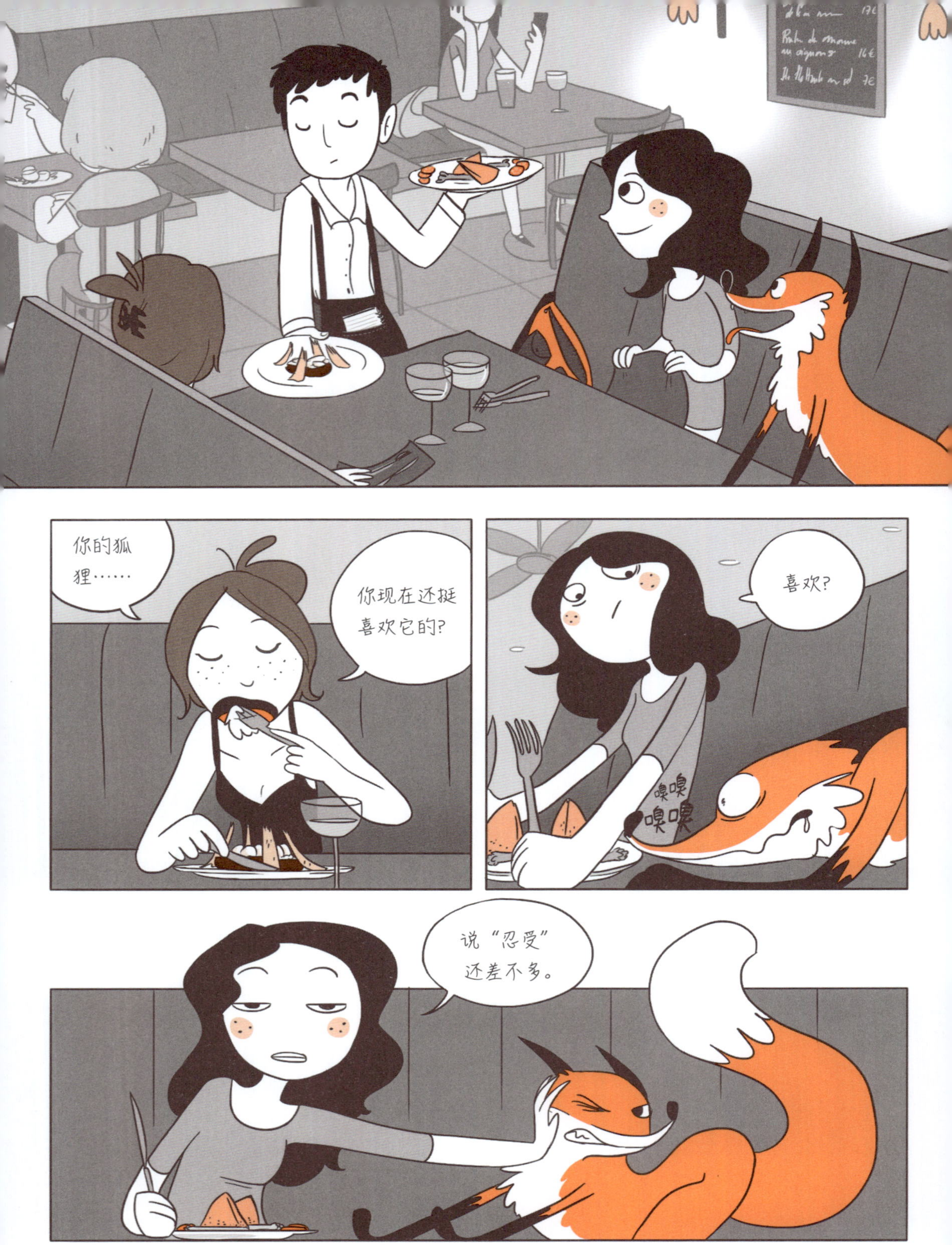
你的狐狸……
你现在还挺喜欢它的？
喜欢？
嗅嗅
嗅嗅
说“忍受”还差不多。

你永远无法驯服一只狐狸……

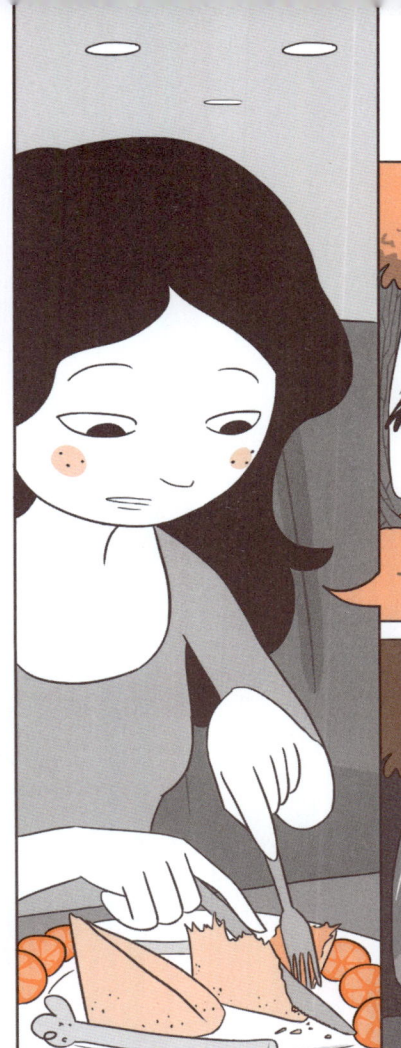

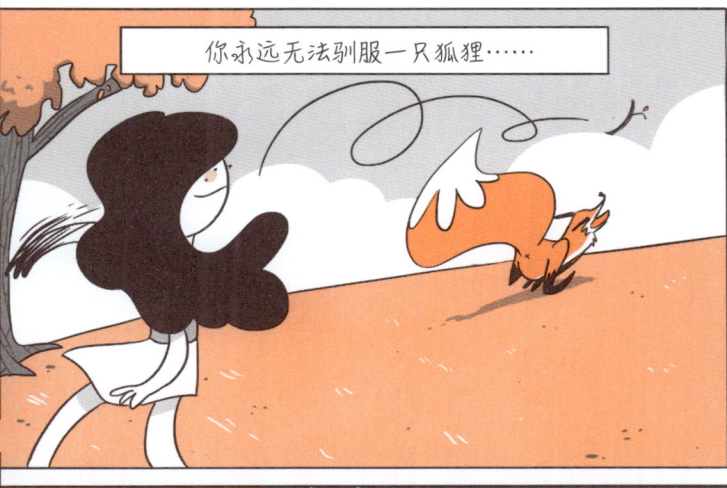

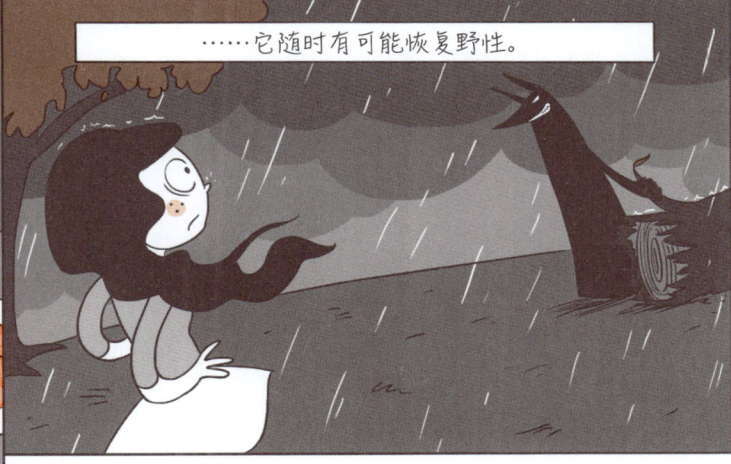

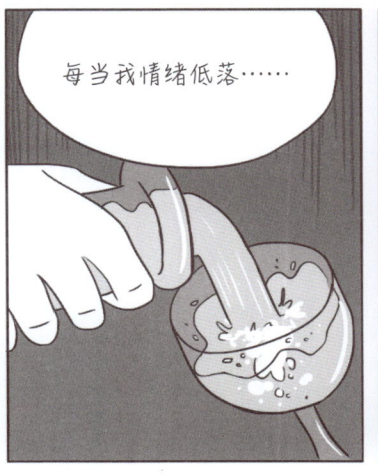

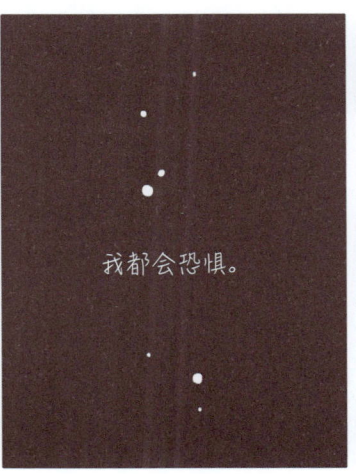

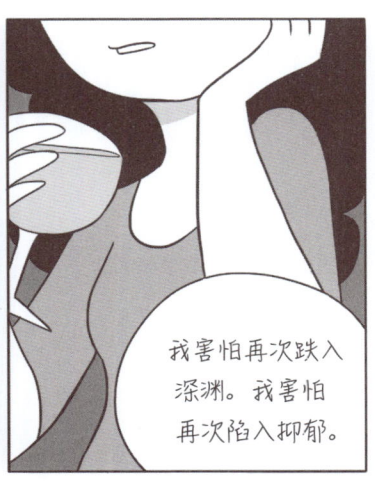

……它随时有可能恢复野性。

每当我情绪低落……

我都会恐惧。

我害怕再次跌入深渊。我害怕再次陷入抑郁。

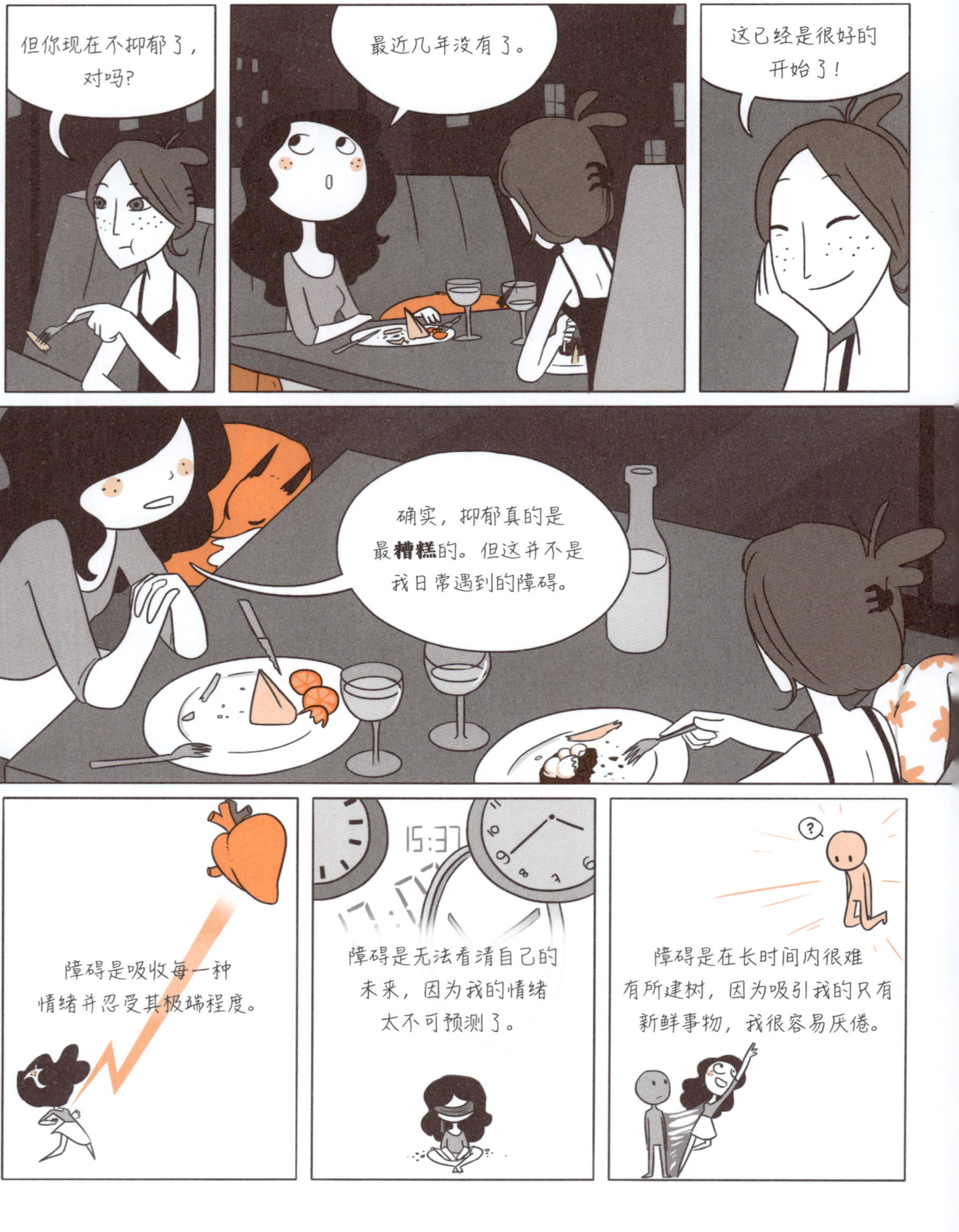
但你现在不抑郁了，对吗？
最近几年没有了。
这已经是很好的开始了！
确实，抑郁真的是最**糟糕**的。但这并不是我日常遇到的障碍。
障碍是吸收每一种情绪并忍受其极端程度。
15:37
障碍是无法看清自己的未来，因为我的情绪太不可预测了。
障碍是在长时间内很难有所建树，因为吸引我的只有新鲜事物，我很容易厌倦。

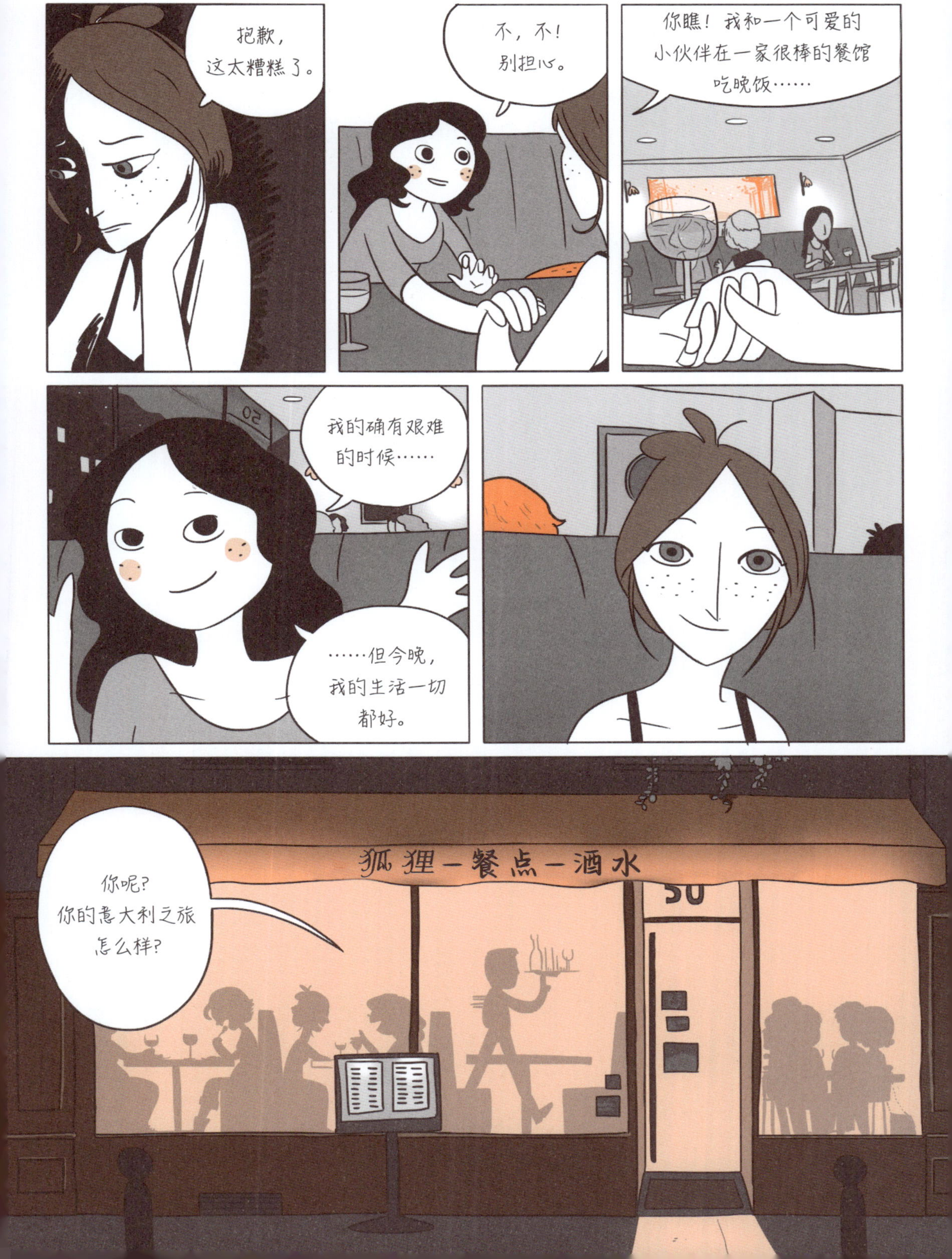
抱歉，
这太糟糕了。
不，不！
别担心。
你瞧！我和一个可爱的
小伙伴在一家很棒的餐馆
吃晚饭……
我的确有艰难
的时候……
……但今晚，
我的生活一切
都好。
狐狸一餐点一酒水
50
你呢？
你的意大利之旅
怎么样？

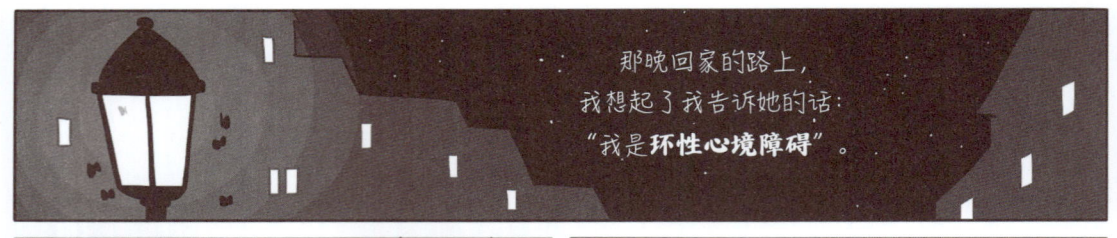

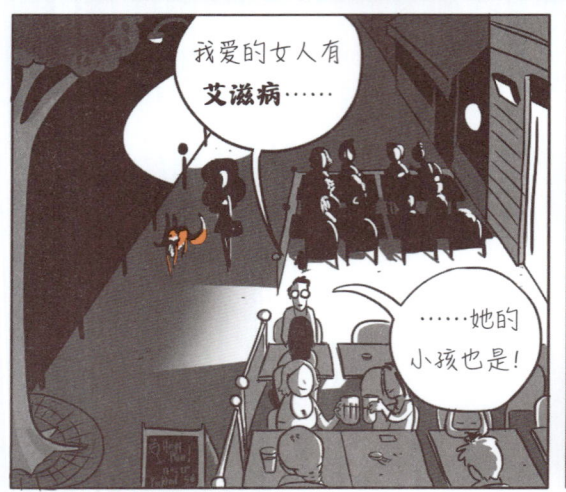

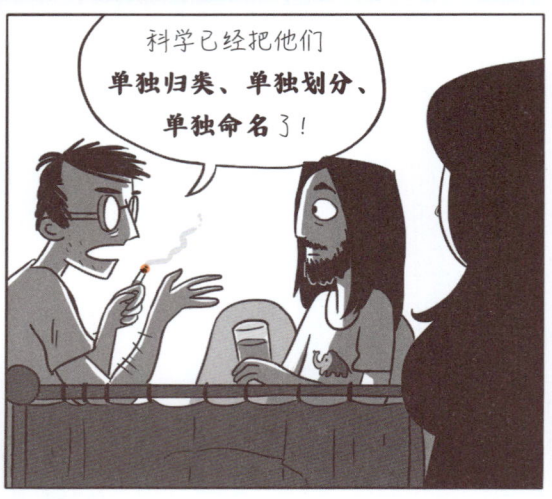

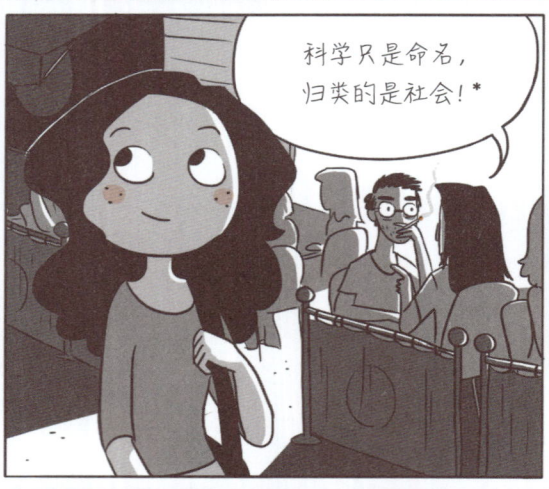

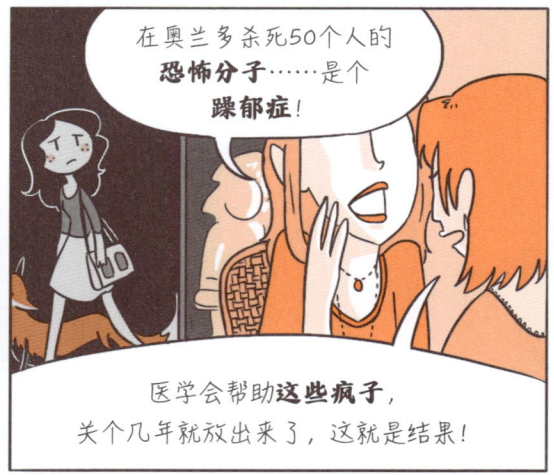

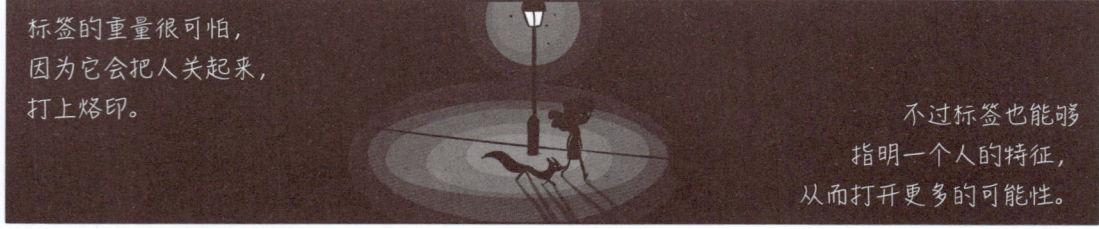

那晚回家的路上，
我想起了我告诉她的话：
"我是**环性心境障碍**"。

我爱的女人有**艾滋病**……

……她的小孩也是！

科学已经把他们**单独归类、单独划分、单独命名**了！

科学只是命名，归类的是社会！*

在奥兰多杀死50个人的**恐怖分子**……是个**躁郁症**！

医学会帮助**这些疯子**，关个几年就放出来了，这就是结果！

标签的重量很可怕，因为它会把人关起来，打上烙印。

不过标签也能够指明一个人的特征，从而打开更多的可能性。

* 出自《蓝色小药丸》，弗雷德里克·佩特斯著。

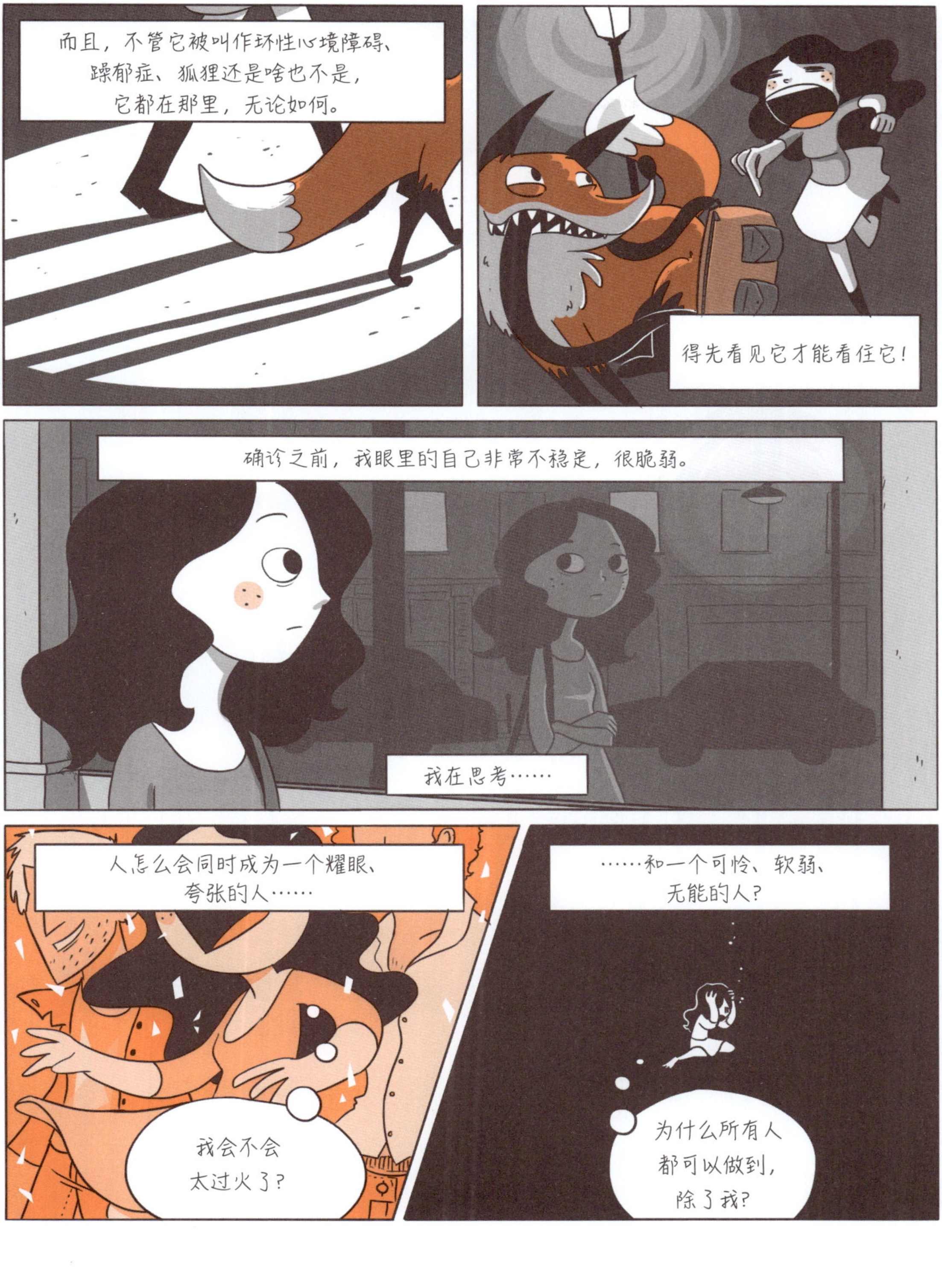
而且，不管它被叫作环性心境障碍、
躁郁症、狐狸还是啥也不是，
它都在那里，无论如何。
得先看见它才能看住它！
确诊之前，我眼里的自己非常不稳定，很脆弱。
我在思考……
人怎么会同时成为一个耀眼、
夸张的人……
我会不会
太过火了？
……和一个可怜、软弱、
无能的人？
为什么所有人
都可以做到，
除了我？

所以我试着用别的方式变得坚强……

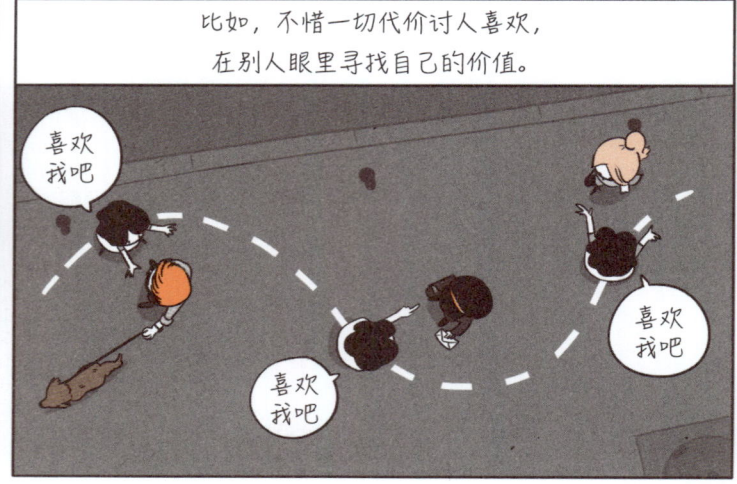

比如，不惜一切代价讨人喜欢，在别人眼里寻找自己的价值。

喜欢我吧

喜欢我吧

喜欢我吧

这就是为什么环性心境障碍这种**生理**性质的疾病会成为许多**心理**问题的滋生地。

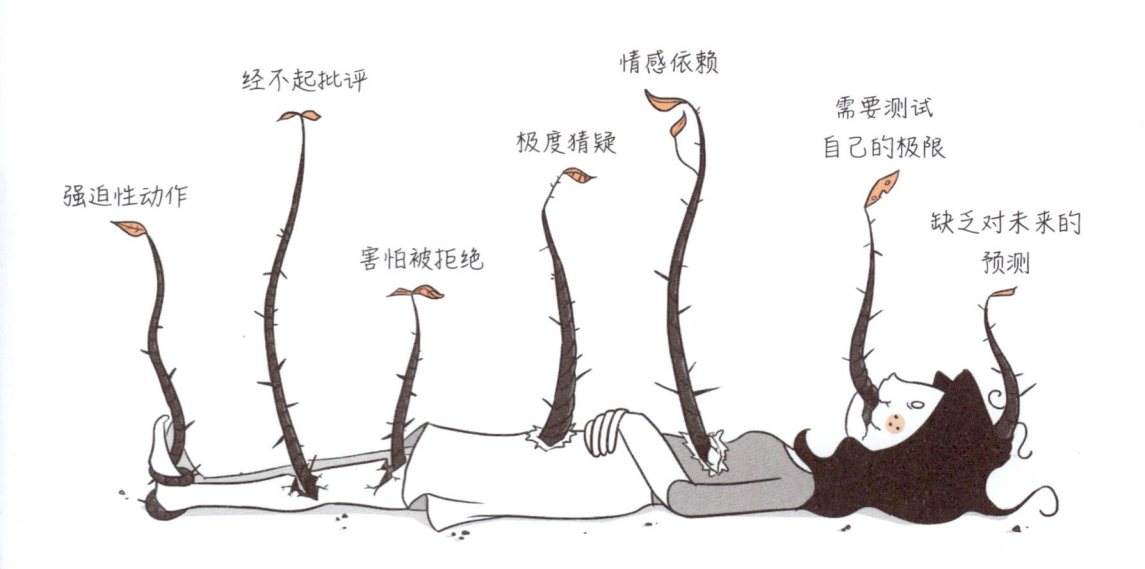

强迫性动作

经不起批评

害怕被拒绝

极度猜疑

情感依赖

需要测试自己的极限

缺乏对未来的预测

这些缺陷无法被治愈……　　　　　　……除非从根源上解决问题。

当我明白我是坏性心境障碍患者的那一天，

咔嗒

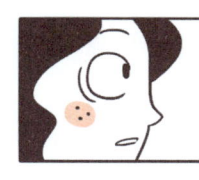

我意识到，我以前是错的。

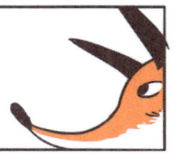

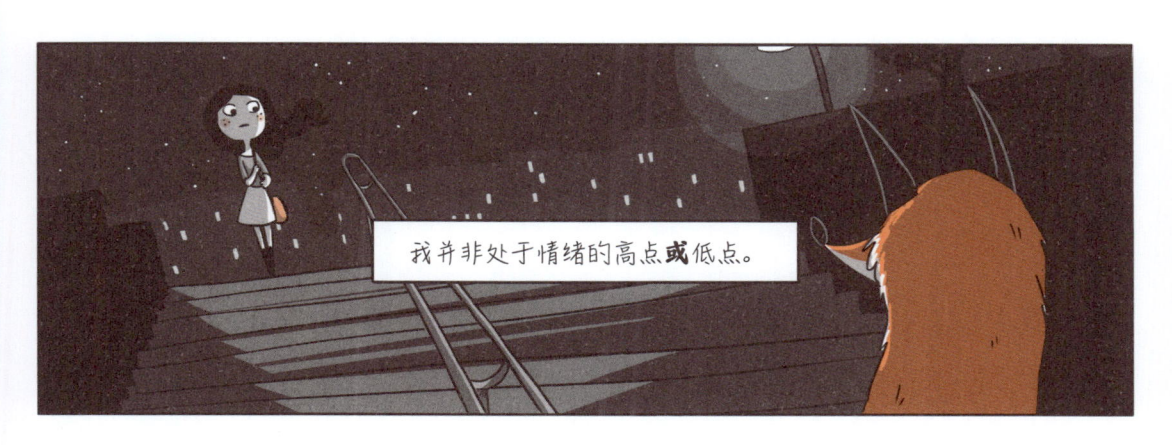

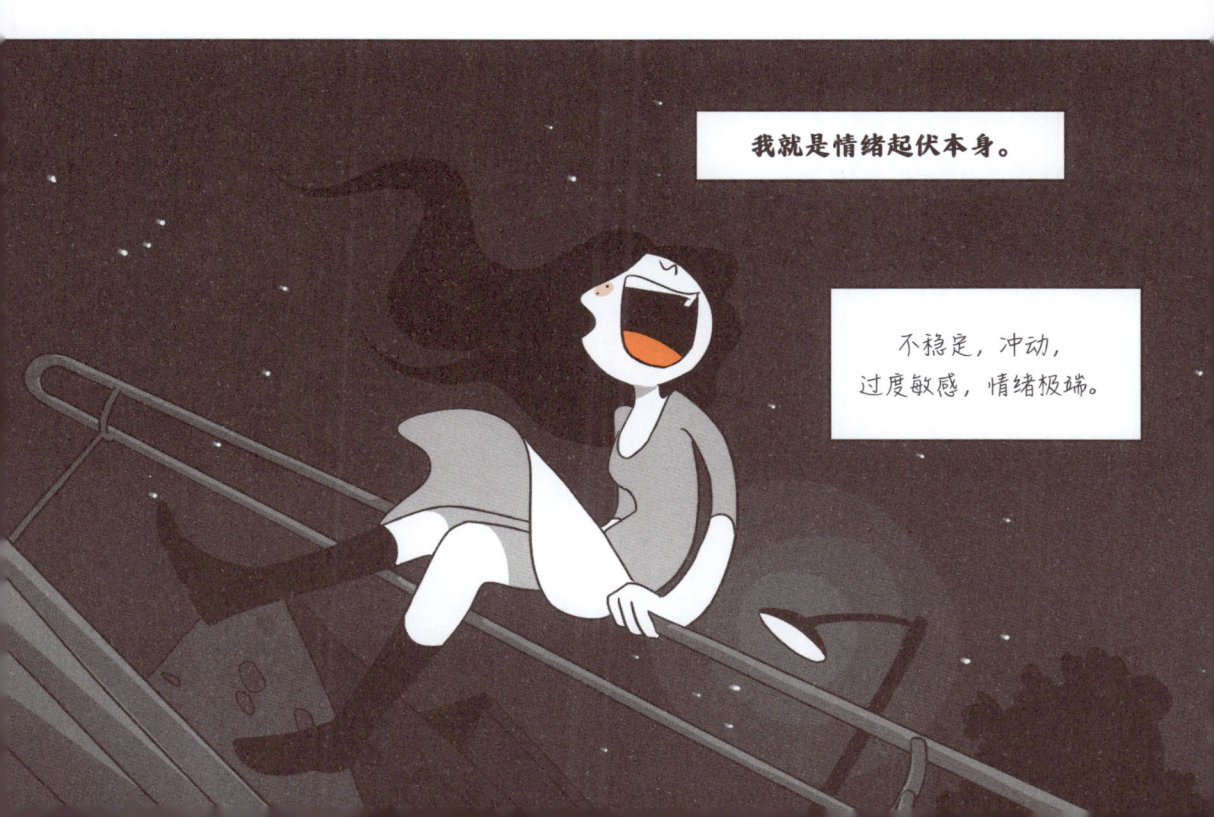

我并非处于情绪的高点**或**低点。

我就是情绪起伏本身。

不稳定，冲动，
过度敏感，情绪极端。

现在，我知道了我是**什么**……

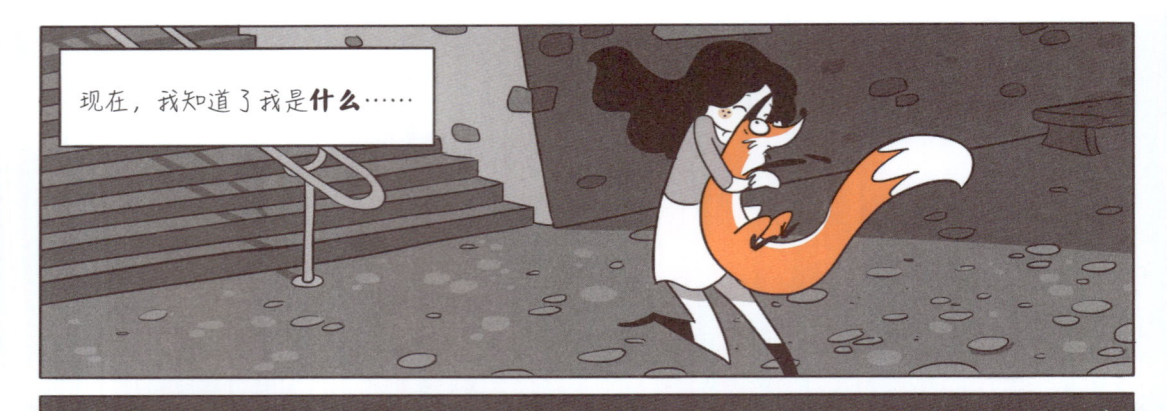

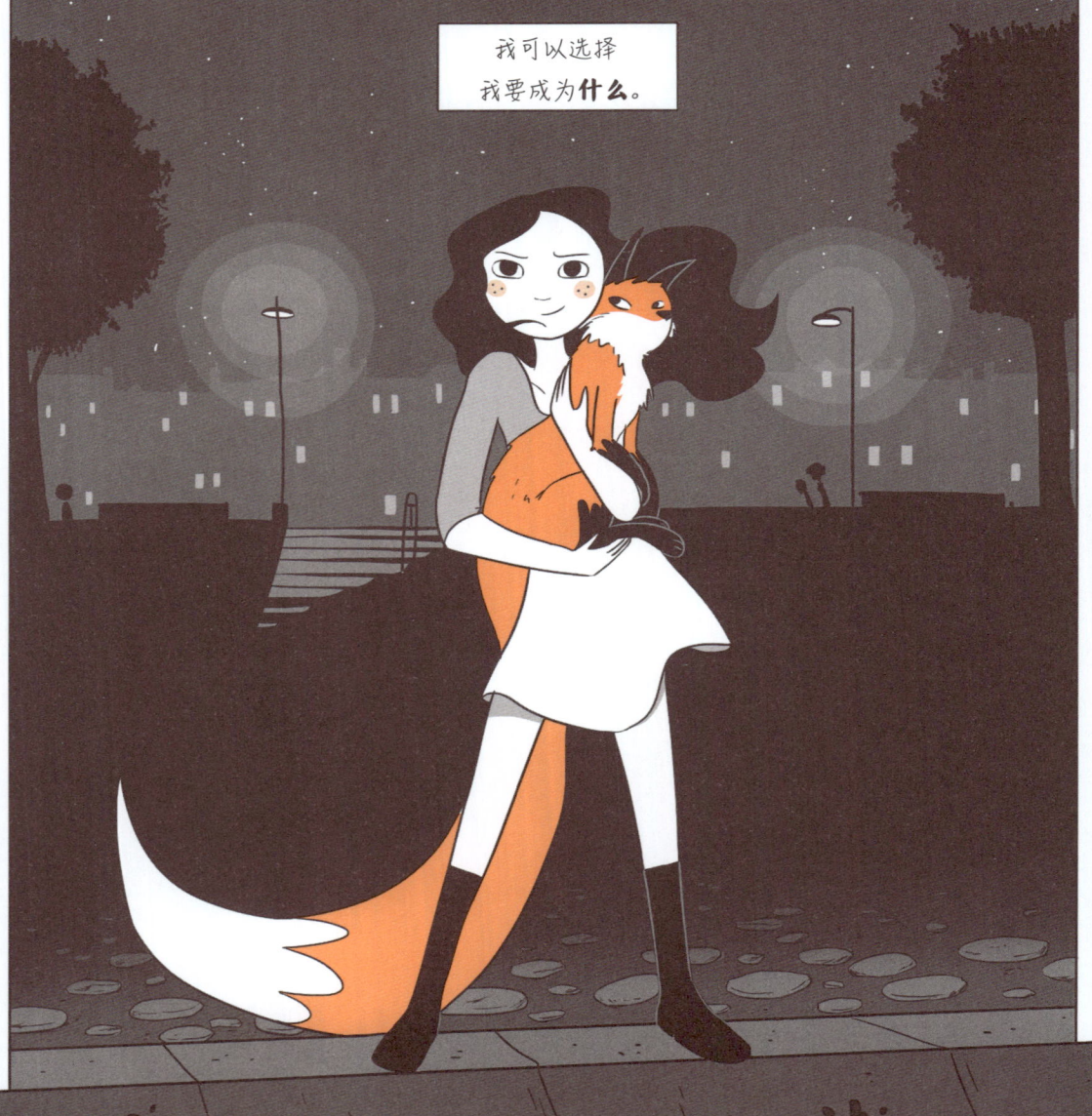

我可以选择
我要成为**什么**。

不要接受一成不变的人生，
你是谁，你在哪儿，皆可改变。

——阿兰·达马西奥《逆风部落》

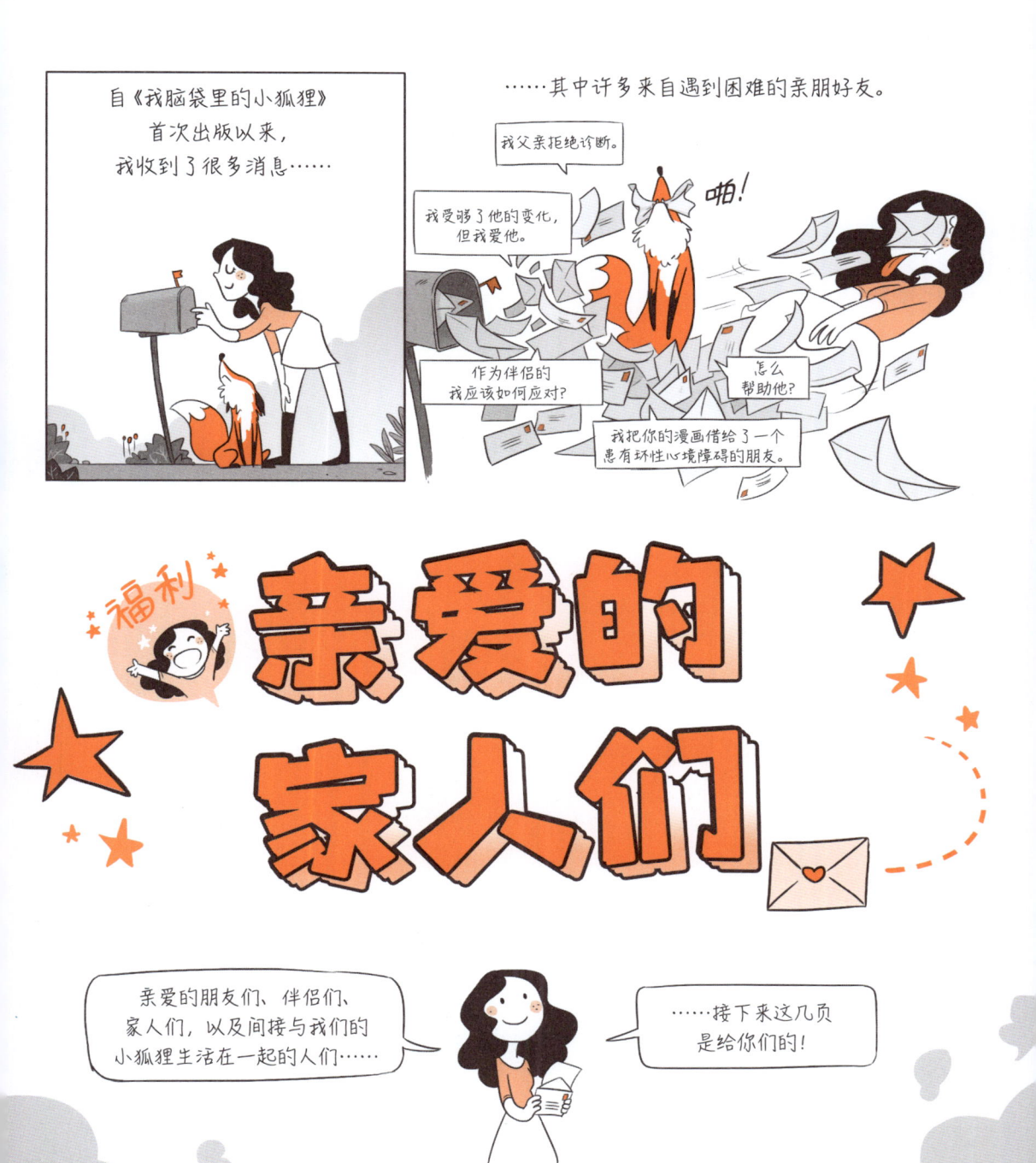

自《我脑袋里的小狐狸》首次出版以来，我收到了很多消息……

……其中许多来自遇到困难的亲朋好友。

> 我父亲拒绝诊断。
> 我受够了他的变化，但我爱他。
> 作为伴侣的我应该如何应对？
> 怎么帮助他？
> 我把你的漫画借给了一个患有坏性心境障碍的朋友。

啪！

福利 亲爱的家人们

> 亲爱的朋友们、伴侣们、家人们，以及间接与我们的小狐狸生活在一起的人们……
> ……接下来这几页是给你们的！

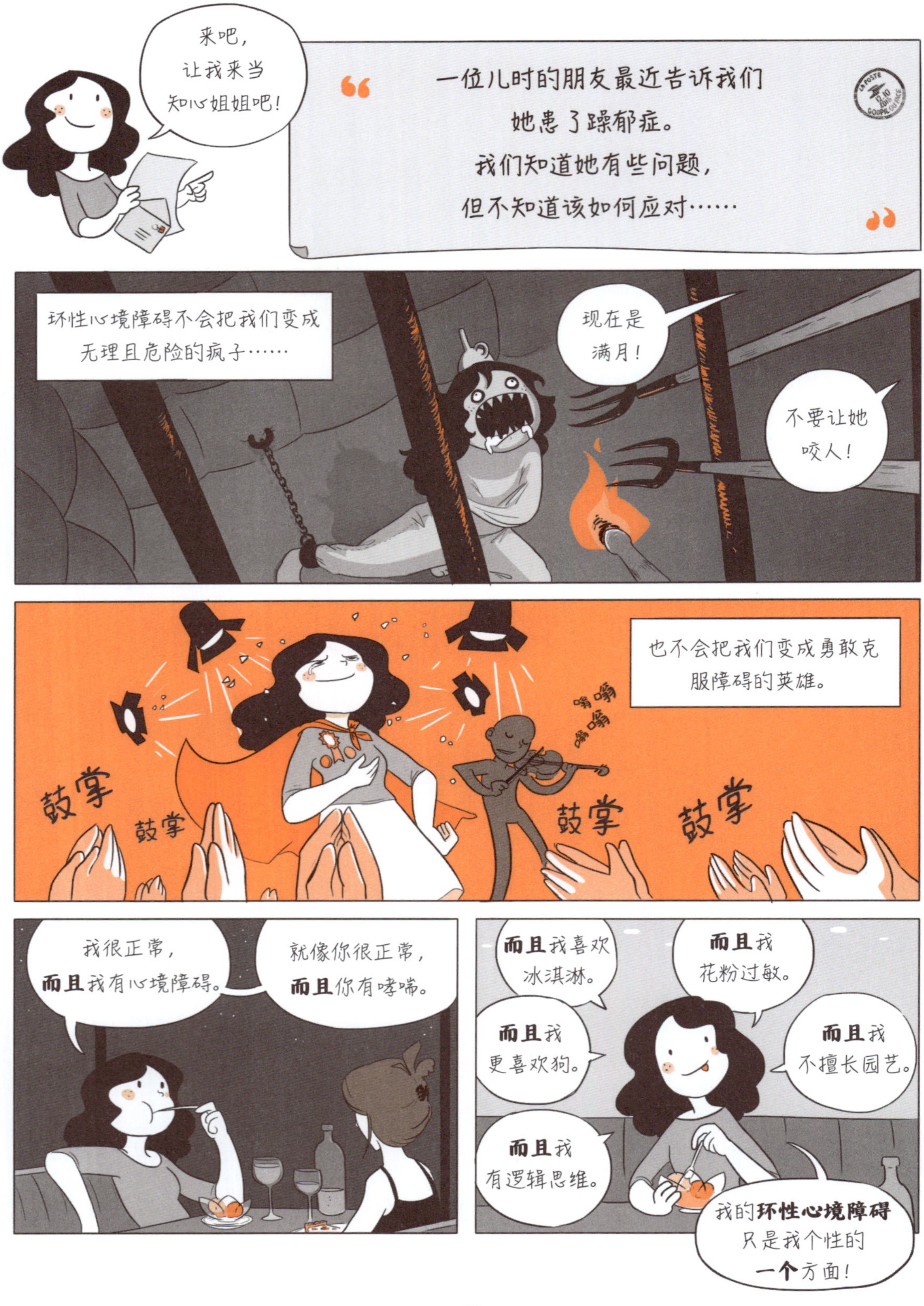

来吧，让我来当知心姐姐吧！
“一位儿时的朋友最近告诉我们她患了躁郁症。我们知道她有些问题，但不知道该如何应对……”
环性心境障碍不会把我们变成无理且危险的疯子……
现在是满月！
不要让她咬人！
也不会把我们变成勇敢克服障碍的英雄。
嗡嗡
嗡嗡
鼓掌
鼓掌
鼓掌
鼓掌
我很正常，**而且**我有心境障碍。
就像你很正常，**而且**你有哮喘。
而且我喜欢冰淇淋。
而且我花粉过敏。
而且我更喜欢狗。
而且我不擅长园艺。
而且我有逻辑思维。
我的**环性心境障碍**只是我个性的**一个**方面！

"那么,我应该直接无视掉狐狸吗?"

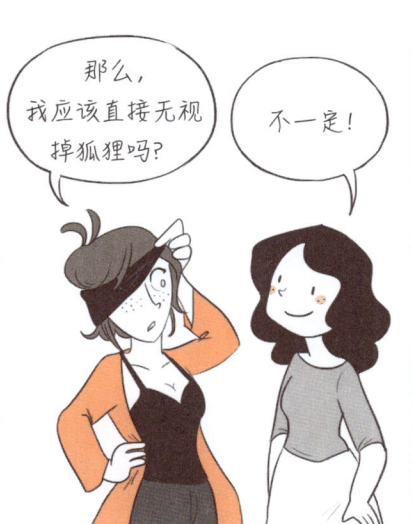

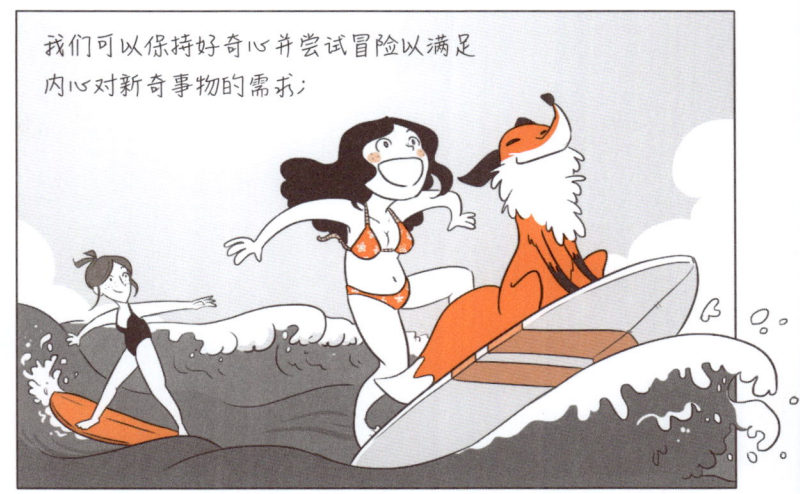

"不一定!"

我们可以保持好奇心并尝试冒险以满足内心对新奇事物的需求;

建立一种生活节奏,有助于长期保持稳定;

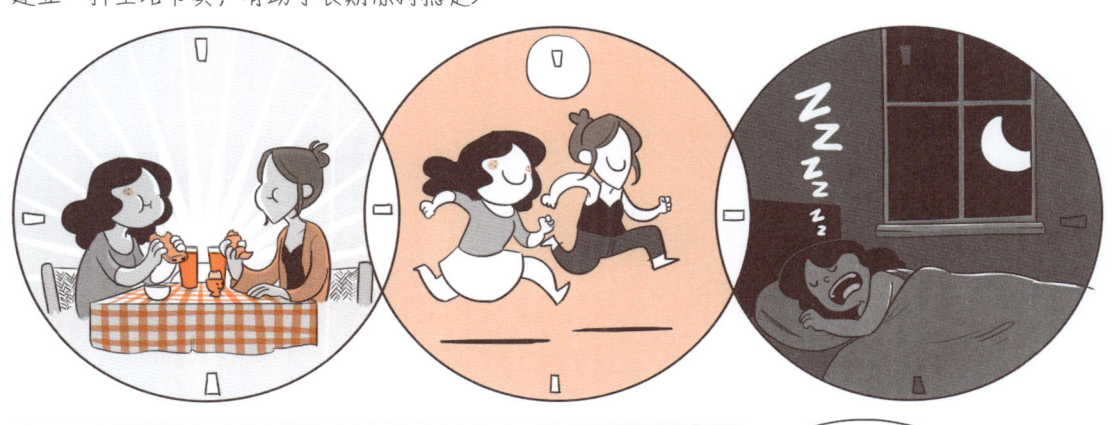

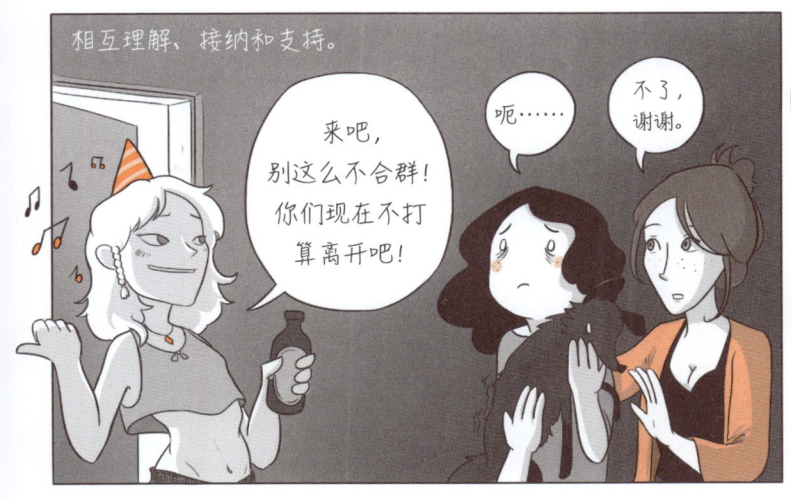

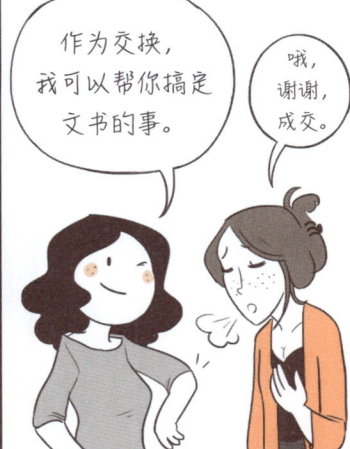

相互理解、接纳和支持。

"来吧,别这么不合群!你们现在不打算离开吧!"

"呃……"

"不了,谢谢。"

"作为交换,我可以帮你搞定文书的事。"

"哦,谢谢,成交。"

> "我被他的情绪波动弄得筋疲力尽。某一天,他爱我胜过一切,第二天就开始找茬……"

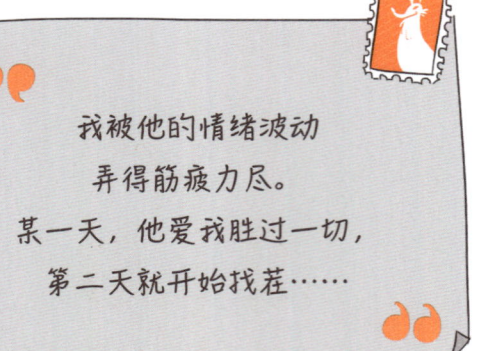

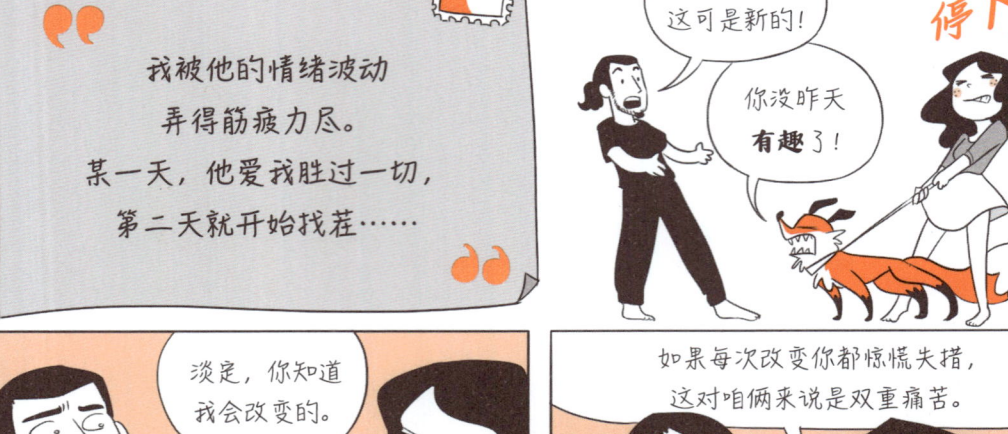

你**厌烦**我了?这可是新的!

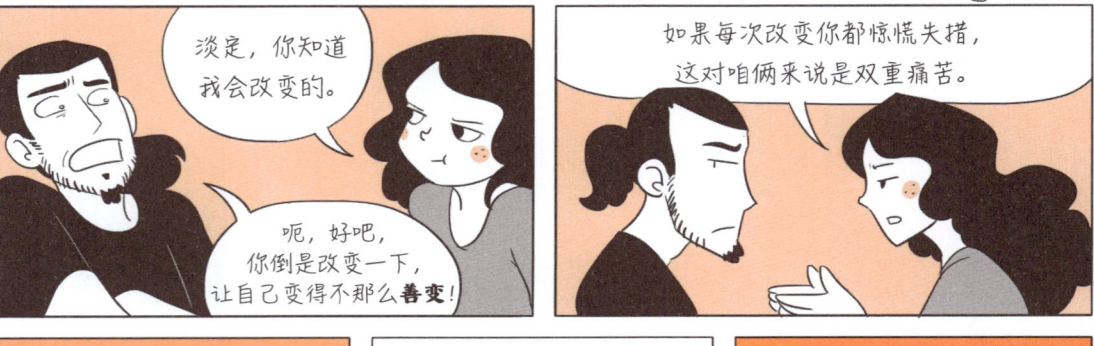

你没昨天**有趣**了!

停下!

淡定,你知道我会改变的。

呃,好吧,你倒是改变一下,让自己变得不那么**善变**!

如果每次改变你都惊慌失措,这对咱俩来说是双重痛苦。

得学会分清楚:患有躁郁症的事实**永不改变**——只能被接受;

而后天的习得性行为**可以改变**——通过共同努力。

还有那些突发奇想,它们**瞬息万变**——你得学会放手。

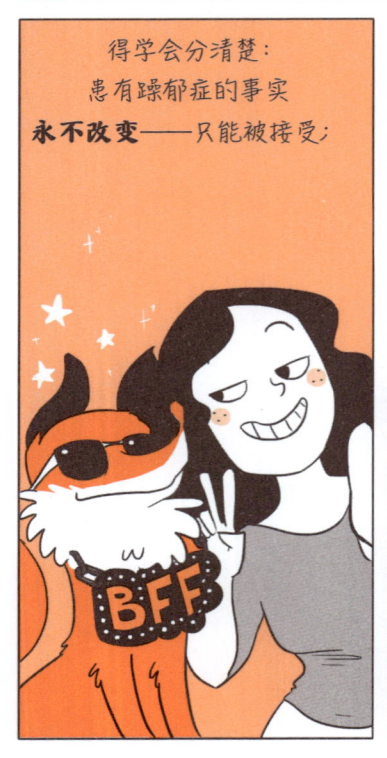

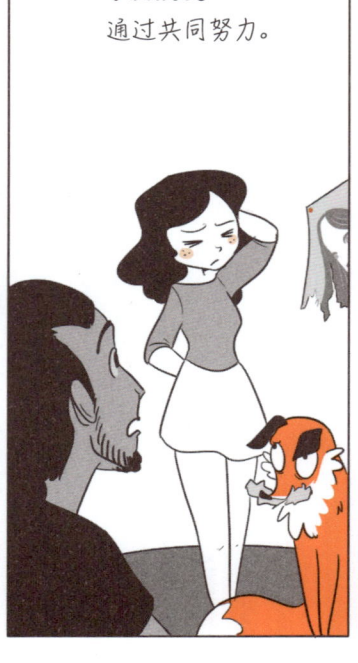

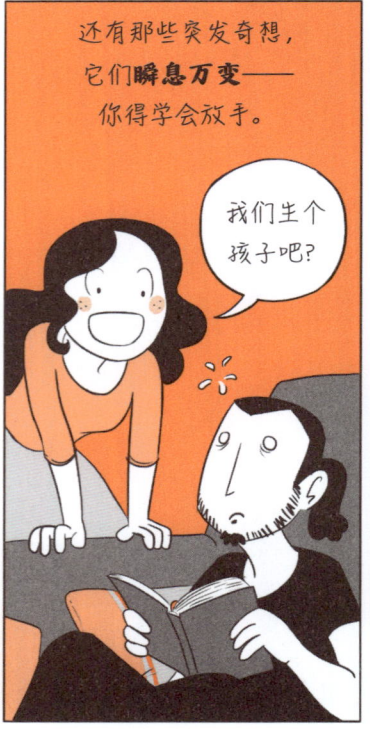

我们生个孩子吧?

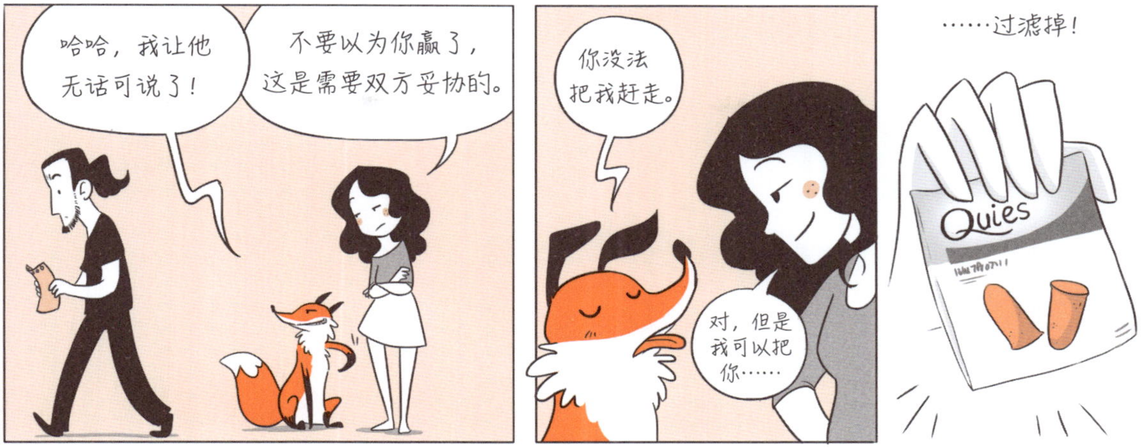

我们不必马上**重复**狐狸所说的一切。

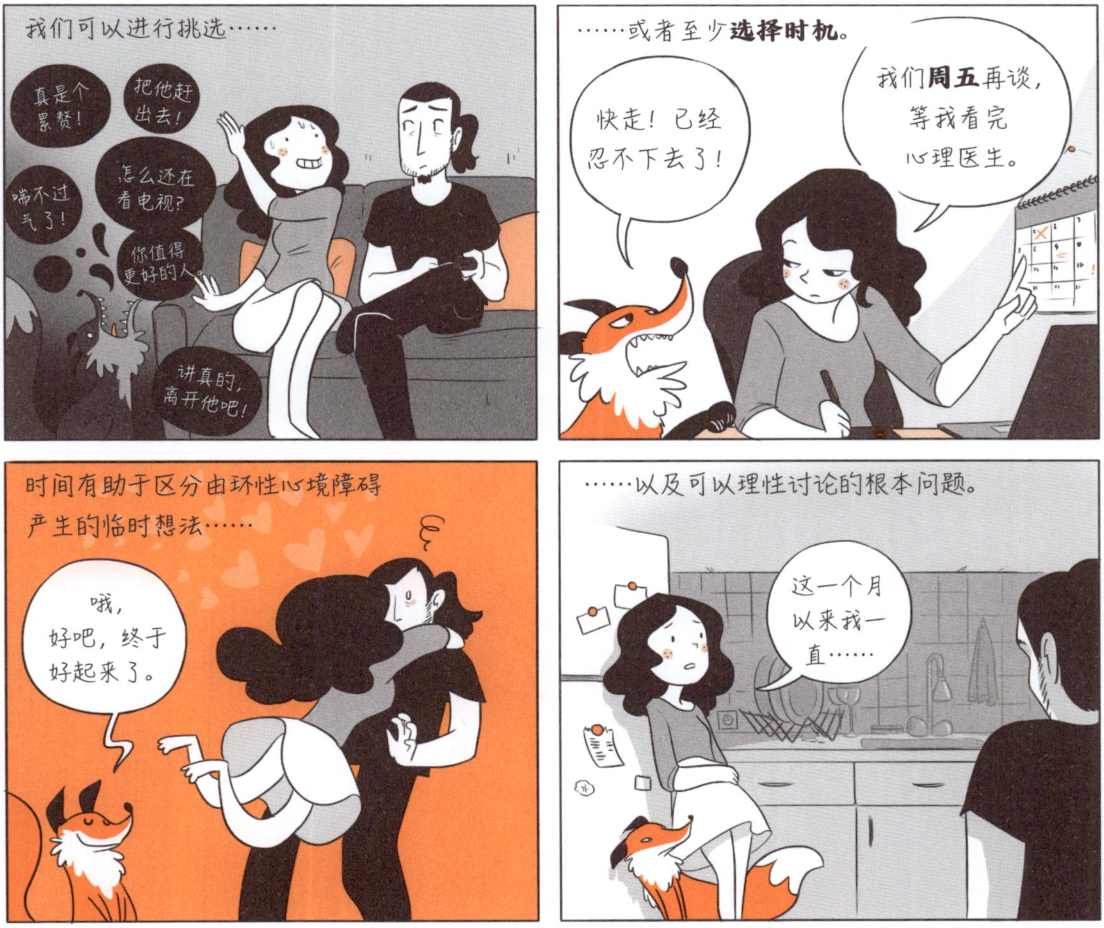

维持了六个月的复杂关系之后，她狠狠地甩掉了我……尽管她态度恶劣，但是我爱她，我该如何帮助她？

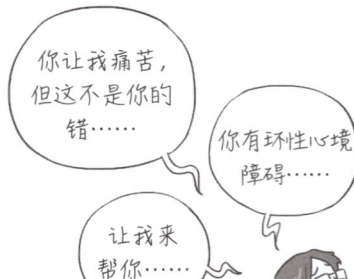

你让我痛苦，但这不是你的错……

让我来帮你……

你有环性心境障碍……

你确定需要帮助的人**是我**？

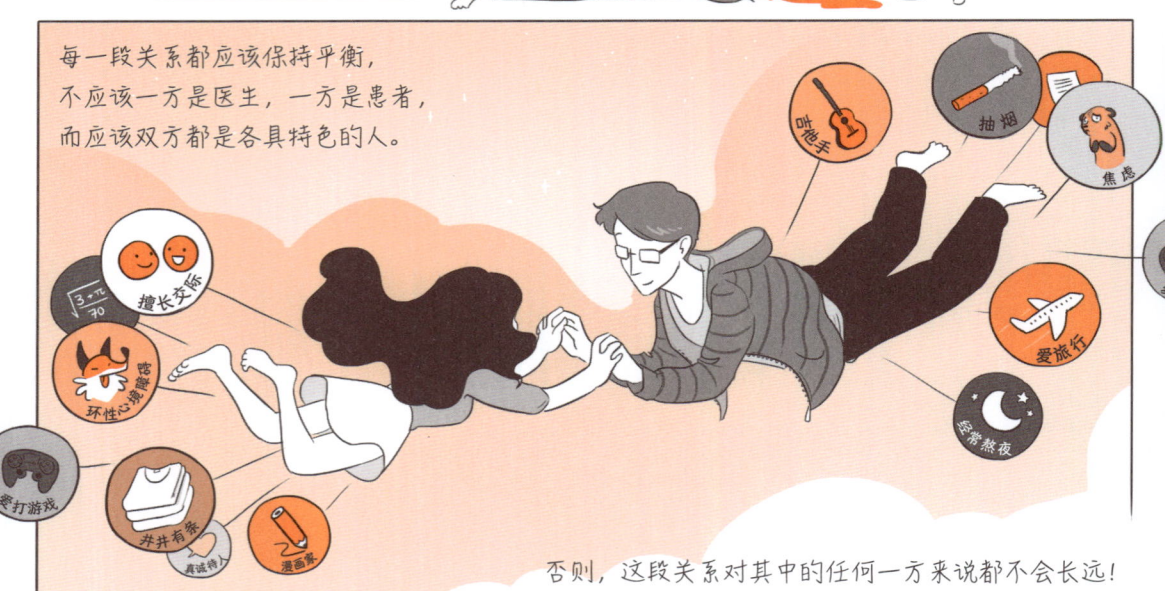

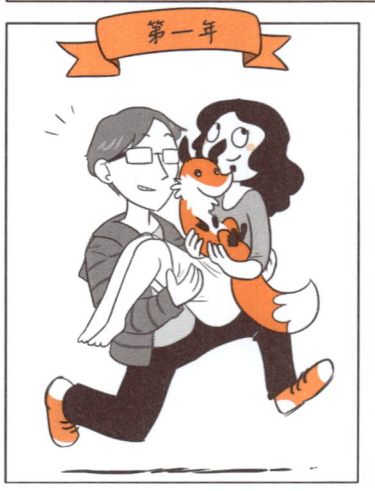

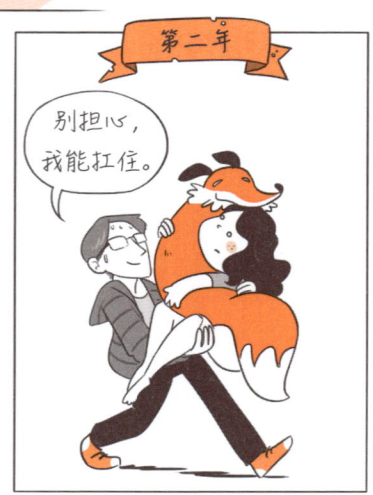

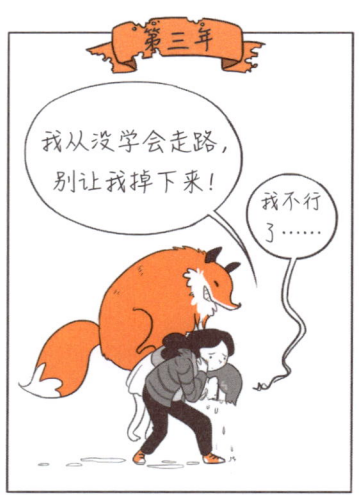

每一段关系都应该保持平衡，不应该一方是医生，一方是患者，而应该双方都是各具特色的人。

吉他手

抽烟

焦虑

爱旅行

经常熬夜

擅长交际

环性心境障碍

爱打游戏

井井有条

真诚待

漫画宅

否则，这段关系对其中的任何一方来说都不会长远！

第一年

第二年

别担心，我能扛住。

第三年

我从没学会走路，别让我掉下来！

我不行了……

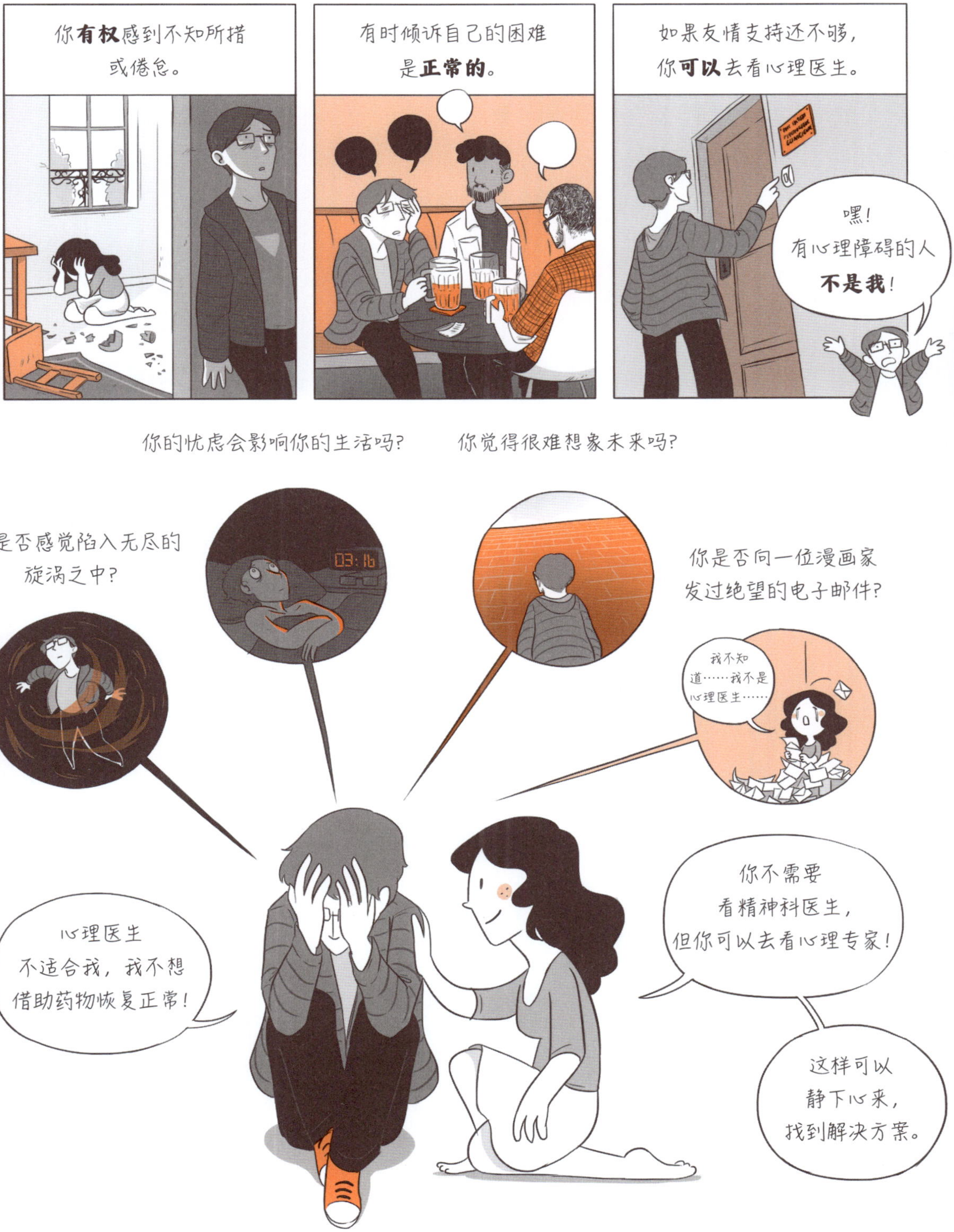

你**有权**感到不知所措
或倦怠。
有时倾诉自己的困难
是**正常的**。
如果友情支持还不够，
你**可以**去看心理医生。
嘿！
有心理障碍的人
不是我！
你的忧虑会影响你的生活吗？
你觉得很难想象未来吗？
你是否感觉陷入无尽的
旋涡之中？
03:16
你是否向一位漫画家
发过绝望的电子邮件？
我不知
道……我不是
心理医生……
心理医生
不适合我，我不想
借助药物恢复正常！
你不需要
看精神科医生，
但你可以去看心理专家！
这样可以
静下心来，
找到解决方案。

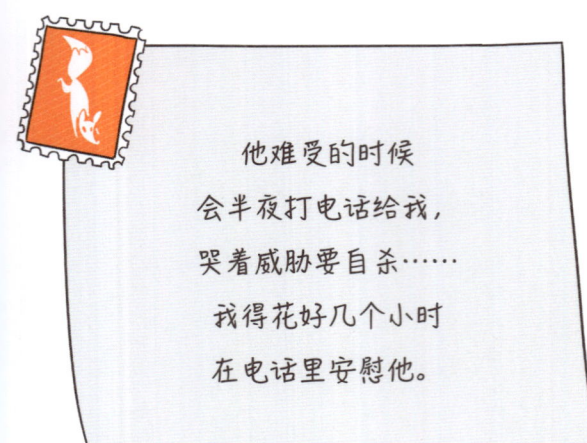

他难受的时候会半夜打电话给我，哭着威胁要自杀……我得花好几个小时在电话里安慰他。

我将这种情况称为"发作"，是指在寻常的情境中做出极端且不恰当的反应，不论是积极的还是消极的。

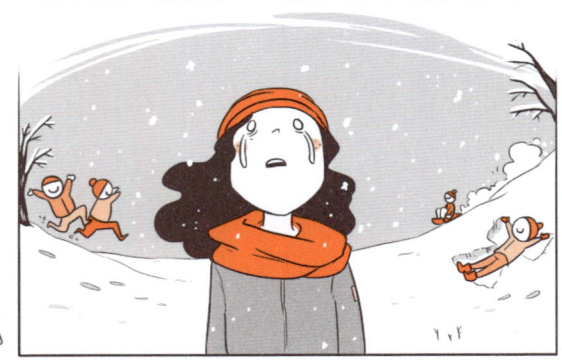

其真实原因，是大脑经历了严重的**化学失衡**，导致它误解了普通信息。

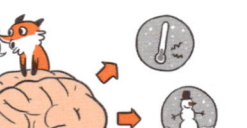

正常运转的大脑　　　发作时的大脑

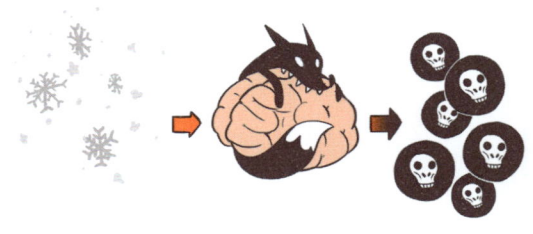

有点像**自身免疫性疾病**导致免疫系统认为健康的器官有危险，并且攻击它们！

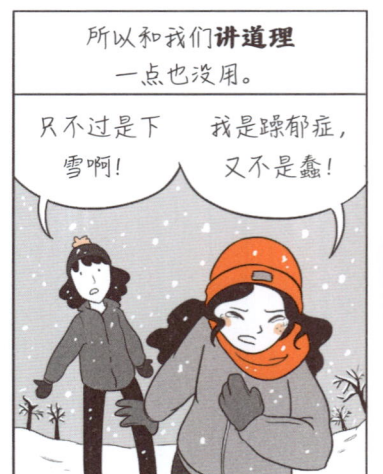

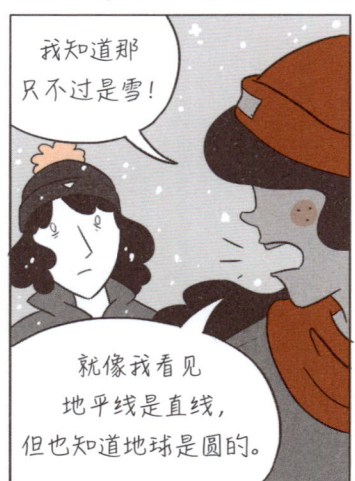

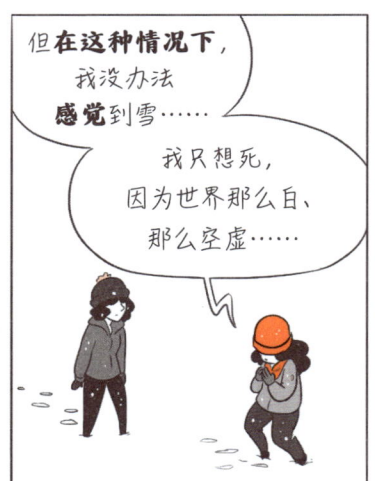

所以和我们**讲道理**一点也没用。

只不过是下雪啊！

我是躁郁症，又不是蠢！

我知道那只不过是雪！

就像我看见地平线是直线，但也知道地球是圆的。

但**在这种情况下**，我没办法**感觉**到雪……

我只想死，因为世界那么白、那么空虚……

150

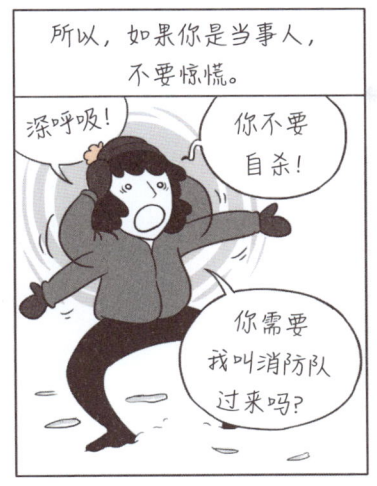

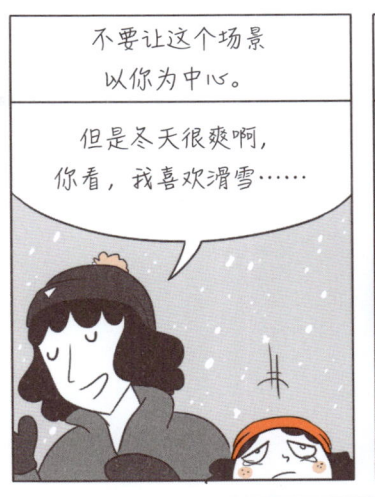

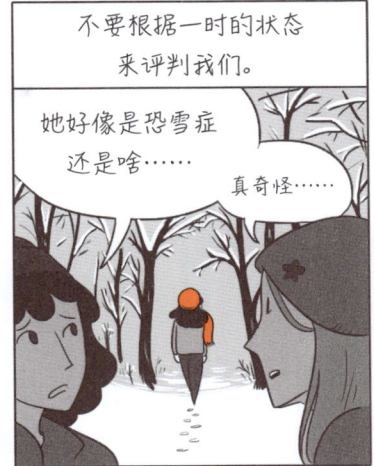

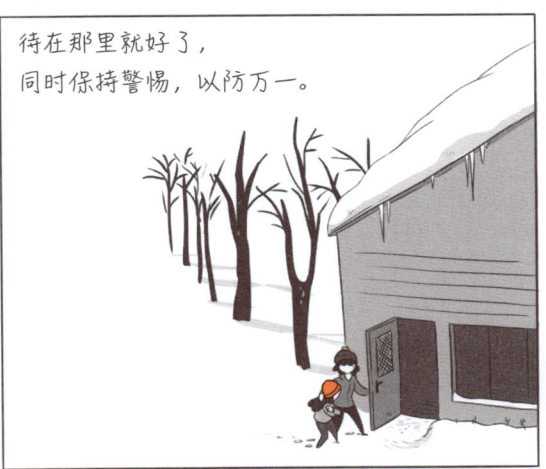

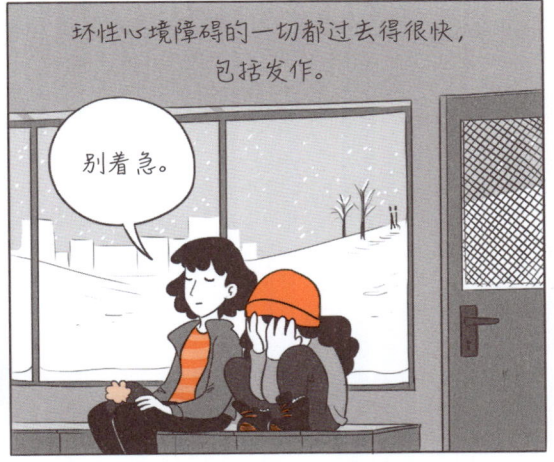

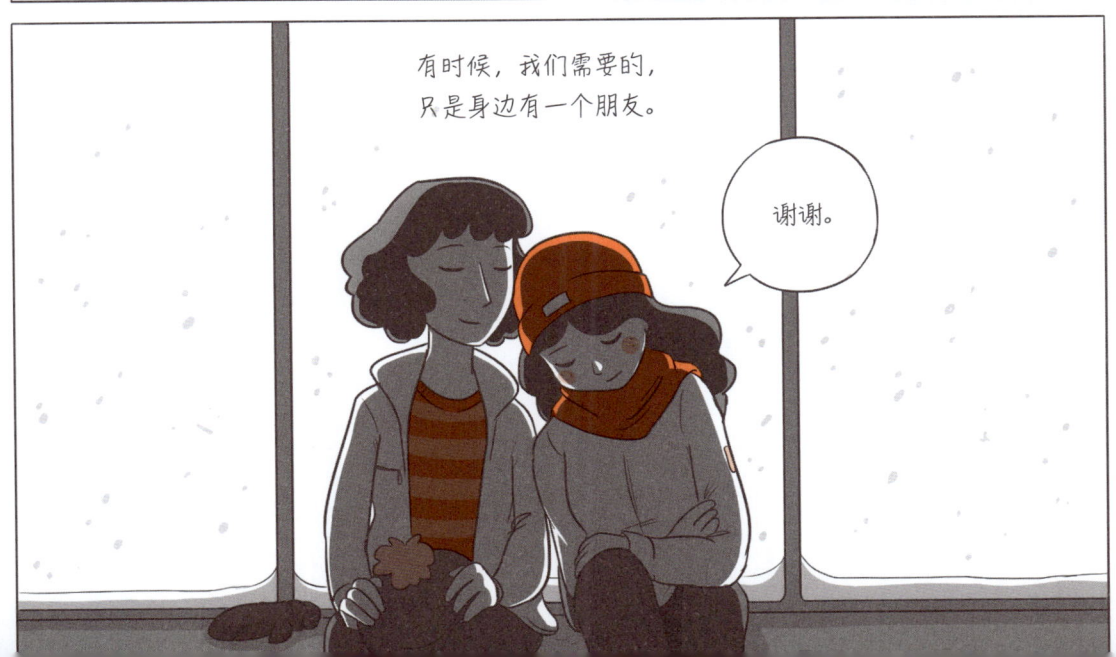

所以，如果你是当事人，不要惊慌。 深呼吸！ 你不要自杀！ 你需要我叫消防队过来吗？	不要让这个场景以你为中心。 但是冬天很爽啊，你看，我喜欢滑雪……	不要根据一时的状态来评判我们。 她好像是恐雪症还是啥…… 真奇怪……

待在那里就好了，同时保持警惕，以防万一。

环性心境障碍的一切都过去得很快，包括发作。

别着急。

有时候，我们需要的，只是身边有一个朋友。

谢谢。

后 记

在我的心理专家职业生涯中，我发现有很多环性心境障碍类型的双相情感障碍患者来我的诊所之前都被误诊为慢性抑郁症。

确实，环性心境障碍的发作比较隐蔽，除非详细询问和审视患者的生活，否则很难发现。

露就是这种情况，我认识她时，她已经在心理医生的圈子里兜兜转转了八年。最终被诊断为环性心境障碍时，她如释重负，终于弄明白了这些年情绪起起伏伏的原因。她觉得这种疾病就像住在脑袋中的"房客"，时而可爱，时而可憎，玩弄着她的情绪。

露很快制订了计划，记录她患病的历程，为了帮助那些同样患有这种疾病的人——他们之中还有很多不知道自己患的是什么病。作为一名漫画家，她自然而然选择以漫画的形式进行创作，这是她喜欢的表达方式，同时也能够广泛地触达大众。

我很高兴她提议让我来指导她的漫画作品，她希望这部作品既是她个人痛苦经历的见证，也能够为受困于环性心境障碍的人提供帮助。有时，我们的亲朋好友不明就里，而医生之间意见也不一致，无法给出诊断，更无法开展治疗，这种时候我们会倍感孤独。

双相情感障碍有着不同的形式，其中，《我脑袋里的小狐狸》主要讲述的环性心境障碍仍然鲜为人知，常常诊断延误，危害匪浅。

因此，引起大众关注的意义显而易见，这可以使人们更好地理解和接受，同时有助于患者尽早检查出病因。

这部漫画是了解双相情感障碍的宝贵工具：它采用了一种寓教于乐的形式，能够触及各个层次的读者，尤其是不敢涉猎学术性著作的读者。

在众多涉及双相情感障碍的经典书籍之中，我们又多了一部有趣、感人、精彩、资料翔实的漫画作品，它由一位才华横溢的年轻女士撰写和绘制。

伊莎贝尔·莱尼亚克-索利尼亚克
临床心理学家

> 天哪，这说的不就是我吗？!

您也一样吗？

如果您认为自己或亲朋好友可能是环性心境障碍，
读一本图像小说不足以帮您确诊！
找一位您信得过的专业人士（医生、精神科医生或心理专家）谈一谈。
只有专业人士才能为您做出有效的诊断，并在必要的情况下提供辅助治疗。

延伸阅读

如果我必须推荐一本书，
那一定是这本：
《在情绪起伏中找到幸福》
(*Vivre heureux avec des hauts et des bas*, Elie Hantouche,
Vincent Trybou, Odile Jacob)
一本针对环性心境障碍的简明指南，
有着清晰的解释、自我评估和实用练习。
一本必读的航标级作品！

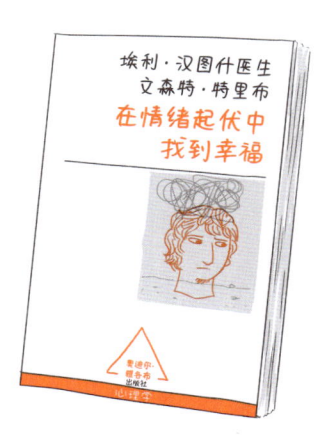

推荐网站

《我脑袋里的小狐狸》官方网站
和狐狸一起一键看懂环性心境障碍！
www.goupil-ou-face.fr

复古脚踏车协会
为环性心境障碍儿童的家庭提供信息和帮助
www.bicycle-asso.org

焦虑症与心境障碍研究中心（CTAH）
心境障碍医学研究的最新进展
www.ctah.eu

法国认知行为治疗协会
在法国找到一个采用认知行为疗法的心理医生
www.aftcc.org

躁郁症
有关躁郁症的网站
www.troubles-bipolaires.com

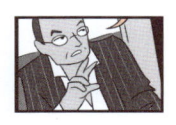

…… 还有让我顿悟的那个视频：
每日视频《创造力带来环性心境障碍，还是环性心境障碍带来创造力？》
dai.ly/xblb48

露·吕碧

露·吕碧来自留尼汪岛。
在那里，她出版了前五本作品。
后来，她搬到法国本土定居，
并凭借《我脑袋里的小狐狸》为人所熟知。
她是漫画论坛Forum Dessiné 的创始人。
在这个网站上，来自世界各地的漫画家会共同创作漫画作品。
这种共创的经历激发露·吕碧创作了《屏幕里的女孩》
这本由两人共同完成的漫画。
如今，从惊悚幻想故事《局势中人》到童话研究
《最后，他们死了》，她仍在持续探索新的题材。

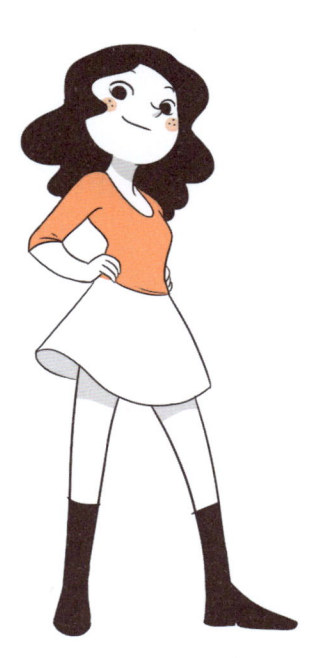

已出版

《欧律狄刻》，2024
Eurydice

《根》，2024
Racines

《像鸟困在瓶中》，2023
Comme un oiseau dans un bocal

《最后，他们死了》，2021
Et à la fin, ils meurent

《局势中人》，2021
L'Homme de la situation

《屏幕里的女孩》，2019
La Fille dans l'écran

《我脑袋里的小狐狸》，2016 & 2021
Goupil ou face

《都市里的克里奥尔人》，2011
Un créole en metropole

《酸奶的黑暗时光》，2011
Jours sombres chez les yaourts

《时间静止的岛屿》，2010
L'Île au temps suspendu

《迷幻》（两部），2009—2010
Hallucinogène (2 tomes)

在哪里可以找到我？

www.loulubie.fr
官方网站

www.loulubie.fr/atelier
支持我的创作并关注我接下来的项目！

@loulubie
社交媒体

非常感谢

向法国国家图书中心和文森市表示衷心的感谢，
感谢他们提供了宝贵的资金支持。

向专门研究躁郁症的临床心理学家、作家莱尼亚克-索利尼亚克女士表示衷心的感谢，
感谢她为项目提供学术支持。

向万德里表示衷心的感谢，感谢他敢于出版这本奇怪的书。
向弗拉姆出版社的全体成员表示衷心的感谢，
感谢他们使这本书最终得以面世。

向才华横溢的艺术家马农和阿克塞尔表示衷心的感谢，
感谢他们为封面（以及本书的其他许多部分）提供灵感。

感谢我最棒的支持者们，他们使我能够在创作的同时更平静地生活：
玛侬·德斯沃克斯、艾尔·杜尔、瓦伦丁·拉霍特、玛丽-让娜·穆萨尔、吉尔斯·埃科梅尔、艾玛·帕韦拉克、诺尔万·鲁米奈、阿达拉、保琳·埃斯皮、伊丽莎白·加罗、路易丝·蒂拉尔、塞西尔·高蒂耶、安吉莉娜·科斯塔马尼亚、范富尔、乔埃勒·布兰科、埃马纽埃尔·巴尔雷、玛丽昂·沙桑、朱丽叶·拉勒芒、埃瓦林、梅尔·G、玛丽-加布里埃尔·杜布卢、弗朗索瓦·昂沃、塞缪尔·克拉维尔、莉亚·埃韦诺、埃洛迪·福特、保琳·平松、梅尔·纳洪、爱丽丝·西克斯、马修·胡阿尔、斯蒂芬·爱丽丝·马桑、瓦伦丁·库蒂耶、弗洛雷亚尔·索托、埃米莉·芬夫罗肯、加莱兹、塞缪尔·塔耶布、伊夫·吉勒、露西尔·穆扎克、皮埃尔·帕伊拉萨尔、拉斐尔·丰特维耶勒、克莱门斯·哈勒、奥德丽·安萨尔迪、丹尼斯·杜保尔、瓦伦丁·布赫霍尔茨、弗勒·德·雷弗、泰克斯、西塔、洛拉·帕尼耶、马蒂尔德·巴斯、克里斯托夫·杜博夫斯基、丹尼斯·儒尔当、伊莲娜·布鲁内、塞比·科米斯、莉森·布朗多、诺汉·瓦拉利克、诺埃米·马诺特、朱利安·多纳迪欧、弗洛里安·希厄斯、保拉·戈麦斯、阿娜伊斯·斯塔恩德、苏珊娜·德蒙特朗、拉埃蒂西亚·巴泽·萨洛梅·佩蒂科林、奥里亚·克努斯·达芙妮·韦齐纳、拉埃蒂西亚·埃斯特韦、凯西亚·吉夏尔、塞西尔·佩纳鲁、娜塔莉·雷纳尔、阿曼丁·穆埃利、伊莎贝尔·卡泰尔和埃洛迪·塔纳德。

以及感谢我的爱人、
口袋书编辑、
狐狸之友、
最棒的人生伴侣。

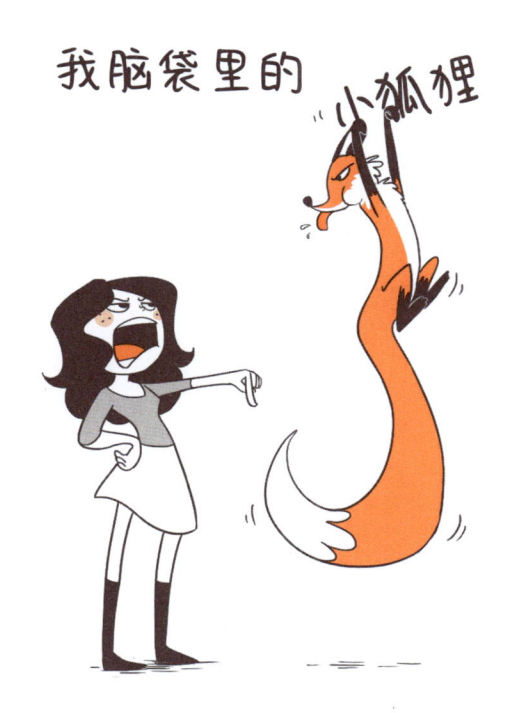

图书在版编目（CIP）数据

我脑袋里的小狐狸 /（法）露·吕碧著；魏珂昕译.
成都：四川美术出版社，2025.4. -- ISBN 978-7-5740-1569-2

I . R749.4-49

中国国家版本馆CIP数据核字第20257UZ736号

著作权合同登记号　图进字：21-24-214

Goupil ou face by Lou Lubie
© Editions Delcourt-2021
《Simplified Chinese edition arranged through Dakai – L'Agence》

我脑袋里的小狐狸
WO NAODAI LI DE XIAO HULI

[法]露·吕碧 著
魏珂昕 译

责任编辑	杨 东
责任校对	陈 玲
特邀编辑	林俐姮　白 雪
营销编辑	王书传　刘治禹
审校专家	黄泽韬
装帧设计	陈慕阳
内文制作	田小波
责任印制	杨纯鉴　万 坤
出　　版	四川美术出版社
	（成都市锦江区工业园区三色路238号 邮政编码610023）
发　　行	新经典发行有限公司
成品尺寸	170mm×240mm
印　　张	10
字　　数	100千
图　　幅	152幅
印　　刷	北京奇良海德印刷股份有限公司
版　　次	2025年4月第1版
印　　次	2025年4月第1次印刷
书　　号	ISBN 978-7-5740-1569-2
定　　价	68.00元

版权所有，侵权必究
如有印装质量问题，请发邮件至 zhiliang@readinglife.com